何首乌 的 传统与现代研究

汪选斌 刘洪涛 吕海涛 主编

徐宏喜 主审

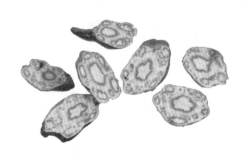

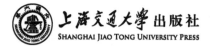
上海交通大学出版社
SHANGHAI JIAO TONG UNIVERSITY PRESS

内容提要

本书内容共分为九章两大部分——传统研究和现代研究。其中传统研究涉及何首乌的本草考证,栽培、采收与炮制研究,传统功效与临床应用;现代研究包括活性成分、药理作用与机制、毒理作用、药动学以及产业化现状与前景。由此,通过对何首乌的传统与现代研究进展进行系统总结,为深入研究以何首乌为例的补益类中药,挖掘整理武当道教医药探索新思路、开辟新途径。其中何首乌的产地、炮制与质量,降脂、抗癌的活性、毒理学及药代动力学研究等方面融入了编者团队多年的研究积累。

本书可供中药研究者和爱好者学习参考。

图书在版编目(CIP)数据

何首乌的传统与现代研究 / 汪选斌,刘洪涛,吕海涛主编. —上海:上海交通大学出版社,2021.12
ISBN 978 - 7 - 313 - 25378 - 1

Ⅰ.①何… Ⅱ.①汪… ②刘… ③吕… Ⅲ.①何首乌
-研究 Ⅳ.①R282.71

中国版本图书馆 CIP 数据核字(2021) 第 180413 号

何首乌的传统与现代研究
HESHOUWU DE CHUANTONG YU XIANDAI YANJIU

主　　编:汪选斌　刘洪涛　吕海涛
出版发行:上海交通大学出版社　　　　地　　址:上海市番禺路 951 号
邮政编码:200030　　　　　　　　　　电　　话:021 - 64071208
印　　刷:上海新艺印刷有限公司　　　经　　销:全国新华书店
开　　本:710mm×1000mm　1/16　　印　　张:14.25
字　　数:286 千字
版　　次:2021 年 12 月第 1 版　　　　印　　次:2021 年 12 月第 1 次印刷
书　　号:ISBN 978 - 7 - 313 - 25378 - 1
定　　价:128.00 元

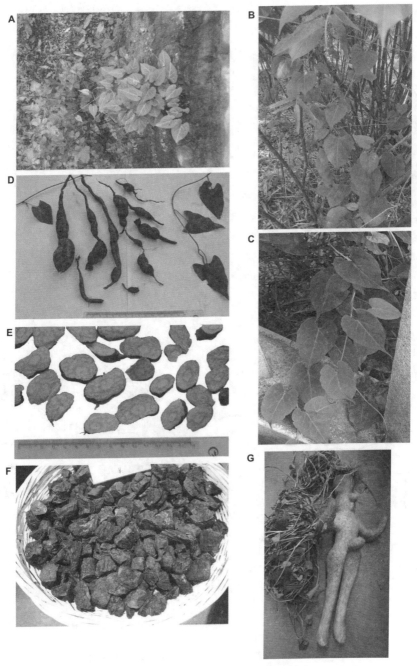

图 1-1　各地何首乌植物及其药材鉴别

A. 湖北武当山何首乌(2015.4.5 摄于湖北十堰市人民公园);B.浙江杭州何首乌(2016.5.1 摄于浙江杭州西溪湿地);C.福建福州何首乌(2017.4.8 摄于福建福州市鼓楼区武圣庙);D. 何首乌根(2013.9.14 采集于湖北丹江口市六里坪关山水库);E.何首乌根横切面(2013.9.14 采集于湖北丹江口市六里坪关山水库);F.制何首乌(2017.9.9采集于安徽亳州中药大市场);G.何首乌的混伪品(2015.5.26 由广东药科大学陈艳芬教授供图)

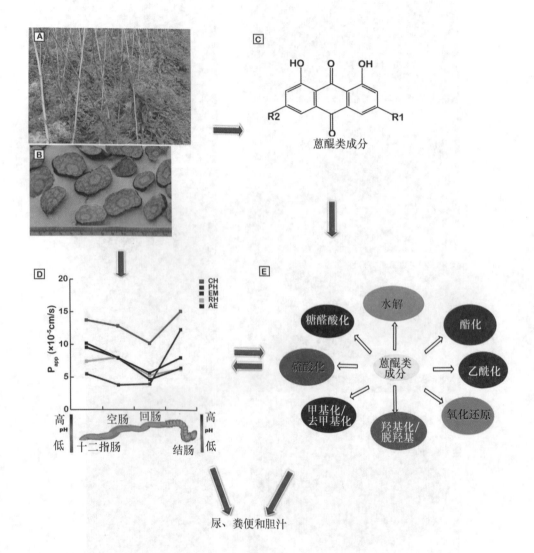

图 8-1 何首乌蒽醌类成分体内药动学示意图

A.何首乌原植物;B.何首乌块根切片;C.单核蒽醌类成分结构式;D.部分蒽醌类成分体内吸收示意图;E.蒽醌类成分代谢途径。CH:大黄酚;PH:大黄素甲醚;EM:大黄素;RH:大黄酸;AE:芦荟大黄素。P_{app}:表观吸收系数;pH:肠道 pH 值。

编 委 会

前　言

　　2015 年诺贝尔生理学或医学奖获得者屠呦呦教授在颁奖致辞中提到,青蒿素的发现是传统中医药献给全世界的礼物。青蒿素的发现和提纯受到了东晋道士葛洪的《肘后备急方》:"青蒿一握,以水二升渍,绞取汁,尽服之"的启发,由此,中医与道医的深刻渊源,可窥一斑。

　　实际上,中医与道医密不可分。道教源于老子的道家思想,以医传道的道长们更是有"十道九医"之说。许多中医学理论也是源于道教,如气(道)乃万物之源、阴阳学说、五脏六腑、天人合一等。而《黄帝内经》作为中医学理论奠基之作,其整体思想无不体现了鲜明的秦汉道教特色。在我国历史上,许多著名的中医大家也是道士或信奉道教,如葛洪、孙思邈、李时珍。李时珍在家乡湖北蕲春"医民于玄妙观"——这里的玄妙观即为道观。李时珍在其巨著《本草纲目》中参考书目达到 277 种,其中道医参考书目就达 140 种之多,如《张三丰仙传方》《孙天仁集效方》《葛洪肘后百一方》等。位于湖北境内的武当山,更是以"山形特秀,异于众岳……药食延年者萃焉……(北魏郦道元·《水经注》)",成为道教以医传道的圣地。而今,作为世界道教中心,武当山当地道医则以其独特方式养生济民传道。

　　因此,在与传统中医的长期互动中,道医一是传承了积极的道教元素——崇尚自然、清静无为、注重实践、追求长生;二是形成了良性的中医互融——中医师从道医,是道医的世俗化,反之,道医又从中医的发展中汲取营养并全盘接受。著名的道教经典《正统道藏》就收录了大量的中(道)医古籍;三是汇聚了独特的养生理念——如道医的"四个一"(一炉丹、一双手、一根针、一把草)、辟谷等;四是保留了鲜明的宗教色彩——符箓、占卜、神仙方术(如"祝由科")。2017 年施行的《中华人民共和国中医药法》第二条明确规定:"本法所称中医药,是包括汉族和少数民族医药在内的我国各民族医药的统称,是反映中华民族对生命、健康和疾病的认识,具有悠久历史传统和独特理论及技术方法的医药学体系。"但遗憾的是,道医作为唯一本土宗教道教的民族医药,其研究和传承并没有引起相关注意和得到应有的重视。编者认为,它理应与其他民族医药一样得到很好的传承和发展。故而,本书从弘扬道教医药,取其精华、去其糟粕的角度,以道教常用补益方药何首乌为例,介绍其传统与现代研究,呼吁加强对汉民族道教医药的研究,以拓展读者视野。

道教追求的目标是得道成仙,长生不老,所以,对补虚类中药如人参、天麻、灵芝、黄精、何首乌等非常重视,其中何首乌尤为神秘。明代医药双圣李时珍的《本草纲目》就对何首乌的传说、功效及组方做了较为详尽的叙述。其中较为神奇的当属《何首乌传》的引用和道士向明代嘉靖皇帝敬献七宝美髯丹的传说。尽管七宝美髯丹"献丹说"尚属传说,但其复方一直沿用至今,并在国家食品药品监督管理总局注册。

本文编者对何首乌的野生资源、质量控制、药理作用、毒理作用等探索多年,发现了一些有趣的研究结果。结合前人以及其他课题组的工作,通过对这一味道教常见方药的传统和现代研究进行总结,希望给读者带来对何首乌的崭新认识。

本书内容共分为九章两大部分——传统研究和现代研究。其中传统研究涉及何首乌的本草考证,栽培、采收与炮制研究,传统功效与临床应用;现代研究包括活性成分、药理作用与机制、毒理作用、药动学以及产业化现状与前景。希望本书的出版,能为从事何首乌生产、教学、研究和临床应用,乃至道教医药文化研究的相关人士提供参考;为进一步挖掘、整理、研究道教医药/中医药提供依据;为发扬道教医药精神,取其精华、去其糟粕奠定基础。

本书由上海中医药大学、武当特色中药研究湖北省重点实验室(湖北医药学院)、湖北医药学院附属人民医院(十堰市人民医院)、湖北医药学院图书馆地方文献研究室、湖北中医药大学、上海交通大学、华中科技大学、湖北文理学院、中南民族大学、湖北医药学院附属襄阳市第一人民医院、深圳大学总医院、台北医学大学、北京中医药大学深圳医院(龙岗)、广州采芝林药业有限公司等相关专家、学者、产业界人士共同编写。本书还得到了胡龙龙、罗夏琳、郭睿、王天宇、张文华、王天宇、夏慧玉、王东鹏、刘凯琪、兰可、王雪枫、高倩茹、陈俊、冯胜蓝、覃冰清、胡亦欣、杨念、向龙超、丁岩、周莉、朱艺、柳岳超、张勇洪等老师和同学的大力帮助和支持,在此谨向所有编写人员、指导专家、提供帮助者以及所引用的作者、先贤表示深深的感谢与敬意。

本书引用的原创性研究资料、参考文献截止时间为 2021 年 1 月 31 日。由于何首乌研究领域发展迅速,不断涌现出新成果、新成就,限于时间和经验,难免有疏忽之处。此外,由于作者水平所限,不足之处,恳请同道和广大读者不吝赐教为谢。

编　者

2021 年 9 月 20 日于湖北武当山

目　录

第一章 绪 论

第一节 何首乌的传统应用史

我国中药应用历史十分悠久。在长期的实践过程中,中医药得以传承并发扬光大。中药从《神农本草经》所载的 365 种发展到现在《中华本草》的 8 980 种,中药复方由《黄帝内经》所载的 13 首,到如今《中医方剂大辞典》的 9 万余首[1]。留下了许多有趣的传说,何首乌便是其中之一。

2020 版《中国药典》记载的中药何首乌,系来自蓼科植物何首乌的干燥块根。而其炮制加工品即为制何首乌(见图 1-1)。此外,2020 版《中国药典》还记载了其干燥藤茎为首乌藤。何首乌从有记载开始,就被赋予传奇、神秘的色彩。何首乌真正最早记载于唐代李翱的《何首乌传》(又称《何首乌录》)[2]。千百年来,神奇的故事使何首乌的基原、功效和药理作用变得愈发神秘。

何首乌在道教医药中的地位甚为重要。《何首乌传》中记载的"田儿",就是因为"常慕道术,随师山上",才发现了何首乌续嗣延年的功效,遂改名为"能嗣"。著名的七宝美髯丹也与道教医药密不可分。《本草纲目》记载,明嘉靖皇帝明世宗朱厚熜多年未嗣,后有道人进献了七宝美髯丹,遂连续生皇子[3]。七宝美髯丹、七宝美髯颗粒已经被国家药品监管局注册目录收录。现存民间道教复方中,依然有何首乌为方药者。如道教"坎卦秘方"中,以制何首乌泡酒者;或以何首乌为主药的"老君延命丸""壮肾保健酒"等[4]。这里需要强调的是,上述功效尚待现代药理学方法证实。

第二节 何首乌的现代研究策略与进展

一、何首乌的现代研究策略

用现代科学技术研究中药,起步于 20 世纪 20 年代[5],至今经历了植物化学研

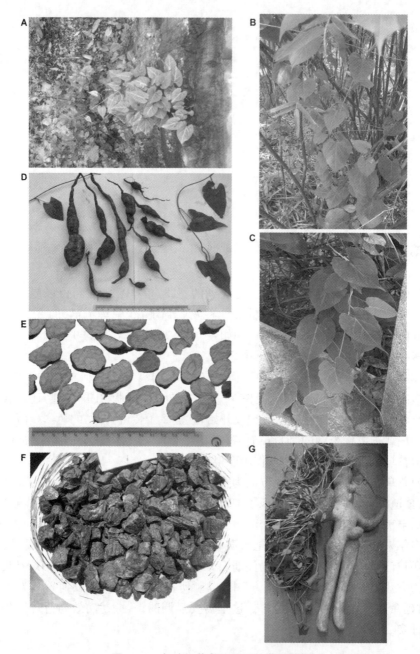

图 1-1　各地何首乌植物及其药材鉴别

A.湖北武当山何首乌(2015.4.5 摄于湖北十堰市人民公园);B.浙江杭州何首乌(2016.5.1 摄于浙江杭州西溪湿地);C.福建福州何首乌(2017.4.8 摄于福建福州市鼓楼区武圣庙);D.何首乌根(2013.9.14 采集于湖北丹江口市六里坪关山水库);E.何首乌根横切面(2013.9.14 采集于湖北丹江口市六里坪关山水库);F.制何首乌(2017.9.9 采集于安徽亳州中药大市场);G.何首乌的混伪品(2015.5.26 由广东药科大学陈艳芬教授供图)

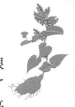

究模式、复方药理学研究模式及多学科综合研究模式 3 个阶段。经过数代人的艰苦努力,我国科研工作者在麻黄碱、常山碱、青蒿素及三氧化二砷等研究中取得了重大突破。研究过程中,涌现出了张昌绍、赵承嘏、周黄金、王筠默、屠呦呦及张亭栋等一批杰出的医学科学家[1]。但由于中药成分复杂,靶点多样,加上中药多以复方成药,导致中药学现代研究进展缓慢。因此,我们应该坚持以中医药基本理论为基础,运用必要的现代科技手段,吸取精华、去其糟粕,全面阐述中药的药理学活性和作用机制,何首乌的研究也应当遵循这一规律。

（一）以中医药学理论为基础

何首乌有生首乌（2020 版《中国药典》名:何首乌）和制首乌（2020 版《中国药典》名:制何首乌）之分,藤茎名首乌藤（又称夜交藤）,功效各异。研究人员应充分尊重医学古籍文献,参考何首乌的四性、五味、归经以及功效,充分挖掘整理有关何首乌的文献,以及临床应用的组方,并运用现代科学技术手段进行逐一验证,这样可以有的放矢,提高研究效率。

（二）坚持多学科和跨学科结合

现代西方医药学由于能够紧密地结合包括现代药理学在内的最新科技成果,不断创新突破,因此,在近 200 年得以迅速发展,成为当代维护人类健康的主流医学,其哲学思维以还原论为主。而在中医药理论体系中,是以整体观念辨证论治为精髓,强调从整体性出发,对个体疾病状态下特征的描述以及对疾病内在变化规律的概括。可见中西医各有所长。然而,至今仍有中西医两个体系孰优孰劣之争。围绕是否需要利用中医基本理论指导中药药理研究,存在两种截然不同的观点。一种观点认为,必须完全按照西医的研究思路来研究中药（中药西化）,才能使中药药理研究有所突破,才能被国际医药界所认同;另一种观点认为:必须严格按照中医药理论来指导中药药理研究,任何违背中医药理论的中药药理研究都将使"中药不再姓中"。而我们从中西医结合的角度出发,认为中药药理研究,不论是"中药全盘西化",还是"完全坚持传统",都有局限和不足,影响中药药理研究的健康发展。具体到何首乌研究而言,应该在继承和发扬传统经验的基础上,运用现代科学的一切技术和理论,建立更加合理、规范的研究方法,全面诠释何首乌及其复方的功效和作用机制。

（三）以指导临床合理用药为最终目标

何首乌在《开宝本草》中所载的功效为:"主瘰疬,消痈肿,疗头面风疮,五痔,止心痛,益血气,黑髭鬓,悦颜色。久服长筋骨,益精髓,延年不老,亦治妇人产后及带下诸疾。"后人推测,何首乌的主要功效是主瘰疬、消痈肿、疗头面风疮等,并非补益,其中的补益功效是从《何首乌传（录）》推演而来[2]。现代药理学研究证实,生首乌和制何首乌在药理作用上并无显著差异,如生首乌与同制首乌一样,也有乌须发作用[6,7],而且生首乌和制何首乌的毒副作用相似[8]。也有文献证实,何首乌的肝脏毒性能导致肝功能衰竭直至死亡。因此,尽管《中国药典》（2010 版）以来指出何首乌、制何首乌的推荐剂量分别为3～6g和6～12g,但临床上何首乌、制何首乌中毒事件却仍然时有报道,因此剂量减半的呼声很高[8];也有学者认为制何首乌中毒事件是基因多态性所致[9]。随着研究深入和临床合理用药朝精准化方向发展,何首乌也可能会纳入临床用药检测。故何首乌的安全性和药理学作用一样,亟待以扬弃的精神取其精华,去其糟粕,最终实现临床合理用药。

二、何首乌的现代研究进展

何首乌归类于补虚方药。因此,对其进行现代研究及应用越来越多。《中国药典》(2020版)规定,何首乌的质量标志物为二苯乙烯苷,以及两种蒽醌类化合物大黄素、大黄素甲醚。实际上,何首乌的化学成分还包括黄酮类、苯丙素类及磷脂类等。目前,所知的何首乌化学成分多达133种[10]。此外,还有顺反异构问题。研究发现,何首乌具有多种药理学活性,如抗衰老[11]、乌发[6]、降血脂[12]、肝保护[8, 13]、抗癌[14-17]及降血糖[18]等。此外,也有研究报道何首乌及其活性成分的毒理学作用,如肝脏毒性、肾脏毒性及胚胎毒性等[13, 19, 20]。20世纪90年代,人类进入组学时代,运用组学技术研究何首乌的种植栽培[21]、物质基础、药动学、药效学以及毒理学作用[9, 19]已成为新常态。关于何首乌的复方制剂,临床用方除《本草纲目》记载的七宝美髯丹和何首乌丸,尚有130首以上[22]。目前,在国家食品药品监督管理局注册目录中涉及何首乌的品种有七宝美髯丹、七宝美髯颗粒、首乌丸、降脂灵片、降脂宁颗粒、血脂宁丸、乙肝宁颗粒及脂降宁片等。这表明,何首乌具有一定产业发展前景。

综上,何首乌的药理学与毒理学作用和分子机制,亟待研究,为更好地指导何首乌的临床应用奠定基础。

参考文献

[1] 汪选斌,陆金健.中药药理规范研究的思考[J].世界科学技术-中医药现代化,2019,21(9):1846-1854.

[2] 梁鹂,郑金生,赵中振.何首乌考辨[J].中国中药杂志,2016.41(23):4456-4461.

[3] 张聪.续嗣延年的七宝美髯丹[J].环球中医药,2008(1):42-43.

[4] 尚儒彪.道教医药坎卦秘方[J].武当,2004(161):55-56.

[5] 周金黄.在两种医学思想下探索我国药理学的道路[J].生理科学进展,1985(1):1-5.

[6] Han M N, Lu J M, Zhang G Y, et al. Mechanistic studies on the use of polygonum multiflorum for the treatment of hair graying[J]. Biomed Res Int, 2015(2015):651048.

[7] Li Y, Han M, Lin P, et al. Hair growth promotion activity and its

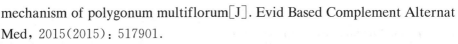

mechanism of polygonum multiflorum[J]. Evid Based Complement Alternat Med，2015(2015)：517901.

[8] Li H，Wang X，Liu Y，et al. Hepatoprotection and hepatotoxicity of heshouwu，a Chinese medicinal herb：Context of the paradoxical effect[J]. Food Chem Toxicol，2017，108(Pt B)：407－418.

[9] Ma K F，Zhang X G，Jia H Y. CYP1A2 polymorphism in Chinese patients with acute liver injury induced by Polygonum multiflorum[J]. Genet Mol Res，2014.13(3)：5637－5643.

[10] 王浩，杨健，周良云，等.何首乌化学成分与药理作用研究进展[J].中国实验方剂学杂志，2019，25(13)：192－205.

[11] Büchter C，Zhao L，Havermann S，et al. TSG（2，3，5，4'-tetrahydroxystilbene-2-O-β-D-glucoside）from the Chinese herb polygonum multiflorum increases life span and stress resistance of caenorhabditis elegans[J]. Oxid Med Cell Longev，2015,(3)：124357.

[12] Ham J R，Lee H I，Choi R Y，et al. Heshouwu（polygonum multiflorum Thunb.）extract attenuates bone loss in diabetic mice[J]. Prev Nutr Food Sci，2019，24(2)：121－127.

[13] Lin L，Ni B，Lin H，et al. Traditional usages，botany，phytochemistry，pharmacology and toxicology of polygonum multiflorum Thunb.：A review [J]. J Ethnopharmacol，2015(159)：158－183.

[14] Li H，Xiang L，Yang N，et al. Zhiheshouwu ethanol extract induces intrinsic apoptosis and reduces unsaturated fatty acids via SREBP1 pathway in hepatocellular carcinoma cells[J]. Food Chem Toxicol，2018(119)：169－175.

[15] Yang N，Li C，Li H，et al. Emodin induced SREBP1－dependent and SREBP1－independent apoptosis in hepatocellular carcinoma cells[J]. Front Pharmacol，2019(10)：709.

[16] 朱艺，李琛，李洪亮，等.何首乌中相关蒽醌类化合物抗癌作用的研究进展 [J].中国实验方剂杂志，2019，25(18)：196－205.

[17] 李洪亮，刘明，汪选斌.何首乌对肿瘤脂代谢的影响[J].世界科学技术-中医药现代化，2019，21(9)：1855－1861.

[18] Wang X，Zeng J，Wang X，et al. 2,3,5,4'-tetrahydroxystilbene-2-O-β-D-glucoside induces autophagy of liver by activating PI3K/Akt and Erk pathway in prediabetic rats[J]. BMC Complement Med Ther，2020，20(1)：177.

[19] Dong Q，Li N，Li Q，et al. Screening for biomarkers of liver injury

induced by polygonum multiflorum: a targeted metabolomic study [J]. Front Pharmacol, 2015(6): 217.

[20] Meng Y K, Li C Y, Li R Y, et al. Cis-stilbene glucoside in polygonum multiflorum induces immunological idiosyncratic hepatotoxicity in LPS-treated rats by suppressing PPAR-γ[J]. Acta Pharmacol Sin, 2017, 38 (10): 1340 - 1352.

[21] Liu H C, Wu W, Hou K, et al. Transcriptome changes in polygonum multiflorum Thunb. roots induced by methyl jasmonate[J]. J Zhejiang Univ Sci B, 2015, 16(12): 1027 - 1041.

[22] 王惟恒. 妙用首乌治百病[M]. 北京: 人民军医出版社, 2013.

（汪选斌）

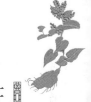

第二章　何首乌的本草考证

第一节　历代本草

何首乌来自蓼科植物何首乌的干燥块根,是中国传统的补益类中药,被人们认为是美好、健康、长寿的象征[1]。自唐代始,我国劳动人民把何首乌视为中国"四大仙草"之一。可见,中华何首乌神奇的魅力和久远的文化,已经牢牢地根植于劳动人民心中。

据现代医药临床研究证明:何首乌有清热解毒、润肠通便、滋补肝肾、强筋壮骨、乌须发等功效[2~5],临床常将其作为滋养的佳品。由于何首乌有其神奇特点,受到广泛的关注,所以自古至今历史上和民间流传很多有关何首乌"神奇功效"的故事,古文献中记载历代医家对何首乌的评价颇高。

考何首乌名源,最早是唐代著名的文学家和哲学家李翱写的《何首乌传》[6]。书中曰:"昔何首乌者,顺州南河县人,祖名能嗣,父名延秀。能嗣常慕道术,随师在山。因醉夜卧山野,忽见有藤二株,相去三尺余,苗蔓相交,久而方解,解了又加,惊讶其异。至旦,遂掘其根归,问诸人,无识者。后有山老忽来,示之答曰:'子既无嗣,其藤乃异,此恐是神仙之药,何不服之。'遂杵为末,空心酒服一钱,服数月似强健。因此常服,又加二钱服之。经年旧疾皆愈,发乌容少,数年之内即有子名延秀。秀生首乌,首乌之名因此而得。生数子,年百余岁,发黑。有李安期者,与首乌乡里亲善,窃得方服,其寿至长,遂叙其事……"

类似传奇故事甚多,如《本草纲目》[7]载何首乌的年限"五十年的称为山奴;一百年称为山哥;一百五十年的称为山伯;二百年的称为山翁;三百年的称为山精,各有神奇的功效……"更神奇有趣的如四川的长寿县原名乐温县[8]。传说唐代一宰相,乃是皇帝的太师,姓戴,微服回乡到乐温县城。看见一个年约百岁的老人手持瓶子要去店里买油,这时天忽下大雨,戴和那老人一同进店躲雨。戴与老人交谈得知老人家里还有位更老的老人,要做150岁寿诞,戴出于好奇,决定次日去老人家中看热闹。第二日去时,但见那150岁的老人端坐堂上,全家七代87个后代欢聚在他身旁,而来祝寿的外人也都是八九十岁的老人。大家见戴文质彬彬,就请戴题诗。戴高兴地写了五言诗,曰:"花甲两轮半,眼看七代孙。偶遇风雨阻,文星拜寿星。"戴问那些老人怎么都能这么长寿的? 主人便答道:"我们主要是勤劳动、粗茶淡饭、不沾荤腥,但常食何首乌,所以年岁高身体健。"戴闻之高兴,就决定将"乐温县"改名为"长寿县"。

古典文献所载之何首乌分赤、白首乌,其实赤首乌(即现在的何首乌)、白首乌其原植物各属不同的科。但民间视其效用相同,山东泰山的何首乌,实为白首乌。当地传说唐代时,泰安城南有个何家村,有一老人名叫何松,采药为生,一天他领子孙们上泰山采药时,发现一种藤,他认为或可入药,就叫子孙们挖掘,挖出了块状根,何老就自己吃了一部分试试药味。这时忽下大雨,何老等人进一山洞避雨,洞内漆黑一片,等雨住了后,子孙们出了山洞,却不见何老人,大家呼唤老人。一会儿,何老出来了,说:"我在这里啊!"子孙们一看不是何老,而是一个乌发的年轻人,正纳闷之中,"年轻人"说:"我就是你们的老爹啊!"大家仔细一看,还真是老爹。问他头上的白发怎么一下子变黑了呢? 老爹说:"吃了刚才挖出的这块根造成的,它是治白发的好药啊!"后来何老活到130多岁,头发仍是黑乌乌的,人们就将这植物叫"何首乌"[9]。后来有人为了区分那属于蓼科的何首乌,就将泰山这何首乌命名为"白首乌",意思是吃了它白头发可以变黑头发(白首变黑首)。值得注意的是,现在所提及的白首乌为夹竹桃科(Apocynaceae)鹅绒藤属(Cynanchum)植物白首乌(Cynanchum bungei Decne.)[白首乌(山东)泰山何首乌、何首乌(山东);地葫芦、山葫芦、野山药(河北)],而非《中国药典》2020版所载之蓼科植物何首乌(Polygonum multiflorum Thunb.)[10]。

明朝伟大的医药学家李时珍,曾先后两次上武当山搭建草庵采药,长达10年之久。对武当道教医药及道家养生文化进行了研究与考证,并将何首乌、紫芝及黑芝等载入《本草纲目》。明代提督太监王佐修、慎旦等纂《大岳太和山志》卷十《上供仙品》[11]载有"何首乌""白何首乌"。明代史料记载嘉靖皇帝服食七宝美髯丹(君药制首乌)连生皇子[12]。古代爱吃何首乌最著名的人莫如清代的慈禧太后,由于民间视何首乌为神药,慈禧太后发现了何首乌的妙用,她引以为傲的黑发至老不变白,据说就是因为太监李莲英曾弄到一支上百年的何首乌,献与慈禧,她长时服用何首乌得以发乌不白,而李莲英也因此升高职[9]。受这些历史故事影响,何首乌逐渐成为民众热爱服食的滋补品。

一、宋代寇宗奭《本草衍义》[13](光绪刻本)卷之十二

(何首乌)兼黑髭鬓,与萝卜相恶,令人髭鬓早白。治肠风热多用。

二、宋代唐慎微《证类本草》[14](文轩阁四库全书本)卷十一

(何首乌)味苦、涩,微温,无毒。主瘰,消痈肿,疗头面风疮,五痔,止心痛,益血

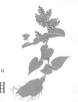

气,黑髭鬓,悦颜色。久服长筋骨,益精髓,延年不老。亦治妇人产后及带下诸疾。本出顺州南河县,今岭外,江南诸州皆有。蔓紫,花黄白,叶如薯蓣而不光。生必相对,根大如拳,有赤白二种,赤者雄,白者雌。一名野苗,一名交藤,一名夜合,一名地精,一名陈知白。春夏采。临用之以苦竹刀切,米泔浸经宿,曝干。木杵臼捣之。忌铁。(今附)

臣禹锡等谨按日华子云:味甘。久服令人有子。治腹藏宿疾,一切冷气及肠风。此药有雌雄。雄者苗叶黄白,雌者赤黄色。凡修合药须雌雄相合吃,有验。其药本草无名,因何首乌见藤夜交,便即采食有功,因以采人为名耳。又名桃柳藤。

图经曰:何首乌,本出顺州南河县,岭外、江南诸州亦有,今在处有之,以西洛、嵩山及南京柘城县者为胜。春生苗,叶叶相对,如山芋而不光泽,其茎蔓延竹木墙壁间。夏秋开黄白花,似葛勒陀。结子有棱,似荞麦而细小,才如粟大。秋冬取根,大者如拳,各有五棱瓣,似小甜瓜。此有二种:赤者雄,白者雌。采时乘湿以布帛拭去土后,用苦竹刀切,米泔浸一宿,曝干。忌铁。以木臼杵捣之。一云:春采根,秋采花,九蒸九曝,乃可服。此药本名交藤,因何首乌服而得名。何首乌者,顺州河南县人。祖能嗣,本名田儿,生而阉弱,年五十八,无妻子。一日醉卧野中,见田中藤,两本异生,苗蔓相交,久乃解,解合三四次。田儿心异之,掘根持问乡人,无能名者。遂曝干捣末酒服。七日而思人道,百日而旧疾皆愈。十年而生数男,后改名能嗣。又与子庭服,皆寿百六十岁。首乌服药,亦年百三十岁。唐元和七年,僧文象遇茅山老人,遂传其事。李翱因着方录云:又叙其苗如木,光泽,形如桃柳叶,其背偏,独单皆生,不相对。有雌雄者:雌者苗色黄白,雄者黄赤。其生相远,夜则苗蔓交,或隐化不见。春末、夏中、初秋三时,候晴明日兼雌雄采之。烈日曝干。散服酒下,良。采时尽其根,乘润以布帛拭去泥土,勿损皮,密器贮之,每月再曝。凡服偶日,二、四、六、八日是。服讫,以衣覆汗出,导引。尤忌猪、羊血,其叙颇详,故载之。

经验方:何首乌,新采者,去皮土后,用铜、竹刀薄切片,上甑如炊饭,蒸下用瓷石锅。

忌铁。

旁更别烧一锅,常满添水,候药甑气上,逐旋以热水从上淋下,勿令满溢,直候首乌绝无气味,然后取下一匙头汁,白汤亦可,此是药之精英,与常不同。治骨软风,腰膝疼,行履不得,遍身瘙痒。首乌大而有花纹者,同牛膝锉各一斤,以好酒一升,浸七宿,曝干。于木臼内捣末蜜丸,每日空心食前酒下三五十丸。又方:治诸处皮里面痛。首乌末、姜汁调成膏,痛处以帛子裹之,用火炙鞋底熨之,妙。斗门方治瘰,或破不破,以至下胸前者,皆治之。用九真藤取其根如鸡卵大,洗,生嚼,常服。又取叶捣覆疮上,数服即止。其药久服黑发延年。或取其头获之九数者,服之乃仙矣。其叶如杏,其根亦类病子,用之如神。又堪为利术,伏沙子,自有法。一名何首乌,又名赤葛。王氏博济治疥癣,满身作疮,不可治者。何首乌、艾等分,以水煎令浓,于盆内洗之,甚能解痛,生肌肉。

衍义曰：何首乌，兼黑髭鬓，与萝卜相恶，令人髭鬓早白，治肠风热多用。

三、元代李东垣《珍珠囊补遗药性赋》[15]（清排印本）

何首乌，味苦涩，微温，无毒……治疮疥之资。

四、明代李时珍《本草纲目五十二卷》[16]［清光绪十一年（公元1885年）合肥张氏味古斋校刊本］

（宋代《开宝》）【释名】交藤（《本传》）、夜合（《本传》）、地精（《本传》）、陈知白（《开宝》）、马肝石（《纲目》）、桃柳藤（《日华》）、九真藤（《纲目》）、赤葛（《斗门》）、疮帚（《纲目》）红内消。

大明曰："其药本草无名，因何首乌见藤夜交，便即采食有功，因以采人为名尔。"

时珍曰："汉武时，有马肝石能治人发，故后人隐此名，亦曰马肝石。赤者能消肿毒，外科呼为疮帚、红内消。"

《斗门方》云："取根若获九数者，服之乃仙。故名九真藤。"

【集解】颂曰："何首乌，本出顺州南河县，今在处有之，岭外、江南诸州皆有，以西洛、嵩山及河南柏城县者为胜。春生苗，蔓延竹木墙壁间，茎紫色。叶叶相对如薯蓣，而不光泽。"

夏秋开黄白花，如葛勒花。结子有棱，似荞麦而细小，才如粟大。秋冬取根，大者如拳，各有五棱瓣，似小甜瓜。有赤、白二种：赤者雄，白者雌。一云：春采根，秋采花。九蒸九曝，乃可服。此药本名交藤，因何首乌服而得名也。唐元和七年，僧文象遇茅山老人，遂传此事。

李翱乃著《何首乌传》云："何首乌者，顺州南河县人。祖名能嗣，父名延秀。能嗣本名田儿，生而阉弱，年五十八，无妻子，常慕道术，随师在山。一日醉卧山野，忽见有藤二株，相去三尺余，苗蔓相交，久而方解，解了又交。田儿惊讶其异，至旦遂掘其根归。问诸人，无识者。后有山老忽来。示之。答曰：'子既无嗣，其藤乃异，此恐是神仙之药，何不服之？'遂杵为末，空心酒服一钱。七日而思人道，数月似强健，因此常服，又加至二钱。经年旧疾皆痊，发乌容少。十年之内，即生数男，乃改名能嗣。又与其子延秀服，皆寿百六十岁。延秀生首乌。首乌服药，亦生数子，年百三十岁，发犹黑。有李安期者，与首乌乡里亲善，窃得方服，其寿亦长，遂叙其事传之云……"何首乌，味甘性温无毒，茯苓为使。治五痔腰膝之病，冷气心痛，积年劳瘦痰癖，风虚败劣，长筋力，益精髓，壮气驻颜，黑发延年，妇人恶血痿黄，产后诸疾，赤白带下，毒气入腹，久痢不止，其功不可具述。一名野苗，二名交藤，三名夜合，四名地精，五名何首乌。本出虔州，江南诸道皆有。苗如木藁，叶有光泽，形如桃柳，其背偏，皆单生不相对。有雌雄：雄者苗色黄白，雌者黄赤。根远不过三尺，夜则苗蔓相交，或隐化不见。春末、夏中、秋初三时，候晴明日兼雌雄采之。乘润以布帛拭去泥土，勿损皮，烈日曝干，密器贮之，每月再曝。用时去皮为末，酒下最良。遇有疾，即用茯苓汤下为使。

凡服用偶日二、四、六、八日，服讫，以衣覆汗出，导引尤良。忌猪肉、猪血、羊血、无鳞鱼，触药无力。其根形大如拳连珠，其有形如鸟兽山岳之状者，珍也。掘得去皮生吃，得味甘甜，可休粮。

时珍曰："凡诸名山、深山产者，即大而佳也。"

五、明代倪朱谟《本草汇言》[17]（清顺治二年大成斋刻本）

苏氏曰："此药历古本草向未采入，于唐高宗养生集中始用。因顺州南河县一何姓者，偶入山，见两藤夜交，便即采食，其人素尝衰弱多病，羸瘦不堪，发黄面槁，食此须发转黑，神采精明，故有何首乌之称。今在处有之，但海内外深山皆有。春生苗，延蔓附墙崖而生，茎紫色如木藁状，叶似薯蓣叶，有光泽，单生不相对，其藤夜合昼疏，夏秋间开黄白色花，结子有棱似荞麦，杂小如粟粒，秋冬取根，小者似连珠，色分赤白，古云赤雄白雌也。其草甚多，但取根之大者，又不多得耳。在地五十年者如拳大，号山奴，服之一年，发髭青黑，百年者如碗大，号山哥，服之一年面颜红悦，百五十年者如盆大，号山伯，服之一年，齿落更生，二百年者如一斗栲栳大，号山翁，服之一年，面如童子，行及奔马，三百年者，如三斗栲栳大，号山精，或似鸟兽山岳之状，此纯阳之体，服之一年，成地仙也。"

……

倪朱谟曰："以上诸说，具见诸家本草，有人依法修制，信服有年，亦未见其确验。但生子延寿之说，似属荒唐，姑集此，惟听高明舍何如耳。"

何首乌，固精敛气，截疟止痢之药也（《开宝方》）。此药味极苦涩（葛小溪稿），生用气寒，性敛有毒，制熟气温，无毒，前人称为补精益血，种嗣延年，又不可尽信其说。但观《开宝方》所云治瘰疬，消痈肿，灭五痔气、血、毒、虫、湿五痔，去头面热疮，苏腿足软风，其作用非补益可知矣。惟其性善收涩，其精滑者可固，痢泄者可止，久疟虚气散漫者可截，此亦莫非意拟之辞耳。倘属元阳不固而精遗，中气衰陷而泄痢，脾元困疲而疟发不已，此三证自当以甘温培养之剂治之，又不必假此苦涩腥劣，寒毒损胃之物所取效也。

陈月坡先生曰："按何首乌，药中之草类也，野生穷崖幽谷，小者如茄，大者如拳，五十年气足可采，取时洗净土气，或切片，或捣碎，用黑豆和酒拌蒸九次，取其性气收涩。凡精血漏泄之证，有养肾秘精之功，可保无遗泄之患。虽然，又不藉此一物之力，必配大剂参、芪、归、地、枸杞、山茱萸、山药、金樱子辈，共济成功。若沾沾以一拳如许何首乌之力而服至一年，乌须黑发，返老还童，不亦过谈乎。再推而进之，百年如碗大，百五十年如栲栳大，二百年如斗大之说，服之即成地仙，而人见其五十年仅大如拳矣，或有大如碗，大如栲栳，大如斗者，即以百年、百五十年，以至二百、三百年计之，不过悬断之辞耳。不知此药得深山灵气而生，所生甚广，求其大如碗,又不易耳,虽然,大如碗者不易,此积百岁方成故也。大如碗者不易,而每见有大如栲栳,大如斗者,又何以得耶?抑又有说也?大如碗者积百岁而成,大如栲栳,大如斗者,可五年而完也。何也?积百岁者得山林地气渐长而成,可服食者也,见五年而即完如栲栳,如斗大者,得蟒毒、蛇毒之气,骤结而成,不可服食者也。又不逾年,必自腐烂,误食之,必致中急疾而死,施药与受药者当自慎重可也。或又一说,何首乌初十年如弹如栗,五十年如拳,百年如碗,力足矣,百年外不复发,苗根渐腐坏,如山间偶得,如栲栳大,斗大者,苗叶藤茎酷似何首乌,实非何首乌也。数年渐长大如斗,不及十年随腐烂,不可服食,名为宕芋,何首乌之于宕芋,如黄精之于钩吻,石龙芮之于天灸,青葙子之于鸡冠子等类,良毒异殊,苗叶形实初难别也。"

治时行火疖或痈疽流发,遍身十数者。用何首乌(生捣)十两,紫花地丁、金银花各三两,甘草一两,陈皮五钱,白芷八钱,分作十剂,水煎服。

治五痔攻痛。用何首乌(照前九制过)四两,气痔加人参、白术、乌药;血痔加当归、生地、黄柏;虫痔加使君子;湿痔加苍术、厚朴、龙胆草;四种每味各加三钱,惟毒痔加土茯苓八两,打碎,炒燥,俱浸酒,每早晚随量饮。

治头面风热,生疮疹痱并黑干黑曾诸疾。用何首乌(照前九制过)一味,浸酒饮。

治疟邪在阴分久不愈。用何首乌一两,鳖甲(炙)、牛膝、陈皮、青皮各四钱,当归、白术各三钱,虚甚加人参三钱,水煎服。

治四肢骨软风疾。用何首乌一斤(照前九制过),川乌二两(童便浸炒),草乌三钱(酒洗炒),川草薢、枸杞子各八两,为末,炼蜜作丸,早晚服三钱,或浸酒蒸一日,每日早晚随量饮亦可。

治大风癞疾。用何首乌一斤(照前九制法用),胡麻八两(去皮),蕲蛇一条,俱为末,每服五钱,白汤调服。

治疥癣满身。用何首乌一斤连皮生捣碎,每日用四两,生艾叶一两,共煎汤洗浴,渐退。

治中蛊毒。用生鲜何首乌连皮捣烂,和白汤一碗绞汁,一气饮,即吐立解。

六、明代陈嘉谟《本草蒙筌》[清康熙元年壬寅(公元 1662 年)光裕堂刻本][18]卷一

何首乌,味甘、苦、涩,气微温。无毒。今生近道,原出祐城(县名,属山西)。篱堑墙坦,随处蔓发。有雌雄二种,对长苗成藤。夜交合相联,昼分开各植。凡资入药,秋后采根。

似甜瓜,外有五棱瓣。雌者淡白,雄者浅红。雌雄相兼,功验方获。咀竹刀禁伤铁器,浸泔水过宿曝乾。木杵捣舂,茯苓引使。忌猪羊血汁,恶萝卜菜蔬。主瘰疬病痈疽,疗头面风疹。长筋骨,悦颜色,益血气,止心疼。久服添精,令人有子。妇人带下,为末酒调。原取名曰夜交藤,后因顺州南河县何翁服之,白发变黑,故改称

为何首乌也。花采九蒸九曝，久服亦驻颜容。

　　〔（谟）按〕李远曰：此仙草也。五十年者如拳大，服一年则须发黑。百年者如碗大，服一年则颜色悦。百五十年者如盆大，服一年则齿更生。二百年者如斗栲栳大，服一年则貌如童子，走及奔马。三百年者如三斗栲栳大，其中有鸟兽山岳形状号山精，纯阳之体，久服则成地仙也。李君斯言，必有所考，不然岂妄诞以欺人哉，况今台阁名公，竞相采取，异法精制，为丸日吞。亦因获效异常，曾令镂梓传世。或金曰八仙丹，或曰延寿丹，或曰八珍至宝丹，征实取名。一以重药之非凡，二亦表李君之不诬矣。

七、明代兰茂（廷秀、止庵、和光道人）撰《滇南本草》[19]〔又名《滇南草本》《滇南草本图注》，存诚药宝丛书日本天保十四年癸卯（公元 1843 年）镌本卷下〕

　　何首乌。注补，七宝丹用首乌补肾。单方：首乌治赤白癜风。

　　何首乌、苦参等份，酒洗，共为细末。皂角水泡，用竹刀破开，将浒涎刷下为丸。单方单剂治虚疾秘方，切虚疟瘴疟寒热往来。

　　何首乌煎墨汁，每用三钱煎露一次，次明早煨热向太阳服效。

　　补中益气汤加半夏（一钱）、白茯苓（三钱）、首乌（一钱炙），引用生姜（一片），日煎夜露一宿，次早向阳吃此方治疟，以七天后方可用。中气虚者良效。若初病者风邪不除，痰火不清，饮食不消，忌用。

八、明代朱橚撰《救荒本草》[20]〔明嘉靖四年乙酉（公元 1525 年）毕昭蔡天祐刻本卷四〕

　　何首乌，一名野苗，一名交藤，一名夜合，一名地精，一名陈知白，又名桃柳藤，亦名九真藤，出顺州南河县，其岭外江南许州及虔州皆有以西洛，嵩山归德柘城县者为胜，今钧州密县山谷中亦有之蔓延而生。蔓紫色叶似山药，叶而不光嫩，叶间开黄白花似葛勒花，结子有棱似荞麦，而极细人加粟粒下，根大者如拳各有五楞，瓣状似甜，瓜样中有花纹形如乌兽山岳之状者极珍有，赤白二种，赤者雄，白者雌，又云雄者苗叶黄，白雌者赤黄危，一云雄苗赤生必相对，远不过三四尺，夜则苗蔓相交，或隐化不见，凡修合药须雌雄相合，服有验宜偶日服，二四六八日是丁山，其药本无名，因何首乌见藤夜交，采服有功，因以采人为名耳，又云其为仙草，五十年者如拳大，号山奴服之一年髭发乌黑。一百年如碗大，号山哥，服之一年颜色红悦。百五十年者如盆大，号山伯，服之一年齿落重生。二百年如斗栲栳大，号山翁，服之一年年貌如童子，行及奔马。三百年者如三斗栲栳大，号山精，服之一年延龄，纯阳之体久服成地仙，又云其头九数者服之乃仙，味苦涩，性微温，无毒，一云味甘，茯苓为之使酒下最良，忌铁器，猪、羊血，及猪肉、无鳞鱼，与萝卜相恶，若并食，令人髭鬓早白，肠风多热。救饥，掘根洗去泥土，以苦竹刀切作片，米泔浸经宿，换水煮去苦味,再以水淘洗净,或蒸或煮食之,花亦可煤食。

九、明代缪希雍撰《神农本草经疏三十卷》[21]［明代天启五年乙丑（公元1625年）海虞毛晋绿君亭刊本］

何首乌,味苦、涩,微温,无毒。主瘰疬,消痈肿,疗头面风疮,五痔。主心痛,益血气,黑髭鬓,悦颜色,久服长筋骨,益精髓,延年不老。亦治妇人产后及带下诸疾。（茯苓为之使。与白萝菔相恶,犯之令人髭发早白。）疏,何首乌,本文味苦涩微温,《传》言味甘气温,其禀春深生气无疑。春为木化,入通于肝,外合于风,升也,阳也。入足厥阴,兼入足少阴经,故为益血祛风之上药。雌雄二种,遇夜则交,有阴阳交合之象,故能令人有子。肝主血,肾主精,益二经则精血盛。发者,血之余也,故乌髭鬓。其主瘰疬者,肝胆气郁结则内热,荣气壅逆,发为是病。十一脏皆取决于胆,与肝为表里,为少阳之经,不可出入,气血俱少,乃风木反主,行胆气,益肝血,则瘰疬自消矣。调荣气则痈肿消。治风先治血,血活则风散,故疗头面风疮。肠澼［(pì),指痢疾］为痔,痔者湿热下流,伤血分而无所施洩,则逼近肛门肉分,迸出成形为种种矣。风能胜湿,湿热解则痔将自平。心血虚则内热,热则心摇摇而作痛,益血则热解而痛除。益血气,黑髭鬓,悦颜色,久服长筋骨,益精气,延年不老者,皆补肝肾,益精血之极功也。亦治妇人产后及带下诸疾者,妇人以血为主,月事通后,厥阴主之,带下本于血虚而兼湿热,行湿益血,靡不除矣。

主治参互

君甘菊花、枸杞子、地黄、牛膝、天门冬、赤白茯苓、桑葚、南烛子,则益精血,乌须发,驻颜延年。得牛膝、鳖甲、橘红、青皮,治疟邪在阴分,久而不解;如表气已虚,脾胃已弱,则加人参三五钱;肺热者去人参,换入当归如其数。得刺蒺藜、甘菊花、天门冬、胡麻仁、漆叶、白芷、荆芥穗、苦参、地黄、百部,治头面诸风及大麻风。得金银花、地榆、犀角、草石蚕、山豆根、黄连、芍药、干葛、升麻、甘草、滑石,治毒痢下纯血,诸药不效,有神。《经验方》治骨软风,腰膝疼,行履不得,遍身瘙痒。何首乌大而有花纹者,同牛膝,锉,各一斤,以好酒一升,浸一宿,曝干,于木臼内捣末,蜜丸。每日空心食前,酒吞三五十丸。兼可治风痰,久疟不愈。《斗门方》治瘰疬,或破或不破,下至胸前者,皆治之。用何首乌根洗净,日日生嚼,并取叶捣涂之,数服即止。其药久服延年黑发,用之神效。

简误

何首乌为益血之药,忌与天雄、乌头、附子、仙茅、姜、桂等诸燥热药同用。修事以苦竹刀切片,米泔浸,经宿曝干蒸用,勿令犯铁。

十、清代汪昂（讱庵）撰《本草备要》[22]［清康熙三十三年甲戌（公元1694年）还读斋刻本卷一］

何首乌,平补肝肾,涩精苦坚肾,温补肝,甘益血,涩收敛精气。添精益髓,养血祛风(治风先治血,血活则风散),强筋骨,乌髭发(故名首乌),令人有子,为滋补良药。气血太和,则劳瘦风虚、崩带疮痔、瘰疬痈肿诸病自已(营血调则痈肿消。赤者,外科呼为疮帚)止恶疟(益阴补肝,疟疾要药,而本草不言治疟。时珍曰:"不寒不燥功在地黄、天冬诸药之上")。

有赤、白二种。夜则藤交,一名六藤,有阴阳交合之象。赤雄入血分,白雌入气分。以大如拳、五瓣者良,三百年者大如栲栳,服之成地仙。凡使赤、白各半泔浸,竹刀刮皮切片,用黑豆与首乌拌匀,铺柳甑,入砂锅,九蒸九晒用。茯苓为使。忌诸血、无鳞鱼、莱菔、葱、蒜、铁器。(唐时有何首乌者,祖名能嗣,父名延秀。能嗣五十八,尚无妻子,服此药七日,而思人道,娶妻连生数子。延秀服之,寿百六十岁。首乌又服之,寿百三十岁,发犹乌黑,李翱为立何首乌传。然流传虽久,服者尚少。明嘉靖初,方士邵应节进七宝美髯丹,世宗服之,连生皇子,遂盛行于世。方用赤、何首乌各一斤,黑豆拌,九蒸晒;茯苓半斤,乳拌;当归、枸杞、菟丝各半斤,俱酒浸;牛膝半斤,酒浸。同首乌第七次蒸至第九次。破故纸四两,黑芝麻炒,蜜丸。并忌铁器。昂按:地黄、何首乌皆君药也,故六味丸以地黄为君,七宝丹以何首乌为君,各有配合,未可同类而共施也。即有加减,当各依本方随病而施损益。今人多以何首乌加入地黄丸中,合两方而为一方,是一药二君,安所适从乎。失制方之本义矣。)

这里需要提及的是金陵版《本草纲目》载献方道士名为邵应节,医家文献亦称是邵应节献方,但也有文献称是邵元节。二者文献都声称来自《本草纲目》,为何出现两个不同的名字?从理论上推断,在皇帝身边的重要道士名字,应该不难查对。进一步检索道教相关文献,发现嘉靖皇帝即明世宗朱厚熜是一位中国历史上最崇拜道教的皇帝[23,24],身边接近的道人有邵元节、陶仲文等数十人之多。这里值得注意的是邵元节(公元1459—1539年)是一位很著名的道士,字仲康,号雪崖,贵溪(今江西)人,龙虎山上清宫道士。由于嘉靖对邵元节非常信任,被封为"清微妙济守静修真凝玄衍范志默秉诚致一真人"。在邵元节死后"葬事用伯爵礼"(《明史·邵元节传》),说明该道士当时地位很高,故邵元节之名应为正史所载。再者,邵元节于嘉靖三年被明世宗征召入宫,这里与《本草纲目》记载的"嘉靖初"时间相吻合。由此可以推断,邵元节之名可能比邵应节更接近事实。

那么,邵元节(邵应节)到底是否献过七宝美髯丹?如上所述,《本草纲目》记载献方的时间为"嘉靖初",因皇上"服饵有效,连生皇嗣"。而邵元节于嘉靖三年被明世宗征召入宫。其实从时间上极易查证,因为皇子的出生时间应该会有史实记录。文献记载明世宗朱厚熜在即位之前和之后的十年里,一直无子嗣,而邵元节入宫后宣传"兴国广嗣之术"。于是嘉靖十年(公元1531年),明世宗在钦安殿建祈嗣醮坛,由邵元节主持[25]。在嘉靖十二年(公元1533年)和十五年(公元1536年),"皇长子和次子相继出生"。所以嘉靖认为是道教的祷祀活动使他得到子嗣。但此时离《本草纲目》所载的"嘉靖初"已过甚久。此外,这里奇怪的还有,所有道教文献都有嘉靖命邵元节主持祷祀求子的报道,若真有七宝美髯丹敬献之说,为何《明史·邵元节传》和道教文献均无记载？而但凡贡献七宝美髯丹的报道皆为医药领域论文，又都引自《本草纲目》。由于李时珍《本草纲目》传奇、传说、野史颇多，如前所述的何首乌传、赤白首乌等，这里亦不排除七宝美髯丹敬献说为假借、传说或野史。

十一、清代张璐（路玉、石顽老人）撰《本经逢原》[26]［清康熙三十四年乙亥（公元1695年）长洲长氏隽永堂刻本卷二］

（何首乌）一名夜交藤，苦涩微温，无毒。其形圆大者佳。须赤白并用。制法以竹刀刮去皮，拌黑豆九蒸九晒，候用。禁犯铁器，忌莱菔诸血，勿与天雄、乌附、姜、辛、仙茅等同用，为其性敛味涩也。

发明何首乌，足厥阴、少阴药也，性禀阴中之阳。产南方者最胜，北地所生，虽极大者，殊不足珍，以地偏属阴而无阳生之力也。白者属气分，赤者属血分。肾主闭藏，肝主疏泄，以此气温味苦涩，苦走肾，温补肝，能收敛精气，所以养血益肝，固精益肾，健筋骨，乌须发，为滋补良药。不寒不燥功在地黄、天门冬诸药之上。气血太和，则风虚斑肿、瘰疬之疾可愈。生则性兼发散，主寒热痎疟，及痈疽背疮皆用之。今人治津血枯燥及大肠风秘，用鲜者数钱煎服即通，以其滋水之性最速，不及封藏即随之而下泄也。与苁蓉之润燥通大便无异，而无助火之虞。肠风脏毒，用干者为末米饮，日服二三钱有效，盖其内温肝肾，外祛少阴风热之验也。《丹方》治久疟，用生何首乌一两，柴胡三钱，黑豆随年数加减，煎成露一宿，清晨热服，若夜疟尤效，乃散中寓收，补中寓散之法。

十二、清代黄宫绣撰《本草求真》[27]［清光绪十一年己丑（公元1889年）校经山房刻本（中藏经）卷二］

温肾（蔓草）养血益肝。何首乌（专入肝，兼入肾），诸书皆言滋水补肾，黑发轻身，备极赞赏。（时珍曰："何首乌，足厥阴少阴药也。白者入气分，赤者入血分。肾主闭藏，肝主疏泄，此物气温味苦涩。苦补肾，温补肝，能收敛精气，所以能养血益肝，固精益肾。健筋骨，乌须发，为滋补良药。不寒不燥，功在地黄天门冬诸药之上。气血太和，则风虚痛肿瘰疬诸疾可知矣。"）与地黄功力相似，独冯兆张辩论甚晰。其言首乌苦涩微温，阴不甚滞，阳不甚燥，得天地中和之气。熟地首乌虽俱补阴，然地黄禀仲冬之气以生。蒸虽至黑，则专入肾而滋天一之真水矣！其兼补肝者，因滋肾而劳及也。首乌禀春气以生，而为风木之化。入通于肝，为阴中之阳药（后天之阳）。故专入肝经以为益血祛风之用（血活则风散）。其兼补肾者，亦因补肝而兼及也。一为峻补先天真阴之药，故其功可立救孤阳亢烈之危。一系调补后天营血之需，以为常服。长养精神，却病调元之饵。先天后天之阴不同，奏功之缓急轻重亦有大异也。况名夜合，又名能嗣，则补血之中，尚有化阳之力，岂若地黄功专。滋水气薄味厚，而为浊中浊者，坚强骨髓之用乎？斯言论极透辟。直冠先贤未有,不可忽视。以大如拳五瓣者良,三百年者大如栲栳,服之成地仙,有赤雄雌白二种。凡使赤白各半,泔浸,竹刀刮皮切片,用黑豆与首乌拌匀。铺柳甑,入砂锅,九蒸九晒,茯苓为使。忌猪肉、无鳞鱼、莱菔、葱、蒜、铁器。

十三、清代刘若金(云密、蘂园逸叟)原撰、杨时泰(贞颐、穆如)编《本草述钩元》[28][清同治十一年壬申(公元1872年)薛氏家木活字印本(卷十一/蔓草部)]

(何首乌)春生苗,其蔓名交藤。雌雄共生,雄者茎色黄白,雌者黄赤。蔓时交结,或隐化不见,叶似薯蓣而不光泽。夜合昼疏(与合欢叶同)。夏秋开黄白花,结子有棱,根有五棱。色分赤白,白雄赤雌也。味苦涩而甘,气微温,入足厥阴,兼入足少阴。白者入气分,赤者入血分,茯苓为之使。

主治瘰疬,消痈肿,疗头面风疮,行胆气,泻肝风,益肝血。亦疗积年劳瘦,痰癖,风虚败劣,骨软,风骨,身软膝痛,不能行步,并冷气心痛,阴伤久疟。乌髭发,悦颜色,久服长筋骨,益精髓,延年有子。亦治妇人产后及带下诸患。方书治中风头痛,行痹,鹤膝膝风,痫症,黄疸。有青龙散,治风气传化,腹内瘀,结,而目黄。风气不得泄,为热中消渴引饮,大抵此味治风为其所长。肾主闭藏,肝主疏泄,是物气温味苦涩,苦补肾,温益肝,能收敛精气,所以养血益肝,固精益肾,不寒不燥为滋补良药。肝胆气郁结则内热,荣气壅逆,发为瘰疬行胆气,益肝血,则瘰疬自消。仲淳。君杞菊地黄、牛膝、天冬、赤白、茯苓、桑葚、南烛子益精血,乌须发,驻颜延年。得牛膝、鳖甲、橘红、青皮治疟邪在阴分久而不解。如表气已虚,脾胃已弱,则加人参三五钱;肺热者去人参,换入当归如其数。得刺蒺藜、甘菊、天冬、胡麻、漆叶、白芷、荆芥、苦参、地黄、百部治头面诸风及大麻风。得银花、地榆、犀角、山豆根、草木蚕、黄连、芍药、葛根、升麻、甘草、滑石,治毒痢下纯血,诸药不效,有神。七宝美髯丹,乌须发,壮筋骨,固精气,继嗣延年。明世宗初年,邵应节真人进此方,世宗服之,上服之连生皇嗣,于是其功益著。用何首乌雌雄各一斤,雄者色黄白,雌者黄赤。米泔浸三四日,芝片刮去皮,取淘净黑豆二升置砂锅中铺豆及首乌木甑上,震烹,蒸之豆熟取出去豆,晒干换豆再蒸如此九次,晒干为二小,赤白茯苓各一斤去皮研末,水淘去筋膜及浮者,取沉者捻块以人乳七碗浸匀,晒干研末,牛膝八两酒浸一日同首乌第七次蒸至第九次止,晒干当归八两酒浸,晒干杞子八万水酒浸,晒干菟丝子八两酒浸,生芽研烂晒补骨脂四两,以黑芝麻拌炒香,并忌铁器。石臼为末炼蜜弹子大一百五十丸,每晨用温酒,午用姜汤,卧用盐汤,各下一丸,其余并丸梧子大,每日空心酒服百丸,久服极验忌如后,瘰疬结核或破或不破,下至胸前者皆治之,何首乌取根洗净日日生嚼并取叶捣涂之敷,数服即止。骨软风疾腰膝疼,行步不得,偏身瘙痒,用何首乌大而有花穗。牛膝各一斤,以好酒一升浸七宿晒干,木白杵末枣肉和丸梧子大,每服三五十丸空心酒下。论何首乌之用或取效于气血之结而经脉壅者,或取效于血气之劣而形器损者,久服更能驻年种子何其功之迥异,若是传赞曰雌雄相交夜合,书疏卢氏谓药有雌雄类,指其花实之有无及形色之相肖,惟首乌色分赤白,白雄赤雌两藤互为交解,其叶通于书阳之辟则辟夜阴之,阖则阖秉阴阳分合之化机以合于八身阴阳之始,如肾者是更合于阴阳之极,如肝胆者是夫,气血皆一阴一阳之所化,阳为开之阴为阖,之用气血之结者以开为功,而即具有阖之用,气血之劣者以阖为功,而即具有开之用开阖尽其神,而气血之生化乃不竭以是延年,以是种子岂非不易之元理乎。盖他药得阴阳之分,此独得阴阳之合他,药得其分者不出于合中此味得其合者又出于分中也,其畏忌与地黄同则补阴,当与地黄并但不与同其沉滞者,以阴阳开阖,具于天一之肾,地黄止为阴之阖不能为阳之开也,又肝胆根于至阴,达于至阳,亦本此开阖以为开阖而行其气血之生化者,也兹味合于元始。握其极机在风本为出地之阳故多以疗风归之,岂地黄可得而等夷乎,且风实者阴不能致于阳而使阖也,风虚者阳不能达乎,阴而使开也,既合于至阴为阖至阳为开,则风之疗也,安得不首推兹味乎,第惟所产异地又有大小之殊,如其味苦,温而止,何能功超群品必苦,而兼甘得土之冲气以入肝肾,而滋益乃奏奇功也。首乌为益血之药,忌与天雄、附子、乌头、似茅、姜桂等燥热药同用。(仲淳)服首乌者,忌诸血、无鳞鱼、萝卜、葱、蒜,忌铁器。(修治)冬至后采者良。入春则芽而中空矣。临用留皮。以竹刀切,米泔浸经宿。同黑豆九蒸九晒木杵臼捣之,按蒸晒乃用,以补益者。至于散气血结壅等症,似当生用,即前方治瘰疬用生嚼可见。夏秋时候晴明兼雌雄采之,布帛拭去泥土,生时勿损其皮,烈日曝干密器收贮,一月一曝,临用去皮杵末酒下最良,有疾者茯苓汤下以为使也,凡服用偶日,服讫温覆取微似有汗导引尤良,别用他制者无效。此法缘兹物具有开阖神机,如同黑豆蒸晒以补肾肝之虚,或宜若儿证既用恐违其自然之性也。

十四、清代严洁(西亭)等撰《得配本草》[29]盘珠集、清木活字印本(卷四/草部)

(何首乌)

茯苓为之使。忌葱、蒜、萝卜、诸血、无鳞鱼,又忌与燥热药同用。伏朱砂。苦、涩、微温。入足厥阴、少阴经血分。养血补肝,固精益肾。健筋骨,乌髭发,除腹冷,祛肠风,疗久疟,止久痢,泻肝风,消瘰疬痈肿。治皮肤风痛,姜汁调敷,文火熨之,三次自愈。配胡麻,治疠风。佐牛膝,治软风。研末,津调封脐中,止自汗。和艾叶煎浓汁,洗疥癣。白者入气分,赤者入血分。勿犯铁器,泔浸,竹刀刮皮切片,以黑豆拌,蒸晒九次用。生平阳泥土者,服之血塞,令人麻木。

十五、清代陈念祖(修园)撰《神农本草经读》[30][清嘉庆八年癸亥(公元1803年)橦蔺书屋刻本卷四(附录)]

(何首乌)

气味苦、温,无毒。主瘰疬,消痈肿,疗头面风疮,治五痔,止心痛,益血气,黑髭发,悦颜色。久服长筋骨,益精髓,延年不老。亦治妇人产后及带下诸疾(《开宝》)。

陈修园曰:后世增入药品,余多置之而弗论,唯何首乌于久疟久痢多取用之。盖疟少阳之邪也,久而不愈,少阳之气惯为疟邪所侮。俯首不敢与争,任其出入往来,绝无忌惮,纵旧邪已退,而新邪复乘虚入之,则为疟;纵新邪未入,而营卫不调之气,自袭于少阳之界亦为疟。首乌妙在直入少阳之经,其气甚雄,雄则足以折疟邪之势;其味甚涩,涩则足以堵疟邪之路。邪若未净者,佐以柴、芩、桔、半;邪若已净者,佐以参、术、耆、归;一二剂效矣。设初疟而即用之,则闭门逐寇,其害有不可胜言矣。久痢亦用之者,以土气欠陷,常于少阳求其生发之气也,亦以首乌之味最苦而涩,苦以坚其肾,涩以固其脱。宜温者与姜、附同用;宜凉者与芩、连同用;亦捷法也。此外,如疽疮五痔之病,而取其蔓延则通经络。瘰疬之病,则取其入少阳之经。精滑泄崩崩漏之病,则取其涩以固脱。若谓首乌滋阴补肾,能乌须发,益气血,悦颜色,长筋骨,益精髓,延年,皆耳食之误也。凡物之能滋润者,必其脂液之多也;物之能补养者,必气味之和也。试问:涩滞如首乌,何以能滋补,苦劣如首乌,何以能补?今之医辈竟奉为补药上品者,盖惑于李时珍《本草纲目》不寒不燥,功居地黄之上之说也。余二十年来,目击受害者比比。以医为苍生之司命,不敢避好辩之名也。

第二节　何首乌基原

何首乌,别名首乌、铁秤砣、红内消、陈知白、山精、夜交藤根、血娃娃、小独根、赤首乌、药首乌、何相公。值得提及的是,何首乌有许多神奇的故事,使何首乌的基原和功效变得愈发神秘。如明代医圣李时珍在其巨著《本草纲目》中,将汉武时期的马肝石收入何首乌项下,称"汉武时,有马肝石能乌人发,故后人隐此名,亦曰马肝石"。可能因为何首乌坚硬如石,横切面似马肝的缘故,有待进一步考证。

2020版《中国药典》何首乌和首乌藤来源描述为"本品为蓼科植物何首乌 *Polygonum multiflorum* Thunb.干燥的块根和藤茎"。其块根入药,药材名何首乌(*Polygoni multiflori* Radix);炮制品名为制何首乌(*Polygoni multiflori* Radix Praeparata);木质化的藤茎入药,药材名首乌藤(*Polygoni multiflori* Caulis),别名(夜交藤、棋藤、紫乌藤、多花蓼、桃柳藤、九真藤)。《中国植物志》记载何首乌为蓼科(*Polygonaceae*)何首乌属(*Fallopia*)植物何首乌(*Fallopia multiflora* Thunb. Haraldson)。*Fallopia multiflora*(Thunb.)Harald. in Symb. Bot. Upsl. 22(2):77. 1978.——*Polygonum multiflorum* Thunb. Fl. Jap. 169. 1784; Forb. et Hemsl. in Journ. Linn. Soc. Bot. 26:342.1891; Stew. in Contr. Gray Herb. 88:96. 1930; Kung in Fl. Ill. N. Chine 5:57. Pl. 24. 1936;《秦岭植物志》1(2):156. 图 133. 1974.《湖北植物志》1:246. 图 336. 1976.——*P. hypoleucum* Ohwi in Acta Phytotax. Geobot. 7:130. 1938. ——*P. multiflorum* Thunb. var. hypoleucum(Ohwi)Liu et al. in Fl. Taiwan 2:274. 1976. syn. nov.——*P. multiflorum* Thunb. var. angulatum S. Y. Liu in Acta Bot. Yunnan. 13(4):390.

1991. syn. nov.——*Pleuropterus cordatus* Turcz. in Bull. Soc. Nat. Mosc. 21：587. 1848.其原变种为 *Fallopia multiflora* （Thunb.）Harald. var. multiflora[31]。

何首乌的混伪品有同属变种毛脉蓼[32][*Fallopia multiflora* （Thunb.）Harald. var. ciliinerve （Nakai） A. J. Li Transl. nov.]、夹竹桃科鹅绒藤属白首乌（*Cynanchum bungei* Decne. in A. DC.）、夹竹桃科鹅绒藤属牛皮消[33]（*Cynanchum auriculatum* Royle ex Wight)等。

第三节　何首乌的道地性

药材的道地性,主要与药材产地的历史性和质量有关。《辞海》对道地的定义是:道地,亦作"地道",真实、真正,多指产品。《牡丹亭·诇药》:"好道地药材"。所谓道,指古代行政区划设置。道地原本指各地特产,引申义为"货真价实、质优可靠"。道地药材即指一定的中药品种在特定的条件(如气候、环境)、独特的栽培和炮制技术等因素的综合作用下,所形成的产地适宜、品种优良、产量较高、炮制考究、疗效突出、带有地域性特点的药材。数千年来被无数的中医学临床实践所证实,是源于古代的一项辨别优质中药材质量的独具特色的综合标准。明清以来,道地药材便成为一个传统的中药标准。2017 年 7 月 1 日起施行的《中华人民共和国中医药法》对道地药材的定义:"指经过中医临床长期应用优选出来的,产在特定地域,与其他地区所产同种中药材相比,品质和疗效更好,且质量稳定,具有较高知名度的中药材。"

中医界历来视广东德庆何首乌为道地药材[34,35]。此外,明清以来记载方志中记载何首乌的产地还包括广东其他地区、四川、广西。湖北武当山道教医药中,将何首乌作为道教养生重要的方药[36,37]。

参考文献

[1] 汪劲武.说不尽的蓼科植物(下)[J].植物杂志,1996,(03):36-38.

[2] 安学冬,韦宇,连凤梅.何首乌的临床应用及其用量[J].长春中医药大学学报,2020,36(02):219-221.

[3] 吴全学.采药记实四则[J].中国药师,2003,(11):755-756.

[4] 胡嘉元,雷飞,底君,等.生发乌发经典中医方剂的现代临床应用[J].中医药导报,2016,22(06):110-112+7.

[5] 郭众众,王维峰.穴位埋线配合七宝美髯丹治疗脱发验案[J].中华针灸电子杂志,2018,7(03):114-115.

[6] (唐)李翱.何首乌传[M].李际期宛委山堂,1644.

[7] (明)李时珍.本草纲目[M].武汉:崇文书局,2015.

[8] 千年历史忆沧桑,长寿故事永流传!重庆长寿,一个神秘的不老城[EB/OL].

（2018 – 11 – 25）[2021 – 09 – 03]. https://baijiahao. baidu. com/s? id＝1617992443187680625.

[9] 何首乌的故事[EB/OL].（2013 – 11 – 28）[2021 – 09 – 03].https://www.docin. com/p-732380505.html.

[10] 刘佳，牛景梅，赵进红，等.泰山白首乌研究进展[J].广东化工，2019，46 (6)：119 – 120.

[11]（明）王佐修、慎旦.大岳太和山志卷十《上供仙品》[M].王佐，1556.

[12] 张聪.续嗣延年的七宝美髯丹[J].环球中医药，2008，(1)：42 – 43.

[13]（宋）寇宗奭.本草衍义[M].北京：北京图书馆出版社，2006.

[14]（宋）唐慎微，撰；（宋）曹孝忠，校；寇宗奭衍义.证类本草（文轩阁四库全书本）卷十一[M].上海：上海古籍出版社，1991.

[15]（元）李东恒.珍珠囊补遗药性赋[M].上海：上海科学技术出版社，1986.

[16]（明）李时珍.本草纲目（五十二卷）[M].太原：山西科学技术出版社，2014.

[17]（明）倪朱谟，撰；郑金生，甄雪燕，杨梅香，校点.本草汇言[M].北京：中医古籍出版社，2005.

[18]（明）陈嘉谟，撰；陆拯，赵法新，校点.本草蒙筌（卷一）[M].北京：中国中医药出版社，2013.

[19]（明）兰茂，撰；陆拯，包来发，陈明显，校点.滇南本草[M].北京：中国中医药出版社，2013.

[20]（明）朱橚.救荒本草（卷四）[M].北京：中国书店，2018.

[21]（明）缪希雍，撰；郑金生，校注.农本草经疏（三十卷）[M].北京：中医古籍出版社，2002.

[22]（清）汪昂.本草备要（卷一）[M].北京：人民卫生出版社，2017.

[23] 彭华.嘉靖与道教关系述论[J].江苏科技大学学报（社会科学版），2014，14 (03)：6 – 11＋37.

[24] 石衍丰.明世宗崇尚道教之特点[J].宗教学研究，1991，(第 C2 期)：19 – 25，9.

[25] 黄霞平.道教皇帝明世宗[J].世界宗教文化，2008，(02)：31 – 33.

[26]（清）张璐.本经逢原（卷二）[M].北京：中医古籍出版社，2017.

[27]（清）黄宫绣.本草求真（卷二）[M].北京：中国中医药出版社，2008.

[28]（清）杨时泰.《本草述钩元》释义[M].太原：山西科学技术出版社，2009.

[29]（清）严洁，施雯，洪炜同.得配本草（卷四/草部）[M].北京：人民卫生出版社，2007.

[30]（清）陈念祖.神农本草经读[M].北京：中国医药科技出版社，2011.

[31] 中国科学院中国植物志编委会.中国植物志（第 25 卷）[M].北京：科学出版社，1998.

［32］洪军.何首乌药材及常见伪品的真伪鉴别方法研究［J］.中国继续医学教育，2017，9(36)：114-116.

［33］印鑫，丁永芳，邵久针，等.白首乌的研究进展［J］.中草药，2019，50(04)：992-1000.

［34］姚焱，汪珍春，王小兰，等.广东道地中药何首乌的组织培养［J］.北方园艺，2010，(7)：175-177.

［35］胡世林.中国道地药材原色图说［M］.济南:山东科学技术出版社，1998.

［36］梁飞.明清时期部分地区道地药材的方志文献研究［D］.济南:山东中医药大学，2010.

［37］尚儒彪.道教医药坎卦秘方［J］.武当，2004，(1)：55-56.

（邵文涛）

第三章 何首乌的栽培、采收与炮制研究

第一节 何首乌的栽培

《中国植物志》何首乌植物形态描述:多年生草本。块根肥厚,长椭圆形黑褐色。茎缠绕,长 2～4m,多分枝,具纵棱,无毛,微粗糙,下部木质化。叶卵形或长卵形,长 3～7cm,宽 2～5cm,顶端渐尖,基部心形或近心形,两面粗糙,边缘全缘;叶柄长 1.5～3cm;托叶鞘膜质,偏斜,无毛,长 3～5mm。花序圆锥状,顶生或腋生,长 10～20cm,分枝开展,具细纵棱,沿棱密被小突起;苞片三角状卵形,具小突起,顶端尖,每苞片内具 2～4 朵小花;花梗细弱,长 2～3mm,下部具关节,果时延长;花被 5 深裂,白色或淡绿色,花被片椭圆形,大小不相等,外面 3 片较大背部具翅,果时增大,花被果时外形近圆形,直径 6～7mm;雄蕊 8,花丝下部较宽;花柱 3,极短,柱头头状。瘦果卵形,具 3 棱,长 2.5～3mm,黑褐色,有光泽,包于宿存花被内。花期 8～9 月份,果期 9～10 月份。野生何首乌主要分布于陕西南部、甘肃南部、华东、华中、华南、四川、云南及贵州等地区。生长在山谷灌丛、山坡、林下、沟边石隙,海拔 200～3000m 的自然环境中。

近年来,随着何首乌药用价值和保健功能被人们认可,何首乌全产业链的综合应用不断被发掘。野生何首乌的产量远远无法满足日益增长的市场需求,人工种植何首乌已成为当今何首乌市场的主流。如何提高人工种植何首乌的产量和质量是未来何首乌市场的重要工作。

一、何首乌的生长规律

何首乌性喜温暖、潮湿气候,耐阴,耐寒,畏涝,在土层深厚、疏松肥沃、排水良好、腐殖质丰富的砂质壤土的山坡、路边、山沟沟边、灌木丛等向阳或半荫蔽处长势良好,在中国南方及长江流域均能正常生长。春季播种或者扦插的何首乌,当年都能开花结实。4～6 月份幼苗生长旺盛期,其地上的茎藤迅速生长的同时,地下根也逐渐膨大成块根,一般 3～4 年生块根才能达到药用要求,采挖块根同期采收

茎藤。

二、人工栽培何首乌的现状

何首乌生药年需求量在 8 000～10 000 吨。野生何首乌受自然因素的影响生长缓慢、产量低,但野生资源分布很广,在贵州、四川、云南、广东、广西、湖南、湖北、陕西、河南、江西、安徽、浙江、江苏、甘肃、福建及山西等省都有分布。随着何首乌的市场需求日益增大,市场价格不断上涨,受利益的驱动,野生资源遭人为掠夺式采挖,日趋枯竭。为了满足市场的需求,何首乌人工栽培技术在近几年的探索中日趋成熟。在人工栽培条件下何首乌生长快、产量高,已逐渐成为市场的主流。明代时期广东德庆已有人工栽培探索。目前,湖北省利川、襄阳、咸丰,四川省米易,贵州省施秉,广东省德庆、新兴等地人工栽培已取得了成功,其他产区也有农业合作社探索种植。

三、何首乌适应的环境与土质

何首乌在气候温暖,阳光充足,土地湿润疏松肥沃、排水良好的半泥半沙土生长良好,反之,在土粘砂粗、坚硬的瘦岗地不宜种植。可选择坡度小于 15˚的林地、山坡、房前屋后零星地块或者五边地种植。种植前应在冬季深翻 30cm 以上,晒地,使其充分风化。整地前每亩施草木灰、土杂肥作基肥。

四、何首乌人工种植栽培方法

（一）何首乌的种子繁殖

1. 采种和贮藏

选择品种纯正、无病虫害、生长发育健壮的优良单株作为采种的母株。于每年10月份观察种子外表由白色变为褐色,内部变成黑色成熟时,及时采收,预防种子自然脱落,采集后迅速晒干,装入透气的麻袋或纱布袋(因刚刚干燥的种子含水量比较大,容易霉烂及感染病虫害,而失去萌发能力,所以切忌用塑料袋贮藏),置于通风干燥处贮藏。

2. 播种苗床的选择与整理

何首乌育苗对土壤选择较为严苛,苗床地以土层深厚、土质疏松肥沃、水源方便、能排能灌的地块为宜。确定地块后,头年在杂草开花之前就把杂草除净,以免第 2 年杂草与何首乌幼苗争夺养分和光照,这是育苗能否成功的关键。冬季先把苗床地深翻后,曝晒 15～20 天,可减少土壤中的病虫害。有条件的地方用树枝和杂草堆在苗床地上,放火烧一次(国家有禁止规定的除外),利用高温使杂草减少及病虫害减轻,并提高土壤肥力。然后进行整地,结合施基肥,要求每平方米施优质的农家肥 10kg 左右,施后翻挖一次,清除杂草根,整细抓平墒面,以平墒为宜,墒宽

1.5m,四周做成土埂,埂宽 30cm,有利于保水保肥。

3. 播种

何首乌最佳播种节令以 3 月份"惊蛰"为宜。过早,温度低,不能满足种子发芽需要的温度,不但不会出苗,反而还会烂种。过迟,虽然播种后出苗快,但是最佳生长时期短,对幼苗生长不利。何首乌因种子细小,应以撒播为宜。播种量为 4～6g/m²,播种前先用工具把平好的墒面表土轻轻拍平,避免土壤空隙过大,种子入土过深而出不了苗。同时还必须选择在早晨或傍晚无风时拌细土或草木灰撒播,播种后用筛细的泥土及少量农家肥撒盖在墒面上,厚度以 1～2mm 为宜,再撒盖一层青松毛或类似覆盖物,松毛的密度以肉眼能看见 1/5 的土壤面积为宜。

4. 播种后苗床地管理

(1)浇透水。何首乌种子细小,浇水时一定要用喷壶喷浇多次,不能用水直接冲灌浇。此后,晴天时每天上午 10 点以前或下午 5 点以后,轻浇水一次,以避免高温时间水被快速蒸发;20～25 天出苗后,2～3 天浇水一次。

(2)除草。播种以后杂草会先于何首乌出苗,应及时除草并酌情浇水。以后每隔 10 天左右除草一次。

(3)追肥。幼苗出土 60 天后,可用 100kg 水加 0.2～0.3kg 复合肥或尿素喷施,浓度要低,次数要多,每隔 10～15 天喷施一次。幼苗中后期可用 0.5%～1% 浓度复合肥或尿素喷施,或用 50kg 清水加粪水 5～8kg 浇施。

(4)间苗。为培育壮苗,须把过密、弱小的苗间掉。第一次间苗在幼苗出土后30 天左右进行;第二次间苗在幼苗出土后 50 天左右进行;第三次间苗叫控苗,基本做到间隔 3～4cm 留一株。间苗宜早不宜迟,否则会造成幼苗徒长。每次间苗后应适当浇水。

(5)防治病虫害。苗床地的虫害主要是地老虎(鳞翅目夜蛾科,又名土蚕、切根虫等),可人工捕杀,或用 1:2 000 倍的溴氰菊酯喷雾进行防治。病害主要是白粉病,发病前用 1:1:200 倍的波尔多液(bordeaux mixture)喷施预防,发病时可用 25% 的多菌灵(carbendazim)稀释 500～800 倍喷施。

有性繁殖种子容易萌发,发芽率在 60%～70%,第 2 年才能开花结实,根部第2 年才能逐渐膨大成块根。因生长期较长,生产上比较少采用。

(二)何首乌的扦插繁殖

1. 藤茎扦插法

(1)藤茎扦插季节:分春季和秋季两个季节扦插育苗,春季育苗在"大寒"至"惊蛰"之间,秋季育苗可在 8～10 月份进行,但因夏秋气候炎热,阳光猛烈,种植后如无适当的荫蔽,成活率较低。

(2)选种及扦插准备:选种是产量高低的关键环节,选种时选优良、健壮青紫色的壮藤作采集母株,过老及过嫩的藤不宜作种,剔除病株和弱株。用镰刀将藤架上各种相连的嫩枝部分割断,剔掉嫩枝及细小的分枝,留下木质化和半木质化的一年生茎藤,从茎藤地上 5cm 处割断,小心地拆解缠绕的架子,用不锈钢剪刀剪取扦插条,扦插条长 15～20cm,每棵留 2～3 个节,上切口平滑,距上节芽头 3～4cm,下切口斜面平滑,距下节芽头向下 2cm。每 100 棵按上下头顺序整理捆扎成把,芽头朝上,下端要求平齐。

(3)扦插:选地势平坦、水源方便的熟土,或塑料大棚作种苗繁殖圃,整地翻土,耕细耙平地块,耕深 30cm,剔除杂物,撒施腐熟厩肥作基肥,翻挖整细。然后起宽 1.2m 左右的垄,垄沟深宽 10cm×30cm,用 50% 多菌灵稀释 750 倍喷施垄面,给苗床消毒,晾 5 天后准备扦插。扦插时,先将剪好的插条下头用生根剂作浸根处理,具体使用浓度及浸根时间参照说明书,注意不能用铁、铜器皿盛装生根剂溶液。浸根后的种藤扦插前用 750 倍 50% 可湿性多菌灵溶液浸没消毒 5 秒左右,沥干备用;扦插前在整好的垄面上,开横沟,沟距 8cm,沟深 8cm。浸根处理好的扦插条丫头朝上,下端 45° 斜靠沟壁,按株距 3cm 摆放,回土填平,埋 2 个节入土,露出 1 个节在地面上,并用小锄头锤紧压实,扦插完毕后,植株周围盖一层薄碎稻草,用水浇透苗床,2 天淋水一次,保持苗床湿润,但不可过湿,过湿藤易腐烂死亡。注意处理的茎段都必须在当天扦插完成。

(4)育苗期管理:露地育苗,应盖小拱膜。大棚育苗也应注意保持棚内苗床的湿度和温度,保持膜内温度 18～27℃,高于 30℃ 时,揭膜通风降温,持续高温时搭遮阳网遮荫。一般 10～15 天便可长出新芽,新芽长叶后,控制水分,视土壤墒情每 5～10 天浇喷水一次;扦插后见草即人工除草,禁止用化学除草剂,除草时注意防止松动扦插条根部,以免影响扦插条生长,除草后及时浇喷一次水。当扦插条嫩枝长至 20cm 左右时,剪去顶尖,揭开拱膜通风炼苗,并每隔 7 天用 0.2% 磷酸二氢钾溶液和 0.5% 尿素溶液喷雾器喷施追肥,最好使苗高保持在 20cm 左右,扦插 1 个月左右可生根,并可以择期移栽。扦插苗生根快,成活率高,发芽的幼藤迅速生长,地下根也逐渐膨大成块根,并且当年都能开花结实,因而生产上以这种方法繁殖较多。

另外,采取藤茎扦插法选种时,假如种藤过嫩,往往会出现大量死亡,造成严重缺苗,可采用挖侧芽(要带根)的方法补苗,成活率较高。

2. 座头法

在 8～9 月或 2～3 月采挖何首乌块根时,将大根块收获,中小型块根不挖,连芦头一起埋种,块根的茎基部留芦头也可以种植,剪去老藤,盖草淋水,加强管理,翌年仍可丰收。在广东德庆县何首乌产区,药农习惯在收获前选取植株基部萌发的粗壮新芽做种苗,除去叶子,剪成长 20～25cm 的插条,直接定植于大田中。不管采用哪种座头法栽种植,都要保持株行距 10cm×20cm,种后必须浇定根水 1 次,出苗后正常管理。

(三) 大田移栽

1. 大田移栽准备

春季移栽时,在上一年冬天,捡尽大田中的杂物,翻挖整细耙平,移栽前再精耕一次;秋季移栽,在栽前半个月翻挖整细耙平大田,移栽时再精耕耙整平一次后,用50%可湿性多菌灵750倍稀释液喷施和50%辛硫磷乳油200ml拌25kg细土撒施于土壤中消毒,5天后起垄供移栽。最适宜的移植时间在每年5~6月份"夏至"前后。这个季节气候不冷不热,雨水充沛,植后成活率高。

2. 大田移栽的密度

何首乌因地上茎藤蔓长达数米,植株生长旺盛,只有合理密植才能充分发挥土壤、光、热、水、气的作用,达到优质高产的目的。移植幼苗时出圃苗要求(苗高20~30cm,根系发达,无病虫危害),选雨后晴天或阴天起苗,起苗移栽前一天,用水浇透苗床。起苗时,用小锄头顺沟小心挖起幼苗,尽可能带土。起苗后当天移栽不完或待运输的幼苗,集中保存于通风、荫凉处,并浇水保湿,防止萎蔫。运输时,将根系朝下,竖放置于装苗筐中,勿挤压,并注意保湿。移栽前在垄面上按30cm×30cm的株行距成"品"字形挖坑,栽两排何首乌苗。亩用种苗5 000株左右,每窝定植1株。移栽当天浇定根水,并及时疏通排水沟。

3. 移栽后的田间管理

(1)架棚引藤:何首乌是攀缘藤本植物,地上部分生长旺盛,移栽后40天左右,移植苗成活并长至30cm高时,要架棚引藤,使藤茎向上伸长,以增加植株光合作用面积,提高通风、透光度性,便于集中养分。架棚时在每行2棵何首乌苗之间插一长2m,粗1.5~3cm较直的竹竿,竹竿下端削尖插牢,上端相邻两根竹竿连接起来搭成"人"字形用绳子捆住,或将相邻3棵竹竿上端用绳子捆住呈"锥"形的架棚。待植株长到40cm左右时人工引藤上棚,上棚前要及时剪去多余侧苗,其他刚发出的嫩幼的脚芽可用泥盖住,保证新壮苗1~2条主蔓上棚,人工引藤上棚操作时注意向右旋转,不要向左旋转,易滑落时用细绳子轻轻将茎藤固定在棚架上。

(2)补苗浇水:移栽苗成活后,检查大田中缺窝和死苗情况,及时补苗,并及时浇足定根水。其他移栽苗视土壤墒情及时浇水,当天气连续干旱,特别是打顶修枝后,遇干旱天气,要浇足水。夏天或温度过高时,在上午10点以前和下午4点以后浇水,以免高温灼伤叶片,影响植株生长。如遇下雨天气,应注意检查排水沟是否疏通,多雨季节,垄沟加深,及时排水。做到遇涝排水,遇旱灌溉。

(3)打顶疏花:藤蔓上棚架长至2m高时,要打顶尖摘芽,促进分枝,同时抹去茎藤下部30cm以下的叶片,以利通风、透光。当侧枝生长过于旺盛过密时,适当剪除侧枝,防止徒长,以免消耗养分,影响块根生长。花序长出除预留采种地外,其余的花序在现花蕾时,用枝剪连花柄一起剪下,利于集中养分,促进植株和地下块根的生长发育。

(4)中耕除草:移栽后初期每隔1个月除草一次,8~9月结合追肥除草一次,11月至次年3月只除一次。除草结合中耕,用宽15cm左右的锄头锄草,移栽后半年内浅锄,植株周边的杂草,用手拔除再及时清除杂草。每年12月份,于株旁根际周围培土越冬。

(5)追肥：移栽后初期 7 月份以前，一般不施肥，以防止施肥过多，藤蔓过度徒长。在中期(7～8 月)如苗太弱，可追施 15%粪肥催苗，但若苗藤青绿旺盛仍不应施肥，随时除草。后期(9～10 月)开始开花，其根块开始生长，这时应重施磷钾肥。以后视生长情况可每隔 15～20 天施一次粪肥或化肥，使苗藤旺盛，根块快速膨大。一年生何首乌，在返青后，每亩施尿素 10kg，在 8～9 月开花前结合中耕除草追施一次有机复合肥，用量为 100kg/亩；二年生何首乌在第 2 年 2～3 月发芽长叶前和 8～9 月开花前结合中耕除草，各追施一次有机复合肥，用量每亩 100kg，以后每隔 15 天追肥 1 次，施肥浓度可逐次提高。整个种植期，前期以氮肥为主，后期适当施磷肥、钾肥，促进块根生长。开花后追施 2%的盐水和石灰，有助于提高产量。施肥方法在垄面两侧距植株 10cm 处开沟，将肥料施入沟中，回土覆盖恢复垄面，或者在两株何首乌之间挖穴，将肥料施入穴中，盖土。

(四)防治病虫害

1. 锈病

锈病主要危害叶片，每年 2 月下旬开始发病，一般气温在 14～28℃，相对湿度在 70%～80%，持续 5 天以上时病害迅速蔓延，发病率最高可达 50%。以 3～5 月和 7～8 月最为严重，发病时可使叶片破裂、穿孔、脱落，尤以老叶受害最重。防治方法：清除病叶、病株和地上残叶，用 0.2～0.3 波美度石硫合剂喷雾，每 7～10 天喷药 1 次，连续 2～3 次；或者用 75%的百菌清(四氯间苯二甲腈、2,4,5,6-四氯-1,3-苯二腈，chlorothalonil)1 000 倍液或 75%的甲基硫菌灵(thiophanate-methyl)800～1 000 倍液喷洒，每 7～10 天 1 次，连续 2 次。

2. 褐斑病

褐斑病多于夏季发生，危害叶片。防治方法：保持田间通风、透光，剪除病叶，发病初期用 1∶1∶120 波尔多液喷洒，连续数次，可控制病害发展；或者用 50%代森铵 800 倍液进行喷洒。

3. 根腐病

根腐病夏季发生较多，染病病株根部腐烂，地上部枯萎死亡。防治方法：注意排除积水，发病初期用 50%托布津(thiophanate-ethyl)800 倍液喷洒，或用 50%多菌灵可湿性粉剂 1 000 倍液灌浇根部。

4. 蚜虫

蚜虫成虫及幼(若)虫吸食茎叶汁液，严重时可造成茎叶发病，影响植株生长，降低产量。防治方法：冬季清园，将枯藤落叶集中销毁，发生期用 50%杀螟松(sumithion)1 000～2 000 倍稀释液喷洒，每 7～10 天 1 次，连续 2～3 次。

5. 地老虎、蝼蛄

地老虎、蝼蛄以幼(若)虫为害根部，造成地上部生长不良或枯萎死亡。发生时可用 75%锌硫磷与炒香的麦麸、谷糠等配制成毒饵或毒土，在傍晚撒于畦面诱杀。

(五)培土越冬

南方何首乌产区于 12 月底在植株茎基部培土，促进翌年多生茎蔓，增加繁殖，

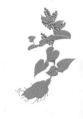

以及促进块根生长；北方何首乌产区在入冬前培土，以利越冬。

第二节　何首乌和首乌藤的采收

一、何首乌和首乌藤的采收标准

（一）性状要求

1. 何首乌性状要求

何首乌呈团块状或不规则纺锤形，长 6～15cm，直径 4～12cm。表面红棕色或红褐色，皱缩不平，有浅沟，并有横长皮孔样突起和细根痕。体重，质坚实，不易折断，断面浅黄棕色或浅红棕色，显粉性，皮部有 4～11 个类圆形异型维管束环列，形成云锦状花纹，中央木部较大，有的呈木心。气微，味微苦而甘涩[1]。

2. 首乌藤性状要求

首乌藤呈长圆柱形，稍扭曲，具分枝，长短不一，直径 4～7mm。表面紫红色至紫褐色，粗糙，具扭曲的纵皱纹。节部略膨大，有侧枝痕。外皮菲薄，可剥离。质脆，易折断，断面皮部紫红色，木部黄白色或淡棕色，导管孔明显，髓部疏松，类白色。无臭，味微苦涩。

（二）品质要求

1. 何首乌品质要求

何首乌质量以体重、质坚实、粉性足者为佳。以干燥品计算，要求含二苯乙烯苷等（2,3,5,4'-tetrahydroxy stilbene-2-O-β-D-glucoside，TSHG）不得少于1.0%。含结合蒽醌以大黄素（emodin）和大黄素甲醚（physcion）的总量计，不得少于0.10%。

2. 首乌藤品质要求

首乌藤质量以粗细均匀、表皮紫红色为佳，以干燥品计算含二苯乙烯苷不得少于 0.20%，乙醇浸出物不得少于 12%。

二、何首乌和首乌藤的采收期

当年 3～6 月种植的何首乌，第 2 年 2～5 月便可达到采收标准收获。如延迟到第 3 年采收，产量可成倍提高。按照有效成分的总含量最大化的采收原则，春季种植的何首乌第 3 年秋季采收是最佳的采收期。首乌藤同步采收。

三、何首乌及首乌藤的采收方法

（一）首乌藤的采收

种植 3 年后的何首乌于 10～12 月，地面茎叶枯萎后选晴天采收，准备采收工具镰刀、锄头和筐,采收时先拆除藤架,用镰刀割去上部未木质化的枝条和细小侧枝,留二年生木质化直径粗 4～10mm 的枝条,从地上 5cm 处割断茎藤,把茎藤从竹架上解开,取出竹竿,然后用镰刀削去叶、柄和不合格的部分(直径达不到 4～10mm),剪成约 75cm 的段,拍抖去泥土、泥沙,捆成小把,分批号运入加工场地待加工,注意不要直接与地面接触。

(二)何首乌的采收

收完首乌藤移除藤架及杂物,以顺根际较远的地方开始采挖;采挖时,注意不损伤块根,完整挖出何首乌块根后,抖去泥土,去掉根蒂和根须,按大小初分级分档,分别装筐,运回中转库临时存放待加工。

四、何首乌及首乌藤的产地初加工

"三分种,七分收"是中药材产地初加工简单又质朴的道理。中药材采收后,绝大多数尚呈鲜品状态,除了生姜、鲜芦根、鲜地黄及石斛等少数种类可供鲜药用外,为防止霉烂变质,及便于分级、包装、贮藏、调运,大多需进行产地初加工成干品。鲜药材内部含水量高,如不及时加工处理,很容易霉烂变质,其有效成分也会随之分解减少,严重影响药材质量和疗效。适时采收中药材并对其进行初加工,避免"二次浸润切制"造成成分流失,是药材保证质量的关键。另外,药材经产地初加工后,剔除非药用和劣质部分,不仅保证了药材质量,还可防止霉烂腐败,便于贮藏和运输。在初加工时,按用药需要进行分级和其他技术处理,有利于药材的进一步加工炮制和充分发挥其药用功效,是保障中药材质量的重要环节。在 2020 版《中国药典》中收载有 68 个可以趁鲜加工的中药材中,其中切块药材共 3 个品种(何首乌、茯苓、商陆);切段药材共 18 个品种(首乌藤、大血藤、小通草、钩藤及益母草等)。

(一)首乌藤的产地加工

将首乌藤摊晾于干净的竹席上,阴干或晒干。待其水分干至 10%～15% 时,对其进行拣选,剔除杂质、虫蛀、霉烂与变质部分首乌藤,整理打包,装捆好,即可。

(二)何首乌的产地加工

将收获分档的何首乌,去须根,以清水洗净杂质,再次分档,分别横切成 1.0～1.2cm 厚的片,注意切片刀片宜用不锈刀片,切好片后,按级分别装筛,注明批次级别,送入烘烤工序。烘烤温度控制约 45℃,减重约 50%,取出室温放置发汗 3～4 天,再在 50℃ 烤箱中烘干至含水量 10%～13%,即得生何首乌片。

第三节　何首乌的炮制

"何首乌"一名,最早见于唐代李翱《何首乌录》(参见第二章)。《本草纲目》草部第十八卷《何首乌集解》中详细记载了李翱著何首乌传说的全文。虽然此为一则寓言故事,但从此处可以考证到"何首乌"名称的来由,加之寓言的传奇色彩,更为何首乌在本草文献之间的传承与后世的炮制加工及临床应用埋下伏笔。何首乌为历代中医临床常用药材,可生熟两用,其炮制方法散见记载于历代医方著作与本草书籍之中,明确记载的有净制、切制、黑豆汁制、酒制、醋制、九蒸九曝、水煮、泔制、麸炒、火炮、药汁制、黑豆蒸及乳制等不同的炮制方法。目前,国内对何首乌炮制研究较多,主流炮制方法仍为清蒸、黑豆汁蒸或炖。

一、制何首乌的国家标准

(一)国家标准制何首乌炮制方法

《中国药典》(2020版)制何首乌项下规定的炮制方法参照其"0213炮制通则(简称:通则0213)"进行。即:取何首乌片或块,照炖法(通则0213)用黑豆汁拌匀,置非铁质的适宜容器内,炖至汁液吸尽;或照蒸法(通则0213),清蒸或用黑豆汁拌匀后蒸,蒸至内外均呈棕褐色,或晒至半干,切片,干燥。

(二)辅料用量及制法

每100 kg何首乌片(块),用黑豆10 kg。取黑豆,加水适量,煮约4 h,熬汁约15 kg,豆渣再加水煮约3 h,熬汁约10 kg,合并得黑豆汁约25 kg。

(三)炮制通则

1. 炖炙

取待炮炙品按各品种炮制项下的规定,加入液体辅料,置适宜的容器内,密闭,隔水或用蒸汽加热炖透,或炖至辅料完全被吸尽时,放凉,取出,晾至六成干,切片,干燥。

2. 蒸炙

取待炮炙品,大小分档,按各品种炮制项下的规定,加清水或液体辅料拌匀、润透,置适宜的蒸制容器内,用蒸汽加热至规定程度,取出,稍晾,拌回蒸液,再晾至六成干,切片或切段,干燥。

(四)制何首乌质量要求

制何首乌呈不规则皱缩状的块片,厚约1cm,表面黑褐色或棕褐色,凹凸不平。质坚硬,断面角质样,有光泽,隐约可见异常维管束,棕褐色或黑色。气微,味微甘而苦涩。含乙醇浸出物不得少于5%;以干燥品计算含二苯乙烯苷类不得少于0.70%;以干燥品计算含游离蒽醌以大黄素和大黄素甲醚的总量计,不得少于0.10%。

二、历代医药书籍中记载的何首乌炮制方法

作为一味历史悠久的滋补肝肾药,何首乌在历代多种本草中何首乌炮制方法很多,有些炮制方法有一定的科学道理,如很多本草提及以竹刀或苦竹刀刮去皮或黑皮再切片,还有以铜刀切片,明显有忌用铁器的要求,与现行《中国药典》要求用

非铁质器具一致,古代重要文献中关于炮制何首乌的记载[2]如表3-1所示。

表3-1 历代医药书籍中何首乌炮制方法的记载

年代及出处	制法原文
唐代《仙授理伤续断秘方》	黑豆……同蒸熟;用黑豆酒煮七次;醋煮;水煮熟
宋代《太平圣惠方》	捣罗为末,白米泔浸七日,夏月逐日换水,用竹刀子刮令碎,九蒸九曝
宋代《苏沈良方》	切厚半寸;水浸一日切厚半寸,黑豆水拌匀令湿,何首乌重重相间蒸豆烂,去豆,阴干
宋代《重修政和经史证类备用本草》	采时趁湿以布拭去土;以苦竹刀切,米泔浸经宿干,木杵臼捣之,忌铁
宋代《圣济总录》	洗净,以竹刀刮去黑皮;米泔浸透去黑皮,麸炒干;泔浸一宿煮过切焙;去黑皮酒炒;炮去黑皮,炒去黑皮
宋代《类编朱氏集验方》	剉,用生何首乌汁同泡了,甘草……浸两宿,焙,再浸焙;药汁制
金代《儒门事亲》	切作片子;二斤,米泔水浸软,竹刀子刮去皮,切作片子,用瓦甑蒸,先铺黑豆三升,干枣二升上放何首乌,上更铺枣二升,黑豆三升,用炊单复著上,用盆合定,候豆枣香熟,取出不用枣豆
元代《活幼心书》	去粗皮
明代《普济方》	用竹刀刮去黑皮及两面浮沫;竹刀切作薄片;令净以好酒同浸两宿取出净洗
明代《奇效良方》	水三碗,黑豆半碗煮熟去豆;砂锅内煮去黑皮
明代《医学入门》	去皮,黑豆拌,九蒸九晒、忌铁器
明代《本草纲目》	去皮铜刀切薄片;用何首乌……竹刀刮去粗皮,米泔浸一夜切片,用黑豆三斗,每次用三升三合三勺,以水泡过,砂锅内铺豆一层,首乌一层,重重铺尽蒸之,豆熟取出去豆,将何首乌晒干,再以豆蒸,如此九蒸九晒乃用
明代《仁术便览》卷四:炮制药法	酒浸软,切大片,黑豆一层,何首乌一层,蒸晒各七遍听用,忌铁器
明代《鲁府禁方》	竹刀刮去粗皮切片;打碎,面包蒸一炷香,去皮;米泔水浸三宿,竹刀刮去粗皮,切片,黑豆五升同首乌滚水浸一时,蒸熟去豆
明代《寿世保元》卷一:药性歌400味	捶碎如枣核大,去皮,黑豆拌,九蒸九晒、忌铁器;黑豆拌、蒸一次,牛膝拌、蒸一次;乌豆同牛膝蒸制如常法,最后用人乳浸晒三十次

年代及出处	制法原文
明代《景岳全书》	何首乌(赤、白,各一斤),川牛膝(半斤),将何首乌先用米泔水浸一日,以竹刀刮去粗皮,切作大片,用黑豆铺甑中一层,却铺何首乌一层,再铺豆一层,却铺牛膝一层,又豆一层重重相间,面上铺豆盖上,蒸以豆熟为度取起晒干,次日如前换豆再蒸,如此七次,去豆用
清代《成方切用》	人乳、牛乳拌蒸
清代《本草纲目拾遗》	酒煮
清代《类证治裁》	乳浸晒
清代《本草便读》	豆制酒蒸

历史文献中多次提到何首乌九蒸九晒的炮制方法,如《太平圣惠方》"何首乌散方中何首乌需九蒸九曝",《图经本草》谓"九蒸九曝,乃可服",《本草纲目》描述为:"竹刀刮去粗皮,米泔浸一夜,切片,用黑豆三斗,每次用三升合三勺,以水泡过,砂锅内铺豆一层,首乌一层,重重铺尽,蒸之,豆熟,取出去豆,将何首乌晒干,再以豆蒸,如此九蒸九晒,乃用"[3]等。现代炮制研究结果发现,何首乌在蒸制过程中,其所含游离蒽醌的质量分数出现先降低后升高,而结合蒽醌苷则出现先升高后降低的趋势,大黄素在九蒸九晒炮制品中含量最低,这与其在加热过程中结合态转化为游离态有关系,也是生首乌可致泻而制首乌无此不良反应的主要原因[4];THSG苷类成分出现先升高后降低的变化趋势,这是长时间受热破坏所导致;醇浸出物、多糖等随水蒸气流入锅底蒸制流出液汁中,含量也降低,提示何首乌的炮制并非越久越好,炮制太过会使有效成分流失过多,降低其临床疗效,古法制何首乌的科学性还有待从药效学、药理学、毒理学进行深入研究。

三、各地炮制规范中制何首乌的炮制要求

在各地地方标准中何首乌的炮制多数与药典一致,有的地方净制时要求分档,浸润后切方丁块或中片,也有个别地方要求趁鲜炮制。对炮炙用具大部分有非铁质容器要求。辅料大多用到黑豆汁,个别地方辅料中有用黄酒、白酒、炼蜜或蜂蜜等。黑豆汁的制法大多用标准制法:"每 100 kg 净生何首乌片(块),用黑豆 10 kg。黑豆汁制法:取黑豆 10 kg,加水适量,煮约 4 h,熬汁约 15 kg,豆渣再加水煮约 3 h,熬汁约 10 kg,合并得黑豆汁约 25 kg。"具体各地方标准中制何首乌具体方法[5]如表 3-2 所示。

表 3-2 部分省市制何首乌的炮制方法

省份	制何首乌炮制方法	辅料用量、黑豆汁制法
安徽	①取净何首乌片,置非铁质容器内,加黑豆及适量水同煮 3～4 h,闷一夜,至外表黑色、内部褐色时,取出,去豆渣,晒至半干,将余液拌入,润透,切厚片,干燥。②取净何首乌片,用黑豆汁拌匀,待汁吸尽后,置非铁质容器内,蒸至内外均呈棕褐色时,取出,干燥	黑豆汁标准制法
广西	①取生何首乌,用黑豆汁拌匀,置非铁质的容器内,密闭,隔水加热或用蒸汽加热,炖或蒸至汁液吸尽并显棕红色取出,干燥。②取生何首乌,除去杂质,洗净,稍浸,润透,与黑豆同置锅内,加水煮 12 h(可适量添水),煮至何首乌熟透吸尽水分,取出,晾干外皮,切中片,干燥	①何首乌∶黑豆 (20∶1);②黑豆汁标准制法
甘肃	①取净何首乌,置非铁质的适宜容器内,加黑豆汁和黄酒,拌匀,润透,置蒸笼内蒸 4～8 h 至呈棕褐色时,出锅,晒干。②取净何首乌,用黑豆汁拌匀,置非铁质的适宜容器内,炖至汁液吸尽;或用黑豆汁拌匀后蒸,蒸至内外均呈棕褐色时,出锅,干燥	①何首乌∶黑豆∶黄酒 (10∶1∶2);②黑豆汁标准制法
上海	将原药除去残茎等杂质,分档,浸洗,润透,置蒸具内,蒸至内外都呈黑褐色,取出,晒或晾至外干内润,切厚片;或将生何首乌润透,置蒸具内,蒸至内外都呈黑褐色,取出,晒或晾至外干内润,将蒸时所得之汁水拌入,使之吸尽,干燥,筛去灰屑	无
河南	取何首乌片或块,照炖法(炮制通则)用黑豆汁拌匀,置非铁质的适宜容器内,炖至汁液吸尽;或照蒸法(炮制通则),清蒸或用黑豆汁拌匀后蒸,蒸至内外均呈棕褐色	①何首乌∶黑豆∶黄酒 (100∶10∶24);②黑豆汁标准制法
四川、重庆	取何首乌片或块,照炖法用黑豆汁拌匀,置非铁质的适宜容器内,炖至汁液吸尽;或照蒸法,清蒸或用黑豆汁拌匀后蒸,蒸至内外均呈棕褐色,或晒至半干,切片,干燥。注:蒸制中,甑脚水不宜弃去,应拌入药内,吸尽,干燥	黑豆汁标准制法
贵州	取净生何首乌片或块,用黑豆汁拌匀,置非铁质的适宜容器内,炖至汁液吸尽;或照蒸制法(附录一炮制通则)清蒸或用黑豆汁拌匀后蒸,蒸至内外均呈棕褐色,晒至半干,切片,干燥	黑豆汁标准制法

省份	制何首乌炮制方法	辅料用量、黑豆汁制法
陕西	①取何首乌块,用黑豆汁拌匀,置非铁质蒸罐内,蒸至汁液被吸尽,取出,干燥。②取饮片何首乌,照炖法用黑豆汁拌匀,置非铁质的适宜容器内,炖至汁液吸尽;或照蒸法清蒸或用黑豆汁拌匀后蒸至内外均呈棕褐色。或取药材何首乌,除去杂质,同法处理,晒至半干,切片,干燥	黑豆汁标准制法
江苏	取何首乌片或块,用黑豆汁拌匀,置非铁质的适宜容器内,炖至汁液吸尽;或照蒸法,清蒸或用黑豆汁拌匀后蒸,蒸至内外均呈棕褐色,晒至半干,切片,干燥	黑豆汁标准制法
湖南	取净何首乌方丁块,用黑豆汁拌匀,润湿。置非铁质容器内,密闭,炖至汁液被吸尽,药物呈棕褐色时,取出,干燥	黑豆汁标准制法
宁夏	取净何首乌片或块,用黑豆汁拌匀,闷透,至黑豆汁吸尽,再置笼中蒸透至黑褐色时,取出,干燥;或将用黑豆汁拌匀的何首乌片成块,置非铁质的适宜容器中,密闭,隔水加热或用蒸汽加热,炖至汁液被吸尽时,取出,干燥	①何首乌:黑豆(100:15);②黑豆汁制法同标准制法,但每合并两次煎汁共40 kg
山西	取净何首乌片或块,用黑豆汁拌匀,置非铁质的适宜容器内,密闭,隔水加热,炖至汁液被吸尽;或用黑豆汁拌匀,置蒸笼或水甑内,蒸至棕褐色时,取出,干燥	无
辽宁	取何首乌片 100 kg,加黑豆汁拌匀,置非铁质容器内,密闭,蒸至棕褐色,取出,干燥	黑豆汁标准制法
云南	①取生何首乌片,拣净杂质,放入水中浸泡半小时,捞出,将黑豆汁和何首乌片放入锅内用武火共煮 4~6 h。煮至汁液吸尽,再加炼蜜 2.5 kg 拌匀收锅,至黑褐色,取出晒或烘干即可。②取生何首乌片,拣净杂质。将豆汁倾入何首乌片内浸吸至豆汁吸干,再放入甑内用武火蒸 30~40 h,蒸至内外黑色,取出,用白酒 7.5 kg,蜂蜜 2.5 kg 与酒调匀,拌吸透,晒或烘干即可	①辅料用量:何首乌:黑豆(7.5:50~10:50);②黑豆汁制法:黑豆洗净,锅武火煮 2 次,每次煮 1~2 h,滤净豆渣,共取黑豆汁 20~25 kg
浙江	取何首乌,与黑豆汁拌匀,置非铁质的适宜容器内,隔水炖至汁液被吸尽;或清蒸或用黑豆汁拌匀后蒸 6 h,焖过夜至 48 h,至内外均呈棕褐色时,取出,干燥	黑豆汁标准制法
北京	取何首乌片或块,置非铁质的适宜容器内,加黑豆汁和黄酒拌匀,闷润 4~8 h,装入蒸罐内,加水适量,密封,蒸 18~24 h,中间倒罐 1 次,至汁液被吸尽,内外均呈棕褐色至黑褐色时,取出,干燥	①何首乌片(块):黄酒(4:1);②黑豆汁标准制法

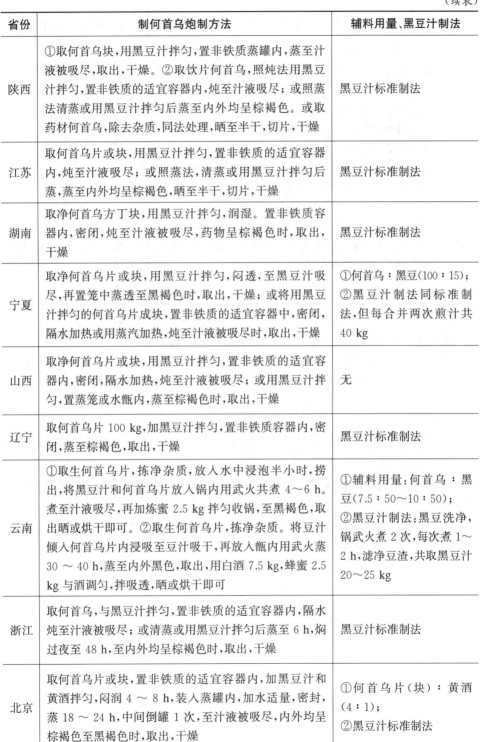

（续表）

省份	制何首乌炮制方法	辅料用量、黑豆汁制法
江西	①取何首乌片或块,用黑豆汁拌匀,置非铁质的适宜容器内,炖至汁液吸尽;或用黑豆汁拌匀后蒸,蒸至内外均呈棕褐色,或干燥至半干,切片,干燥。②取净何首乌片,浸透,加黑豆,放入炆药罐内,加入温水,上盖,移至围灶内,罐四周放置木炭和干糠,点燃后炆 1～2 d,至糠尽灰冷或药透汁干,取出,干燥,筛去黑豆渣;再用黄酒拌匀,待吸尽后,蒸 4～6 h,停火密闭 1 夜,取出,干燥	①何首乌:木炭:干糠:黑豆:黄酒(20:1:16:5:4); ②黑豆汁标准制法
吉林	除去杂质,洗净泥土,用水浸泡至七成透时,捞出;放入置有黑豆汁的锅中,用文火煮,不断翻动,汁尽时,取出。微晾,润透,切 3 mm 片,晒干	①何首乌:黑豆(100:10); ②黑豆汁制法同标准制法,但合并两次煎汁共 40 kg

古人云:何首乌"生用则流利,制用则固补",生动地讲解了何首乌炮制的作用。何首乌作为一个成分复杂的体系,古今炮制方法孰优孰劣,各种制法的制何首乌是否等效,需要从不同的药效作用和毒理学方面进行深入细致综合研究。

参考文献

[1] 国家药典委员会.中华人民共和国药典:一部[M].北京:中国医药科技出版社,2020:184.

[2] 杨磊,张志国,周逸群,等.何首乌历代炮制方法考证[J].中华中医药学刊,2020,38(9):25-29.

[3] 李时珍.本草纲目(影印版)[M].北京:人民卫生出版社,1957:1288.

[4] 汪颖舒,朱广灏,王冰,等.古法黑豆蒸晒与药典黑豆汁连续蒸对何首乌中 12 个成分含量的影响[J].中草药,2020,51(19):4972-4982.

[5] 王孝涛,曹晖,付静.全国中药炮制经验与规范集成(增修版)[M].北京:北京科学技术出版社,2017:195-201.

（张晓燕）

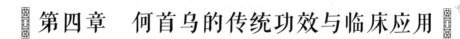

第四章　何首乌的传统功效与临床应用

何首乌的药用部位包括根和藤茎。根在临床应用中分为生何首乌[《中国药典》(2020 版)名何首乌]和制何首乌[《中国药典》(2020 版)]，其藤茎又称夜交藤[《中国药典》(2020 版)名首乌藤(别名:夜交藤)]。本章分别论述之。

第一节　何首乌

自唐代李翱的《何首乌录》问世以来，唐宋以后部分本草著作中可见何首乌的记载，并开始在临床中应用。随着对何首乌功效和主治认识的逐步深入，应用经验也日渐成熟，被广泛用于内科、外科、妇科及男科等病证的防治。此外，何首乌在养生保健方面亦有卓实功效，备受养生家推崇。何首乌有生熟及炮制之异，即生何首乌和制何首乌(简称:生首乌、制首乌)，一般认为生首乌和制首乌性味相同，但功效主治不同，是常见的生熟异效中药。

一、性味、归经、毒性

关于何首乌的性味与归经古代本草专著中多有记载，但书中并未严格区分生首乌和制首乌在性味归经方面的不同。多数医家认为生首乌和制首乌性味归经基本相同，差异不大。此外，关于何首乌是否具有毒性的描述不多，在考证民国以前的部分本草著作中，仅《本草汇言》明确提出了何首乌"有小毒"的论述，其他著作则鲜有记载。以下是部分典籍中关于何首乌性味归经、毒性的论述，现归纳如下:

《中国药典》(2020 版):苦、甘、涩，微温;归肝、心、肾经。

《中华本草》(1999 版):苦、甘、涩，性微温;归肝、肾经。

《本草新编》:甘而涩，气微温，无毒。

《本草经解》:苦、涩，气微温，无毒;入胆、三焦经、心、肾经。

《证类本草》:苦、涩，微温，无毒。

《开宝本草》:味苦、涩，微温，无毒。

《滇南本草》：微甘，性微温。

《本草汇言》：苦涩，气温，有微毒；入足厥阴、足少阴经。

二、功能主治

历代医家多强调生首乌和制首乌之间的功效差异，普遍认同的观点是生首乌具有解毒、消痈、润肠通便及截疟的功效；制首乌具有益肝肾、补精血、乌须发及强筋骨的功效。其主治多是基于功效对应的病证。

以下是部分专著中关于何首乌功效的论述，以供参考。

《中国药典》（2020版）：何首乌，解毒、消痈、截疟、润肠通便。用于疮痈、瘰疬、风疹瘙痒、久疟体虚、肠燥便秘。制何首乌，补肝肾，益精血，乌须发，强筋骨，化浊降脂。用于血虚萎黄，眩晕耳鸣，须发早白，腰膝酸软，肢体麻木，崩漏带下，高脂血症。

《中华本草》（1999版）：养血滋阴、润肠通便、截疟、祛风、解毒。主血虚头昏目眩、心悸、失眠、肝肾阴虚之腰膝酸软、须发早白、耳鸣、遗精、肠燥便秘、久疟体虚、风疹瘙痒、疮痈、瘰疬、痔疮。

《本草经解》：主瘰、消痈肿、疗头风面疮、治五痔、止心痛、益血气、黑髭发、悦颜色，久服长筋骨、益精髓、延年不老，亦治妇人产后及带下诸疾（马豆蒸用）。

《滇南本草》：入肾为君，涩精，坚肾气。止赤、白便浊，缩小便。入血分，消痰毒。治赤白癜风，疮疥顽癣，皮肤瘙痒。截疟，治痰疟。

《日华子本草》：久服令人有子，治腹藏宿疾，一切冷气及肠风。

《开宝本草》：主瘰疬，消痈肿，疗头面风疮，五痔，止心痛，益血气，黑髭鬓，悦颜色，亦治妇人产后及带下诸疾。

《证类本草》：主瘰，消痈肿，疗头面风疮，五痔，止心痛，益血气，黑髭鬓，悦颜色。久服长筋骨，益精髓，延年不老。亦治妇人产后及带下诸疾。

《药品化义》：益肝，敛血，滋阴。治腰膝软弱，筋骨酸痛，截虚疟，止肾泻，除崩漏，解带下。

三、临床应用

何首乌以不寒、不燥、不腻被医家和养生家作为滋补之品应用。《本草纲目》载："此物气温，味苦涩，苦补肾，温补肝，涩能收敛精气。所以能养血益肝，固精益肾，健筋骨，乌髭发，为滋补良药。不寒不燥，功在地黄、麦门冬诸药之上。"并且认为何首乌起效缓，不适合救治急性病证，需长期服用药物治疗者尤宜，正如《本草新编》言："以其功效甚缓，不能急于救人。"实际上，何首乌临床作用广泛，适用于多种病证。

根据文献将何首乌的临床应用总结归纳如下：

（一）须发早白

关于何首乌能乌须发的临床记载颇多，《本草新编》载："何首乌实有功效，久服乌须鬓，固非虚语"，临床认同以制何首乌为效。制何首乌补肝肾、益精血，常用于肝肾不足、精血亏虚的须发早白，且补而不腻，性味温和，无论老少皆可辨证应用，无虑药物偏性，与补血药、补气药及补肾药等均可配伍应用。《本草纲目》言："此物气温味苦涩，苦补肾，温补肝，能收敛精气，所以能养血益肝，固精益肾，健筋骨，乌发"，并将其"以石块敲碎，晒干为末，同桑叶、茱萸、熟地、枸杞子、麦冬、女贞子、乌饭与黑芝麻、白果，共捣为丸，全不见铁器，反能乌须鬓，而延年至不老也"。著名的乌发名方七宝美髯丹就以何首乌为君药进行配伍，其配方在《本草易读》中记载为："首乌（赤白各一斤，米泔浸三日，去皮铺黑豆上，砂釜蒸之，如此九次）、赤白茯苓（各半斤）、菟丝子（半斤，酒蒸）、当归身（半斤）、故脂（四两，酒浸，黑芝麻同炒）、牛膝（半斤），共为末，蜜丸龙眼大，每酒下二三丸。黑须发，壮筋骨，固精气，续嗣延年。"从文中制作方法可知此方用的是制何首乌。在临床使用中多根据辨证情况与其它药物配伍应用，如与熟地黄、杜仲、胡桃仁、黑豆、枸杞子等配伍可滋肝补肾，用于治疗肝肾不足导致的须发早白；或与枸杞子、熟地黄、菟丝子、桑寄生、覆盆子、五味子配伍补肾益精，用于治疗肾精亏虚导致的须发早白；亦可与熟地黄、当归、桑葚子、阿胶、杜仲配伍以滋补阴血，用于治疗血虚失养导致的发白、发枯。对于先天禀赋不足，弱冠之年即见白发者，当精血同调，脾肾双补，可用制首乌与熟地、菟丝子、枸杞子、党参、炒白术、当归、桑葚子及紫河车等配伍制丸以精血双补、健脾固肾进行调治。临床中，也用其与荆芥、防风、当归、熟地等配伍以祛风养血，用于治疗脱发、斑秃等证，亦可收到良效。

运用何首乌治疗头发早白，不仅可以内服，亦可用制何首乌煎汁洗发，同样可以取得一定效果，单用或配伍桃仁、熟地、赤芍一同煎汁均可。

（二）体虚早衰

古人认为制何首乌乃滋补良药，故常用于治疗年老体衰、素体羸弱，或伤病初愈身体亏虚等证。肝肾亏虚是人体衰老和体质衰弱的重要原因，调补肝肾是延缓衰老、强身壮体的根本方法之一。同时古人认为何首乌亦可滋养阴血，适用于阴血不足的体虚之证，尤其适用于年老体弱的气血不足之人。《摄生众妙方》中的益寿丸即选用地黄、枸杞子、补骨脂及五加皮等滋补肝肾药物与何首乌相配伍，调补肝肾以延年益寿。《本草便读》论其"禀中和之性，益肾培肝，得坤土之纯"，可用于治疗精血亏虚、肝肾不足导致的腰膝酸软、体弱多病，常与桑葚子、黑芝麻、地黄及杜仲等具有滋补肝肾作用的药物配伍，如《世补斋医书》首乌延寿丹。而何首乌调补肝肾与地黄有所区别，地黄偏于滋腻，对于需长期用药者来说，制何首乌对人体的影响相对较小，无腻滞肠胃之患。《本草正义》言其"专入肝肾，补养真阴，且味固甚厚，稍兼苦涩，性则温和，皆与下焦封藏之理符合，故能填益精气，具有阴阳平秘作用，非如地黄之偏于阴凝可比。"因身体虚衰与阴阳失衡有密切关系，何首乌功效以助阴为主,故在配伍时应适当配伍扶阳药物,以求"阴平阳秘"。《玉楸药解》提示"何首乌滋肝养血,则魂神畅茂,长生延年,理有必至。但宜加以扶阳之药,不可参以助阴之品。"必要时何首乌可与菟丝子、巴戟天、淫羊藿配伍,调和阴阳,治疗阴损及阳诸证。

(三)遗精早泄

何首乌在男科方面也有一定的应用价值。很多医家认为何首乌"久服令人有子",在古人养生保健方面也多有记载。本品甘温微涩,具有养血益肝、固肾涩精作用,而肝主疏泄,肾主封藏,这两方面功效直接关乎男性排精功能,故认为何首乌可用于治疗男子遗精、滑精等证。《本草备要》言其"平补肝肾,涩精";《玉楸药解》谓其"遗精最效"。既往经验证实何首乌在治疗遗精早泄方面具有显著疗效。临床常与具有类似作用的药物配伍使用,协同发挥补益肝肾、涩精止遗之效。如与煅龙骨、煅牡蛎配伍,可涩精止遗,用于治疗滑精早泄;与熟地、山茱萸、桑螵蛸等配伍补肾固精,用于治疗肾虚早泄;与黄柏、知母、女贞子、旱莲草、桑螵蛸配伍,用于治疗相火扰动导致的遗精。

(四)崩漏带下

何首乌在妇科方面应用较多,甚至被部分医家视为妇科要药。从古人经验来看,何首乌多用于治疗妇科崩漏和带下病。《增广和剂局方药性总论》言其"长女人产后及带下诸疾"。《本草经解》言其"治产后及带下诸疾者,以气温能升少阳之生气,味苦涩交心肾之阴阳也"。《玉楸药解》更有"崩漏淋漓俱止"的描述,进一步强调何首乌在治疗崩漏方面的功效。《重庆堂随笔》中论述了何首乌在妇科应用方面与当归、熟地黄功效的区别,言其"内调气血,外散疮痈、功近当归,亦是血中气药。第当归香窜,主血分风寒之病,首乌不香,主血分风热之疾为异耳。故同为妇科要药,兼治虚疟,并滑大肠,无甚滋补之力,昔人谓可代熟地,实未然也。"可见何首乌在调补气血方面不及当归(即:第当归香窜)、熟地,这在一定程度上局限了何首乌在妇科方面的应用。此外,清代医家陈修园在其著作《女科要旨·调经》中指出:"时医以熟地黄大补阴血,恐其腻膈减食,竟以何首乌代之"的做法欠妥,并根据自己的临床经验和对古人用药研究后,言:"岂知何首乌《本草经》不载,而《开宝》有之,极赞其功,但为后人添加之品,或逞其臆见,或得之传闻,不足尚也",并提醒后人"此女科习用何首乌之害人"。虽然这是陈修园个人的见解,但也提示何首乌在补气血方面功效不及当归、地黄,而在治疗带下和崩漏方面仍有一定疗效。临床常与熟地黄、山萸肉、杜仲配伍以补肾固崩,用于治疗肾虚崩漏;或与生白术、茯苓、党参配伍健脾利湿,用于治疗脾虚带下;或与陈皮、柴胡、白芍、熟地、乌贼骨配伍以疏肝益肾,用于治疗肝郁肾虚之崩漏带下。

(五)肠燥便秘

生何首乌具有润肠通便的作用,可用于治疗肠燥便秘,而制何首乌可用于血虚便秘。《本经逢原》言:"今人治津血枯燥及大肠风秘,用鲜者数钱煎服即通,以其滋水之性最速,不及封藏即随之而下泄也。"从中可以看出鲜何首乌润燥通便之力明显而迅速。临床常与郁李仁、桃仁、火麻仁等配伍治疗肠燥便秘;与当归、熟地、阿胶等配伍治疗血虚便秘;与生白术、党参、厚朴、山药等配伍治疗脾虚便秘等。但就治疗便秘的效果,以生首乌治疗肠燥便秘最为显著,而且单用本品即有效。用决明子、何首乌、瓜蒌仁、黑芝麻、火麻仁、肉苁蓉、当归等配伍不仅可以润肠通便,对其它疾病兼见大便不通者,亦常以本法辅助[1]。

(六)疮痈脓毒、瘰疬

何首乌具有解毒功效,可用于治疮痈肿毒、瘰疬等诸证。《本草蒙筌》言其"主瘰,痈疽",此时根据需要可与清热解毒之品配伍,发挥协同作用,如与金银花、地丁、蒲公英等配伍解毒消痈,可用于治疗疮痈等证。《外科精义》中记载的何首乌散,即何首乌与苦参、防风、薄荷等同用,治遍身疮肿痒痛;而配防风、荆芥、银花、苦参等则可以清热解毒,祛风燥湿,如《疡医大全》中的何首乌汤。需强调一点就是何首乌之用,生熟迥殊,其消肿毒,皆是用生者。临床有报道以新鲜何首乌煎液外擦治疗各种疖肿的报道[2],其实在《本草纲目》一书中即有"瘰疬结核(或破或不破,下至胸前者皆可治),用何首乌根洗净,每日生嚼,并取叶捣烂涂患处"的应用方法。若疮痈黄水淋漓,与清热解毒,燥湿之品配伍,如《疡医大全》中的何首乌汤,以其与金银花、连翘、苦参等同用;治瘰疬结核,根据辨证与其它药物相配伍,如《本草汇言》中本品与夏枯草、土贝母、香附、夏枯草配伍用以治疗肝郁火郁,久不治成劳的瘰疬延蔓、寒热羸瘦等证。

(七)腰膝无力

肝肾与筋骨百骸密切相关。肝肾不足可致腰膝酸软无力,何首乌滋肝益肾,与滋补肝肾药物同用可强腰膝,治疗腰膝无力等证。《冯氏锦囊秘录》言:"首乌禀春之气以生,而为风木之化,入通于肝,为阴中之阳药,故专入肝经,以为益血祛风之用,其兼补肾者,亦因补肝而旁及也。"《伤科方药汇粹》中以何首乌配川断、牛膝,治腰膝无力证。临床中常根据辨证与其它药物配伍以壮腰膝、强筋骨,用于治疗各种原因引起的腰膝无力证候。如与熟地黄、桑寄生、杜仲、怀牛膝配伍以滋肝补肾、强腰膝,可用于治疗肝肾不足之腰膝无力证;亦可与桑寄生、骨碎补、桃仁、当归、鸡血藤、川牛膝配伍以补肾活血,用于治疗外伤等导致的腰膝无力证;与羌活、独活、威灵仙、五加皮、当归、防风、川牛膝配伍以祛风湿、强腰膝,用于治疗风寒湿痹导致的腰膝无力证。

(八)皮肤疥癣

何首乌在皮肤病治疗方面也有广泛应用。《本草经解》谓其可"疗头风面疮",而《本草蒙筌》则言其"疗头面风疹"。《本草纲目》对何首乌的释名中有"疮帚""红内消"之称。在《本草易读》记载:"疥疮满身,不可治者,同艾叶煎熏之"。《太平惠民和剂局方》载有何首乌散,用其与荆芥穗、蔓荆子、威灵仙、防风等药配伍,具有祛风解毒止痒之效,用于治肺脾风毒上冲,遍身疥癣痒痛。《滇南本草》言其治赤白癜风,其方以"何首乌、苦参等份,酒洗,共为细末。用皂角水泡,竹刀劈开,取浓汁为丸",《本草易读》中也有类似的记载:"首乌、荆芥、苍术、苦参、皂刺丸服,治白癜"。《古今医鉴》中的胡麻散用以"治脾肺风毒攻冲,遍身皮肤瘙痒,或生疮疥隐疹,浸淫糜烂,久而不瘥,面如虫行",组方即为何首乌与胡麻、苦参、荆芥、威灵仙、甘草等配伍而成。《卫生宝鉴·诸风门·疠风论》中载有加减何首乌散,由何首乌配伍蔓荆子、石菖蒲、荆芥穗、甘菊花、枸杞子、威灵仙、苦参等组成,可用于治疗紫白癜风、皮肤疥疮及手足皲裂等证。现代临床对于常见的瘙痒性皮肤病均可根据辨证配伍应用何首乌进行治疗,如与荆芥、防风、苦参、白鲜皮、地肤子配伍以祛风止痒,用于治疗风邪所致的皮肤瘙痒起疹等证;与黑芝麻、当归、熟地黄、白芍、鸡血藤等配伍以养血和血,用于治疗血虚失养导致的皮肤皲裂、瘙痒等证;与夜交藤、熟地黄、当归、白鲜皮、地肤子、桃仁配伍以祛风润燥止痒,用于治疗单纯性老年皮肤瘙痒。

(九)久疟久痢

何首乌具有劫疟、止痢功效,可用于治疗疟疾、泻痢不止。《本草新编》载:"惟生首乌用之治疟,实有速效,治痞亦有神功,世人不尽知也。"甚至在《本草害利》中称其为"疟家要药"。《景岳全书》中的何人饮具有"截疟如神。凡气血俱虚,久疟不止,或急欲取效者,宜此主之",其组方为何首乌与当归、人参、陈皮、煨生姜等配伍而成。《滇南本草》中治痰疟以"何首乌、黑豆煎露一宿,次早煨热服效"。《本草经读》言:"久痢亦用之者,以土气久陷,当于少阳求其生发之气也,亦以首乌之味最苦而涩,苦以坚其肾,涩以固其脱;宜温者与姜、附同用,宜凉者与芩、连同用,亦捷法也。"《本草经解》言其:"同金银花、地榆、川莲、白芍、升麻、葛根、甘草、滑石、山豆根、犀角、草石蚕,治痢纯血诸药不效者。"何首乌亦可研末内服,如《本草易读》载:"肠风下血,米饮下末二钱"。何首乌治疟一般为生品,《本草思辨录》解释其治疗久疟久痢的机制为"夫久疟不止,势必损及于肝,肝病肾亦病。肾者三阴之枢也,欲枢转而止疟,自当补肝与肾。肝主疏泄,久痢则疏泄太过,肾亦失蛰封之职,亦必以补肝肾为要。"同时指出"首乌之用,生熟迥殊,其已久疟消肿毒,皆是用生者。"《赤水玄珠》中以何首乌为末,鳖血为丸,朱砂为衣的何首乌丸,用于治疗久疟阴虚,热多寒少。临床具体应用时可根据辨证情况和医家用药经验配伍选用。

(十)血虚失养

古人认为何首乌养血益精,有补血功效,根据辨证配伍其它药物可用于血虚相关诸证的治疗。《神农本草经疏》称何首乌为益血之药。《本草分经》言其:"补阴而不滞不寒,强阳而不燥不热,为调和气血之圣药,久服延年,制用"。因其不会滋腻脾胃,对于脾胃虚弱,运化无力等情况更适宜于选用。"《玉楸药解》谓其"滋益肝血,荣舒筋脉,治中风左半偏枯之病甚佳。辅以燥土暖水之味,佐以疏木导经之品,绝有奇功,而不至助湿败脾,远胜地黄、龟胶之类"。而《本草求真》云:"调补后天营血之需,以为常服,长养精神,却病调元之饵。"何首乌还可以用来治疗血虚心失所养导致的心痛、心悸等证，《冯氏锦囊秘录》解释为"心血虚则内热，热则心摇，摇而作痛，益血则热解而痛除"。此外，《本草再新》言其"补肺虚，止吐血"。何首乌专入肝经，可以润燥荣筋，为治产后痉病之佳药。黄元御用仲景之桂枝瓜蒌汤加何首乌治疗产后柔痉，方中以何首乌配桂枝、白芍药、瓜蒌等达经气而泄营郁。何首乌亦可与菟丝子、黄精、鹿角霜、巴戟天、补骨脂及当归等药物配伍治疗妇人月经量少[3]。

（十一）伤科及外科

何首乌在伤科也有应用记载，民间有用生何首乌煎水治疗跌打损伤。《伤科方药汇粹》中以何首乌配当归、赤芍、白芷、乌药、枳壳、防风、甘草、川芎、陈皮、香附、紫苏、羌活、独活、肉桂，上加薄荷、生地，入酒和服，痛甚者加乳香、没药，用于治跌打损伤初起之症。《本草易读》载："伤破血出，为末敷，神效。"《本草汇言》将其生捣为末，用酒调敷背高处用以治疗小儿龟背。

（十二）汗证

何首乌在汗证中亦有应用，内服、外用皆可。外用止汗在《景岳全书·杂证谟》中提到"凡汗出太多不能收者"，可以用"何首乌为末，填脐缚之，亦止"。临床可根据辨证情况与其它药物配伍以止汗、敛汗。如与生地、玄参、黄柏、旱莲草等配伍养阴清热敛汗，用于治疗阴虚盗汗；或与黄芪、煅龙骨、煅牡蛎、生白术、茯苓、浮小麦等配伍益气敛汗，用于治疗虚汗证。

（十三）睡眠障碍

有学者根据清代马培之治疗失眠经验方——水火既济方（何首乌、百合、交泰丸等组成）以及当代其它名中医何首乌应用经验等，认为本品当有"养心安神"之功效[4]，故可治疗睡眠障碍，每以何首乌为首选良药，配合山茱萸、酸枣仁、茯神等。如属阴虚火旺，配合六味地黄丸、黄连阿胶汤；心脾两虚，配合甘麦大枣汤；气血不足，配合八珍汤；阴阳两虚，配合金匮肾气丸。临床中运用何首乌治疗睡眠障碍需结合辨证，同时配伍酸枣仁、夜交藤、合欢皮等助眠药以增强疗效。

四、用法与用量

《中国药典》（2020 版）：何首乌 3～6g；制何首乌 6～12g。

《中华本草》（1999 版）：煎汤，10～20g；熬膏、浸酒或入丸、散。外用：适量，煎水洗、研末撒或调涂。

五、使用注意事项

古人在应用何首乌时，总结了如下注意事项：

《本草新编》载："凡入诸药之中，曾经铁器者，沾其气味，绝无功效。"

《本草害利》载："此为益血之物，相恶与莱菔同食，令人须发早白。忌与附子、仙茅、姜、桂等诸燥热药同用，若犯铁器损人。"

《药性切用》载："肠滑者禁。"

《本草汇言》中虽言其"有微毒",而且认为"前人虽有多服延龄种子之说,实未必然,屡有服此而后得急疾而死,而人不能识、不能医者,皆服此药之毒而不觉也"。但关于何首乌毒性的问题却并未引起关注,少有提及。在现代临床应用中关于何首乌的临床不良反应报道越来越多,常见的不良反应多为皮肤过敏和肝损害,因此,何首乌的安全性问题也越来越受到关注[5],其对肝脏的不良反应不可忽视[6]。2014年7月,国家食品药品监督管理总局下调了保健食品中何首乌的用量,规定生何首乌每日用量不得超过1.5g,制何首乌每日用量不得超过3.0g,而在实际临床治疗中的用量往往高于此剂量。当代出版的《中华本草》《中国药典》等权威性中药典籍也未专门强调其毒性。因此,总体来说何首乌是相对安全的,但不排除个案可能,或是药品混淆造成的不良事件。

六、鉴别用药

制首乌甘温偏于滋补,生首乌苦平偏于清泄,故补益精血宜用制首乌,截疟、润肠、解毒宜用生首乌。熟地黄补肝肾、益精血作用虽较制首乌为优,但滋腻太甚,易腻膈碍胃,制首乌不滋腻,不碍胃,为熟地黄所不及,且制首乌甘涩,略兼涩精固肾之功。

七、关于何首乌的争议话题

因何首乌在《神农本草经》中并无记载,在唐宋之后才开始在临床中应用,且其功效在临床中常被其它药品所取代,或循于用药习惯而被部分医家鲜有应用。但道家把何首乌列为"九大仙草"之一,认为其为滋补佳品而备受养生家推崇,故对何首乌的评价也各有不同。《本草新编》记载:"何首乌实有功效,久服乌须鬓,固非虚语。吾特薄其功用之缓,非薄其无功用也。如补气也,不若黄、人参之捷。如补血也,不若当归、川芎之速。如补精也,不若熟地、山茱萸之易于见胜。此余之所以宁用彼,而不用此也。至于丸药之中,原图缓治,何首乌正宜大用,乌可薄而弃之哉。"在《本草纲目》中亦有"此药流传虽久,服之尚寡"的论述,可见何首乌在当时应用并不是十分普遍。

至于《本草汇言》中言"惟其性善收涩,其精滑者可固,痢泄者可止,久疟虚气散漫者可截,此亦莫非意拟之辞耳。倘属元阳不固而精遗,中气衰陷而泄痢,脾元困疲而疟发不已,此三证自当以甘温培养之剂治之,又不必假此苦涩腥劣,寒毒损胃之物所收效也",以及《本草新编》言"首乌味本甘而气本温,生者原本益人,又何必制之耶。况生者味涩,凡人之精,未有不滑者也,正宜味涩以止益,奈何反制其不涩,使补者不补也。余所以劝人生用之也"的论述仅代表作者的个人见解,读者可以斟酌。

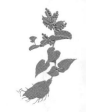

第二节 首乌藤

首乌藤别名夜交藤，是何首乌的藤茎。在古代本草著作中多将首乌藤附于何首乌门目之下，一般不单列条目，故在典籍中鲜有专门章节介绍首乌藤。在明清以后关于首乌藤的功效和应用逐渐受到重视，对其药效和应用的描述也逐渐增多。虽然首乌藤和何首乌源于同一植物的不同部位，但二者的功效和临床应用上有较大区别，是两种不同的中药。

一、性味归经

《中国药典》（2020 版）：甘，平。归心、肝经。

《中华本草》（1999 版）：味甘、微苦，性平。归心、肝经。

《本草再新》：味苦，性温，无毒。入心、脾二经。

《饮片新参》：苦、涩、微甘。

二、功效与主治

对于首乌藤功效和主治的认识，历代本草的记载大致相同，不同著作对其功效的描述出入不大，主要功效为养心安神，祛风通络。主治失眠多梦，肌肤麻木，风湿痹痛，风疹瘙痒等。关于首乌藤的其它用法也多是基于这些基本功效主治的拓展。目前认为首乌藤在改善睡眠、皮肤瘙痒及痹症疼痛方面有较好疗效。

以下是部分典籍关于首乌藤功效与主治的描述，以供参考。

《中国药典》（2020 版）：养血安神，祛风通络。用于失眠多梦，血虚身痛，风湿痹痛，皮肤瘙痒。

《中华本草》（1999 版）：养心安神，祛风，通络。主治失眠，多梦，血虚身痛，肌肤麻木，风湿痹痛，风疹瘙痒。

《本草纲目》：风疮疥癣作痒，煎汤洗浴。

《本草再新》：补中气，行经络，通血脉，治劳伤。

《药性集要》：治不寐、风疮癞。

《饮片新参》：养肝肾，止虚汗，安神催眠。

三、临床应用

古人认为首乌藤功擅引阳入阴，故在改善睡眠方面应用较普遍，而且应用经验也最为成熟，尤其是近代以来在众多治疗失眠或安神的处方中屡见不鲜。此外，首乌藤具有祛风养血功效，对多种皮肤疾病具有较好疗效，因此在皮肤病方面也有广泛应用。同时，在肢体关节痹症方面也有应用。

根据文献研究和应用经验现将首乌藤的临床应用归纳如下：

（一）失眠

首乌藤作为安神药在临床中广泛应用，《本草思辨录》言其"藤夜交昼疏，故具阖辟之长"。当前，中药专著也多将其列入安神药条目，临床可基于辨证将首乌藤与其它药物配伍，大部分患者均可收到满意疗效。而且因其性平和，各种原因引起的失眠均可用之。现代临床认为其催眠作用较佳[7]，常与其它安神药配伍应用以增强其疗效。部分医家认为其具有养血助阴的功效，尤其适用于心阴不足，或阴虚内热，虚烦不眠等证。如与酸枣仁、合欢皮、柏子仁配伍可养心安神，治疗心阴亏虚所致夜寐不安；与郁金、合欢皮、醋香附等配伍可解郁安神，治疗肝气郁结所致的失眠；与白术、茯苓、陈皮、川朴、麦芽等配伍可和胃安神，治疗脾胃不和导致的夜寐不安；亦可与龙骨、牡蛎、珍珠母配伍重镇安神，用于治疗虚阳上越所致的失眠多梦。《伤科方药汇粹》认为其养血作用较酸枣仁为强，安神之功较逊，相配能增强养血安神作用。将酸枣仁和首乌藤配伍可用于治疗心肝血虚所致的心烦失眠不寐等证[8]；与茯神配伍应用亦可健脾安神，用于治疗心脾不足导致的夜寐不安。

（二）疥癣痒疮

首乌藤具有祛风止痒的功效，对常见皮肤病中出现的瘙痒症状具有较好疗效。《本草纲目》载其治"风疮疥癣作痒"。在不同类型的皮肤病中根据辨证可与其它药物配伍应用，且其具有养血功效，尤其适用于血虚风燥之皮肤瘙痒。临床中常与蝉蜕、白鲜皮、地肤子配伍治疗瘙痒性皮肤病；与熟地黄、麦冬、当归、地肤子、黑芝麻配伍养血润燥止痒，用于治疗老年性皮肤瘙痒等证；与防风、白鲜皮、蝉蜕、荆芥、浮萍等配伍祛风止痒，治疗风邪外袭导致的皮肤起疹、瘙痒等证；亦有与徐长卿、白鲜皮、凌霄花等配伍疏通气血、祛风止痒，用于治疗荨麻疹[9]；与土茯苓、黄柏、苦参配伍祛湿止痒，治疗湿疮。临床亦可单用本品煎汤外洗患处用以治疗皮肤疾患，或与蛇床子配伍煎汁外洗治疗痒疮结节；亦可与白及煎汁外洗治疗皮肤皲裂。

首乌藤药性平和，祛风而无温燥之忧，止痒而无留邪之患，临床中根据辨证配伍应用，对多数皮肤疾患一般均可以起到较好的临床效果。而且首乌藤更有养血功效，乃祛邪与扶正并用，对一些失于气血濡养的皮肤疾患，如久病顽癣，或血虚燥痒、皮肤皲裂等均可以试用。

（三）痹症身痛

和其它藤类药物类似，首乌藤也被认为具有通络除痹的功效，临床常用来治疗风湿痹痛、肢体麻木等证。临床根据辨证可与羌活、独活、防风配伍祛风除湿，治疗风湿痹痛等证；亦可与当归、鸡血藤、白芍、川芎配伍祛风养血，用以治疗血虚导致的肢体关节疼痛。国医大师路志正的养血荣筋汤，即夜交藤与太子参、麦门冬、生黄芪、炒白芍药、炒白术、丹参、旱莲草、地龙、防风等配伍用于治疗产后痹症；与葛根、木瓜、白芍、甘草配伍舒筋通络，用于治疗关节疼痛；与三七、桃仁、当归等配伍可以散瘀止痛，用来治疗跌打损伤导致的肢体疼痛；与蜈蚣、全蝎、威灵仙配伍可祛

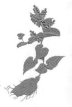

风除痹,用来治疗肢体关节风湿痹痛。《伤科方药汇粹》配当归、生地、白芍、党参、白术、茯神、枣仁、稽豆衣、柏子仁,为加减八珍汤,主治脑震伤后期头昏疼痛、心悸睡眠不安之症。

(四)痈疽疖肿

首乌藤具有清热、解毒、消肿之功效,可用于治疗痈疽疖肿等证,直接用本品煎剂外洗患处即可取效。临床多与金银花、蒲公英、地丁等清热解毒药配伍治疗痈疽等病证;对血虚漫肿无头的痈肿与益气扶正药物配伍,则可以发挥养血扶正、解毒消痈的功效,如与黄芪、当归、生白术配伍治疗痈疽内陷;与丹皮、赤芍、水牛角、金银花配伍可凉血清热解毒,治疗皮肤疖肿。临床也有报道根据辨证配伍用于治疗溃疡性结肠炎[10]。

四、用法用量

《中国药典》:内服:9～15g;外用适量,煎水洗患处。
《中华本草》:内服:煎汤 10～20g。外用:适量,煎水洗;或捣烂敷。

五、关于首乌藤的探讨

关于首乌藤的药性特点,有人认为其虽为何首乌之藤,有何首乌之功,但无何首乌之滞,用之不仅有宁心安神的作用,看重其补益肝肾的作用,心之气阴、肝肾之阴皆可补之[11]。因此,部分医家认为其具有部分何首乌的功效,在临床中广泛应用。

关于首乌藤的处方剂量,临床一般根据经验用药,有处方重症可用至 60g,而且显示了较好的临床疗效[12],未见明显毒性报道。但临床有关于首乌藤致变态反应的个案报道。因此,临床使用中需注意其不良反应[13]。

参考文献

[1] 吴嘉瑞,张冰.国医大师颜正华教授诊疗便秘临证经验探析[J].中华中医药杂志,2012,27(7):1835-1837.

[2] 汤友根.何首乌浓缩液治疗疖肿[J].新医药学杂志,1973,5:38.

[3] 王雅楠,马悦,宋殿荣,等.基于数据挖掘的韩冰教授治疗月经过少用药经验[J].天津中医药,2015,32(5):268-270.

[4] 俞宜年.何首乌治疗睡眠障碍[J].中医杂志,2004,45(8):570.

[5] 唐志芳,马国,梅全喜.何首乌肝毒性研究进展[J].时珍国医国药,2017,28(7):1722-1725.

[6] 徐男,时海燕,李晓宇,等.何首乌制剂不良反应研究进展与成因分析[J].中国实验方剂学杂志,2017,23(4):208-214.

[7] 徐冰,阎咏梅,冯卫星,等.交藤龙牡二仁汤加味治疗老年性失眠35例[J].北

京中医药,2008,27(2)：121-122.

[8] 丁玲,胡建鹏,洪靖,等.新安王氏内科辨治不寐经验探析[J].中华中医药杂志,2019,34(1)：143-146.

[9] 鲍玺,温成平.温成平教授辨证治疗荨麻疹经验[J].中华中医药杂志,2014,29(11)：3460-3462.

[10] 闫军堂,赵妍,王雪茜,等.基于中医传承辅助系统的王庆国教授治疗溃疡性结肠炎用药规律研究[J].中国实验方剂学杂志,2015,21(14)：186-190.

[11] 李家劼,王键,郭锦晨,等.新安医家王乐匋运用夜交藤治疗心脑系病证经验[J].中华中医药杂志,2020,35(4)：1828-1831.

[12] 朱步先,何绍奇,朱胜华,等.朱良春用药经验集[M].长沙:湖南科学技术出版社,2003.

[13] 黄世敬,张先慧.夜交藤入煎剂致变态反应1例[J].现代中西医结合杂志,2012,21(21)：2300.

（时文远）

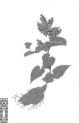

第五章 何首乌的活性成分

中药所含化学成分十分复杂,每种中药可含有氨基酸、蛋白质、色素、维生素、有机酸、黄酮类、萜类、挥发油类、香豆素类、生物碱类、鞣质类、多糖类、无机盐、生物碱及苷类等上百种成分。在这些成分中,萜类、生物碱、苷类、氨基酸及黄酮类等具有重要生理功能和临床意义的称为"有效成分",另一些如糖类、蛋白质、色素、树脂及无机盐等在中药里普遍存在却无生物活性的称为"无效成分"。中国科学家屠呦呦从青蒿中提取出青蒿素,并合成双氢青蒿素,创造性地研制出对疟原虫高达100%抑制率的抗疟新药,成为第一个在自然科学领域获诺贝尔生理学或医学奖的中国人,也为中药的现代化、中药和中西药结合研究指明一条道路。目前,从中药提取、分离有效成分用于新药研制已成为国际新药研发的重要方向之一。

何首乌在临床治疗中出现了肝脏等毒性作用,因此围绕何首乌活性成分的药理作用与安全性得到广泛关注[1]。为了提高何首乌疗效,减少不良反应,与世界药品质量标准接轨,现代研究越来越专注于分离纯化何首乌活性成分,深入系统研究其药理和毒性作用,从而筛选出最具有药用价值的活性化合物,为新药研发提供有效、安全及质量可控的可行性指导。

最近的研究表明,何首乌中的二苯乙烯类、蒽醌类、黄酮类、磷脂和酚酸成分具有抗氧化活性,对阿尔茨海默病、帕金森病、高脂血症、炎症和癌症有治疗潜力。何首乌活性成分研究能阐明各有效成分的药理作用机制,有助于实现传统中药资源的有效开发。

第一节 何首乌化学成分提取与鉴定

何首乌在中国已有数百年历史,含有多种化学成分,其药材两端、外皮和块根的化学成分含量相差较大,并且在炮制过程中净选加工、切制和干燥方法等工艺步骤也会影响其成分活性,从而影响其药理及毒理作用。运用现代分离技术对何首乌有效成分的提取、分离,并利用波谱学技术进行结构鉴定,筛选出具有活性的化合物,是保证中药质量安全、探索中药发展的核心方向。但由于中药成分的复杂性,同种受品种、产地、培植方法等影响,会导致药物有效成分含量存在差别,因此,从中药中分离纯化和鉴定活性成分依然面临着巨大的挑战。

一、提取分离

何首乌的分离纯化主要经历溶剂回流提取、溶剂浓缩、柱洗脱、色谱分离等步骤[2]。洪惟采用95%乙醇进行3次回流提取,合并提取液,浓缩得粗提物总浸膏,悬浮于水中依次用氯仿、乙酸乙酯、正丁醇萃取,得到3部分萃取物。将其分别经200~300目硅胶柱层析,石油醚-乙酸乙酯梯度洗脱,分别收集流份,再经硅胶柱层析洗脱、羟丙基葡聚糖凝胶柱纯化分别得到包含蒽醌类、二苯乙烯类、黄酮类及酰胺类在内的单一化合物[3]。其中,采用乙醇溶剂多次回流是何首乌的常见提取手段。此外,微波提取法可利用微波的能量对溶质或溶剂中的极性分子瞬时极化做极性变换运动,从而产生大量的热能,加速分子之间的相互摩擦、碰撞,促进分子活性部分(极性部分)更好地接触和反应,极大限度地缩短提取时间、提高何首乌活性成分的提取效率[4]。

柱色谱法是中药有效成分的分离纯化中最常用的分离手段。常用的固定相有大孔树脂、硅胶、离子交换树脂、葡聚糖凝胶等。选择不同种类的固定相可选择性高效富集何首乌中的某一大类活性成分。例如,使用HPD-500型大孔吸附树脂分离二苯乙烯苷类含量可达64.76%,而使用D101型大孔吸附树脂,能得到纯度较高、收率良好的蒽醌类化合物[5]。

高速逆流色谱仪是一种从中药系统中快速、有效分离生物活性成分的新型技术,与传统柱色谱分离法相比,减少了大量溶剂消耗和繁琐步骤,提高了样品的回收率,具有高效、制备量大及分离效率高等优点。高速逆流色谱仪基于液-液分配原理,对不同极性化合物的分离应采用相应溶剂系统萃取分离。例如,对于低极性组分,可以使用正己烷作为主要有机相溶剂;对于中等极性的组分,乙酸乙酯可以用作主要有机相溶剂,极性较大的组分可使用正丁醇作为有机相的主要溶剂,对于不同成分的提取应根据实际分离的需要适当调整每种溶剂的体积比,以发挥其优势[6]。佟泽勇等采用正己烷-乙酸乙酯-乙醇-水(1∶48∶1∶48)溶液系统,应用高速逆流色谱技术分离何首乌中二苯乙烯苷,纯度大于97%[7]。Liu等用石油醚-乙酸乙酯-甲醇-水分别按体积比为1∶5∶1∶5和4∶5∶4∶5组成的溶剂系统,从何首乌根部的乙醇提取物中分离得到包括没食子酸、儿茶素、白藜芦醇苷、异丹叶大黄素及大黄酸等12种抗氧化活性成分,化合物的纯度均高于90%[8]。

二、化学成分鉴定

何首乌经过多种技术分离纯化后,需根据化合物的理化性质和光谱数据进行结构鉴定,以期发现新的活性成分,修饰功能基团以增强疗效和降低毒性。传统的化合物结构鉴定方法有核磁共振技术(NMR)、红外光谱(IR)、质谱(MS)、紫外光

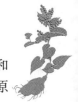

谱（UV）及元素分析（EA）等波谱技术。核磁共振技术主要分为氢谱（¹H-NMR）和碳谱（¹³C-NMR），主要用于确定分子中碳或氢的种类和数量、包括含氢基团的氢原子个数比例、碳原子的基团的类别、可能结构组成，以及间接反映是否与—O—、—N—、—C=O、—COO—等基团相连等相关信息。袁炜等采用核磁共振等波谱技术，对从何首乌提取物55%乙醇洗脱部位中分离得到的10个化合物进行结构鉴定，首次发现了新的化合物，命名为何首乌丁素[9]。此外，越南学者从越南蔷薇科药用植物的果实中发现类似异构体[10]。

随着现代分析仪器的发展，在中药化学成分研究工作中，超高效液相色谱-质谱联用技术（UPLC-MS）兼具色谱的高效分离和质谱定性的优势，是快速鉴定中药提取物中未知活性成分的有力工具。该方法通过采集中药各组分的多级质谱数据，对比对照品质谱碎裂特征及参考文献，对主要色谱峰进行化合物分子式推断，将色谱的高分离效率和高分辨质谱的结构鉴定能力有机地结合在一起，具有高速、高灵敏、高通量等特点[11]。

线性离子阱-静电场轨道阱联用质谱（LTQ-Orbitrap MS）是将双压线性离子阱与静电场轨道阱相结合的杂交型高分辨质谱仪，可实现 MS、MS/MS 和 MSⁿ 多级质谱数据采集。LTQ-Orbitrap MS 结合超高效液相色谱，可通过一针进样同时获取中药中成百上千化合物的多级质谱碎片，具有高通量、扫描速度快、分辨率高等特点，显著提高了中药体系中复杂化学成分的快速分析鉴定能力。Qiu 等[12]采用 UPLC-LTQ-Orbitrap 方法快速检测和鉴定何首乌根部的化学成分，通过对采集后的数据中具有酚类结构的群体进行快速识别筛选，最后结合精确分子质量和特征性质谱裂解规律从何首乌中初步鉴定了 59 个酚类化合物，其中有 12 种是潜在的新化合物。Xu 等[13]基于 UPLC-LTQ-Orbitrap 技术建立了快速高效表征何首乌提取物中生物活性成分的简便方法，该方法发现了 28 个新的蒽酮糖苷类，表明高效液相色谱和 LTQ-Orbitrap MS 联用技术对发现新天然产物的实用性。

紫外与质谱双检测模式的应用，可以提供更多的化合物信息，而且其检测的高灵敏度与互补性拓宽了其适用范围，是中药复杂体系化学成分研究的有力工具。Wang 等[14]成功地开发了有效可靠的高效液相色谱技术，并结合紫外检测和傅立叶变换-离子回旋共振质谱方法（LTQ-FT-ICR-MS）从何首乌中初步鉴定出 45 种双蒽酮衍生物，其中 32 种为新的二蒽酮衍生物，为何首乌的药理学和毒理学研究提供了基础。Yi 等[15]开发了一种高效液相色谱-二极管阵列-质谱联用（HPLC-DAD-MS）方法用于何首乌主要化学成分的定性和定量分析。该方法采用 Alltima C18 色谱柱，并使用水∶乙腈∶乙酸作为流动相进行色谱分离，最后通过质谱鉴定了包括 1,2-二苯乙烯苷、蒽醌葡萄糖苷和蒽醌衍生物在内的 9 种化合物。

何首乌因其成分多，基质复杂，从提取到分离、分析鉴定的整个过程费时、耗力。随着现代仪器分析技术的发展，各种新方法、新仪器的出现为中药有效成分的分离分析提供巨大帮助，也为阐明何首乌的有效成分、药理研究等提供有力手段。

第二节 何首乌活性成分研究

目前,从何首乌中已分离出超过 100 种化学成分,其中蒽醌类、二苯乙烯苷类和黄酮类为何首乌的主要活性成分[16]。除此之外,磷脂和多酚类也是何首乌的活性成分(表 5-1)。蒽醌类化合物多数为单蒽核类羟基蒽醌,主要以大黄素、大黄酚、大黄素甲醚、大黄酸、芦荟大黄素等为主。二苯乙烯苷类主要分为以二苯乙烯苷(2,3,5,4'-tetrahydroxy stilbene-2-O-β-D-glucoside,(THSG)为母核和以白藜芦醇(resveratrol)为母核的两大类。其中大多数以 THSG 为母核,并存在反式和顺式两种立体异构[17]。黄酮类以 2-苯基色原酮为母核,包含芦丁、木犀草素、槲皮素、山奈酚、芹菜素及牡荆素等。

各类成分在药理活性上各有特点。其中蒽醌类具有利尿泻下、抗炎抗氧化、抗菌抗感染、抗肿瘤等作用;二苯乙烯苷具有抗氧化、抗衰老、保肝、降血脂、抗肿瘤以及治疗动脉粥样硬化以及防治老年痴呆等重要功能[18];黄酮类化合物具备良好的抗氧化、抗炎、抗诱变、抗癌以及调节关键细胞酶功能的能力。总而言之,何首乌的活性成分在抗氧化、增强免疫及防治老年痴呆等方面具有潜在药用价值。

表 5-1 何首乌主要活性成分

分类	编号	中文名	英文名
	1	大黄素	Emodin
	2	大黄酚	Chrysophanol
	3	大黄素甲醚	Physcion
	4	大黄酸	Rhein
	5	芦荟大黄素	Aloe-emodin
	6	拟石黄衣醇	Fallacinol
	7	大黄素-8-甲醚	Emodin-8-methyl ether
蒽醌类	8	大黄素-1,6-二甲醚	Emodin-1,6-dimethylether
	9	ω-羟基大黄素	Citreorosein
	10	ω-羟基大黄素-8-甲醚	Citreorosein-8-methyl ether
	11	2-乙酰基大黄素	2-Acetylemodin
	12	橘红青霉素	Emodin-6,8-dimethylether
	13	大黄素-8-O-β-D-吡喃葡萄糖苷	Emodin-8-O-β-D-glucopyranoside
	14	大黄素甲醚-8-O-β-D-吡喃葡萄糖苷	Physcion-8-O-β-D-glucopyranoside

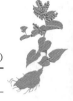

分类	编号	中文名	英文名
蒽醌类	15	大黄素-8-O-（6'-O-乙酰基）-β-D-吡喃葡萄糖苷	Emodin-8-O-（6'-O-acetyl）-β-D-glucopyranoside
	16	大黄素-3-甲醚	Emodin-3- methyl ether
	17	迷人醇	Fallacinol
	18	大黄素甲醚-8-O-（6'-O-乙酰基）-β-D-吡喃葡萄糖苷	Physcion-8-O-（6'-O-acetyl）-β-D-glucopyranoside
	19	大黄酚-8-O-β-D-吡喃葡萄糖苷	Chrysophanol-8-O-β-D-glucopyranoside
	20	6-甲氧基-2-乙酰基-3-甲基-1,4-萘醌-8-O-β-D-吡喃葡萄糖苷	6-Methoxyl-2-acetyl-3-methyl-1,4-naphthoquinone-8-O-β-D-glucopyranoside
二苯乙烯苷类	21	2,3,5,4'-四羟基二苯乙烯-2-O-β-D-吡喃葡萄糖苷	2，3，5，4'-tetrahydroxystilbene-2-O-β-D-glucopyranoside
	22	2,3,5,4'-四羟基二苯乙烯-2-O-β-D-（2''-O-单没食子酰基乙酯)-吡喃葡萄糖苷	2，3，5，4'-tetrahydroxystilbene-2-O-β-D-（2''-O-monogalloyl esters)-glucopyranoside
	23	2,3,5,4'-四羟基二苯乙烯-2-O-β-D-（3''-O-单没食子酰基乙酯)-吡喃葡萄糖苷	2，3，5，4'-tetrahydroxystilbene-2-O-β-D-（3''-O-monogalloyl esters)-glucopyranoside
	24	2,3,5,4'-四羟基二苯乙烯-2,3-双-O-β-D-吡喃葡萄糖苷	2，3，5，4'-tetrahydroxystilbene-2,3-di-O-β-D-glucopyranoside
	25	2,3,5,4'-四羟基二苯乙烯-2-O-（6''-O-α-D-吡喃葡萄糖基）-β-D-吡喃葡萄糖苷	2，3，5，4'-tetrahydroxystilbene-2-O-（6''-O-α-D-glucopyranosyl)-β-D-glucopyranoside
	26	2,3,5,4'-四羟基二苯乙烯-2-O-（6''-O-乙酰基）-β-D-吡喃葡萄糖苷	2，3，5，4'-tetrahydroxystilbene-2-O-（6''-O-acetyl)-β-D-glucopyranoside
	27	顺式 2,3,5,4'-四羟基二苯乙烯-2-O-（6''-O-α-D-吡喃葡萄糖基）-β-D-吡喃葡萄糖苷	cis-2，3，5，4'-tetrahydroxystilbene-2-O-（6''-O-α-D-glucopyranosyl)-β-D-glucopyranoside

分类	编号	中文名	英文名
二苯乙烯苷类	28	2,3,5,4'-四羟基二苯乙烯-2-O-β-D-木糖苷	2,3,5,4'-tetrahydroxystilbene-2-O-β-D-xyloside
	29	2,3,5,4'-四羟基二苯乙烯-2-O-（4"-O-α-D-吡喃葡萄糖基)-β-D-吡喃葡萄糖苷	2,3,5,4'-tetrahydroxystilbene-2-O-（4"-O-α-D-glucopyranosyl)-β-D-glucopyranoside
	30	2,3,5,4'-四羟基二苯乙烯-2-O-（6"-O-β-D-吡喃葡萄糖基)-β-D-吡喃葡萄糖苷	2,3,5,4'-tetrahydroxystilbene-2-O-（6"-O-β-D-glucopyranosyl)-β-D-glucopyranoside
	31	2,3,5,4'-四羟基二苯乙烯-2-O-β-D-吡喃葡萄糖基-4'-O-α-D-吡喃葡萄糖苷	2，3，5，4'-tetrahydroxystilbene-2-O-β-D-glucopyranosyl-4'-O-α-D-glucopyranoside
	32	2,3,5,4'-四羟基二苯乙烯-2-O-β-D-吡喃葡萄糖基-5-O-α-D-吡喃葡萄糖苷	2，3，5，4'-tetrahydroxystilbene-2-O-β-D-glucopyranosyl-5-O-α-D-glucopyranoside
	33	2,3,5,4'-四羟基二苯乙烯-2-O-（2"-O-β-D-呋喃果糖基)-β-D-吡喃葡萄糖苷	2,3,5,4'-tetrahydroxystilbene-2-O-（2"-O-β-D-fructofuranosyl)-β-D-glucopyranoside
	34	顺式2,3,5,4'-四羟基二苯乙烯-2-O-β-D-吡喃葡萄糖苷	cis-2，3，5，4'-tetrahydroxystilbene-2-O-β-D-glucoyranoside
	35	白藜芦醇-3-O-没食子酰-吡喃葡萄糖苷	Resveratrol-3-O-galloyl-glucopyranoside
	36	白藜芦醇-4'-O-β-D-（6"-O-没食子酰)-吡喃葡萄糖苷	Resveratrol-4'-O-β-D-（6"-O-galloyl)-glucopyranoside
	37	白藜芦醇-3-O-吡喃葡萄糖苷	Resveratrol-3-O-glucopyranoside
	38	何首乌黄酮茋 B	Polygonflavanol B
	39	白藜芦醇	Resveratrol
	40	虎杖苷	Polydatin
	41	土大黄苷	Rhaponticoside

分类	编号	中文名	英文名
黄酮类	42	麦黄酮	Tricin
	43	芦丁	Rutin
	44	苜蓿素	Trici
	45	木犀草素	Luteolin
	46	槲皮素	Quercetin
	47	山奈酚	Kaempferol
	48	芹菜素	Apigenin
	49	金丝桃苷	Hyperoside
	50	牡荆素	Vitexin
	51	异荭草素	Isoorientin
	52	番石榴苷	Quercetin-3-O-arabinoside
	53	木犀草素-5-O-葡萄糖苷	Luteolin-5-O-glucoside
	54	1,2-二羟基十九酮-3	1,2-dihydroxy nonadecone-3
	55	丁香色原酮	Eugenin
	56	3-O-没食子酰基-(-)-儿茶素	3-O-galloy-(-)-catechin
磷酯类	57	磷脂酰乙醇胺	Phosphatidyl ethanolamine
	58	磷脂酰胆碱	Lecithin
	59	溶血磷脂酰胆碱	Lysophosphatidylcholine
	60	磷脂酰丝氨酸	Phosphatidylserine
	61	磷脂酰肌醇	Phosphatidylinositol
	62	棕榈酸甲酯	Methyl palmitate
多酚类	63	儿茶素	Catechin
	64	表儿茶素	Epicatechin
	65	3-O-没食子酰基-(-)儿茶素	3-O-galloyl-(-)-catechin
	66	3-O-没食子酰基-(-)表儿茶素	3-O-galloyl-(-)-epicatechin
	67	3-O--没食子酰酯-原花青素 B_2	3-O-galloyl-procyanidin B_2
	68	3,3'-二-O-没食子酰酯-原花青素 B_2	3,3'-di-O-galloyl-procyanidin B_2
	69	没食子酸	Gallic acid
	70	2,3,5,4'-四羟基芪-2—O-β-D-葡萄糖苷-3"-O-没食子酸酯	2,3,5,4'-tetrahydroxystilbene-2-O-β-D-glucopyrano-side-3''-monogalloyl ester

一、蒽醌类化合物

蒽醌类化合物是何首乌根和根茎中主要活性化合物。《中国药典》(2020 版)中规定,何首乌及制何首乌中含结合/游离蒽醌(以大黄素和大黄素甲醚计)均不得少于 0.10%。因此,蒽醌类化合物在何首乌的治疗中发挥着重要作用。蒽醌类化合物的基本母核为蒽醌($C_{14}H_8O_2$)(见图 5 – 1),在何首乌中,蒽醌类化合物多数为单蒽核类羟基蒽醌,主要以大黄素、大黄酚、大黄素甲醚、大黄酸、芦荟大黄素等为主,还包括拟石黄衣醇、大黄素-8-甲醚、大黄素-1,6-二甲醚、ω-羟基大黄素、ω-羟基大黄素-8-甲醚、2-乙酰基大黄素和橘红青霉素等[19-21]。其中橘红青霉素在 2006 年被首次从该科植物中分离,拟石黄衣醇和大黄-8-O-(6-O-乙酰基)-β-D-吡喃葡萄糖苷在该种植物中首次被分离[19]。蒽醌类化合物的生物活性主要与 3 种化学性质相关:①蒽醌类化合物是很好的螯合剂,可以与二价金属离子螯合,具有治疗肾结石以及抑制 RNA 合成等潜力;②蒽醌类化合物也可作为氧化还原剂,调节氧化还原酶的活性;③蒽醌类化合物具有特殊的平面结构,可以干扰 DNA 碱基对,从而抑制细胞增殖[22]。

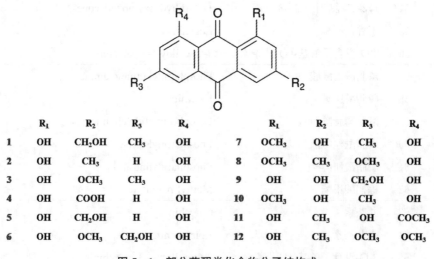

	R_1	R_2	R_3	R_4		R_1	R_2	R_3	R_4
1	OH	CH$_2$OH	CH$_3$	OH	7	OCH$_3$	OH	CH$_3$	OH
2	OH	CH$_3$	H	OH	8	OCH$_3$	OH	OCH$_3$	OH
3	OH	OCH$_3$	CH$_3$	OH	9	OH	OH	OH	OH
4	OH	COOH	H	OH	10	OCH$_3$	OH		
5	OH	CH$_2$OH	H	OH	11	OH	CH$_3$	OH	COCH$_3$
6	OH	OCH$_3$	CH$_2$OH	OH	12	OH	CH$_3$	OCH$_3$	OCH$_3$

图 5 – 1 部分蒽醌类化合物分子结构式

1. 大黄素

大黄素(1,3,8 -三羟基-6-甲基蒽醌)是何首乌中最主要的蒽醌类化合物之一,橙色针状结晶,分子式 $C_{15}H_{10}O_5$,分子量 270.24,可利用 80% 乙醇提取两次从何首乌中分离出[23]。大黄素在临床上应用极广,其具有抗炎、抗氧化活性,在胰腺炎、关节炎、哮喘、动脉粥样硬化、心肌炎、肾炎及阿尔兹海默病等疾病中都被证实有效[24-31]。在抗癌作用中,大黄素可以通过靶向多个信号通路,具有抑制肿瘤细胞增殖、促进肿瘤细胞凋亡、逆转化疗药物耐药等作用,是临床治疗癌症的潜在功能化合物。除此之外,大黄素还具有抑菌作用,对葡萄球菌、淋球菌及链球菌最为有效,对白喉杆菌、霍乱弧菌、大肠埃希菌、铜绿假单胞菌及皮肤真菌等都有抑制作用。同时还具有降血压、抑制免疫、利尿及泻下等作用,在与糖结合成大黄素-8-O-β-D-葡萄糖苷后,泻下作用增强。

2. 大黄酚

大黄酚又名 1,8-二羟基-3-甲基-蒽醌,分子式 $C_{15}H_{10}O_4$,分子量 254.24,为六方形或单斜形结晶。与大黄素类似,大黄酚具有抗炎、抗氧化作用,对炎症及炎症反应具有治疗作用,尤其是在神经保护中,发挥重要作用[32-35]。除此之外,大黄酚具有明显的止咳作用,可不同程度地抑制甲型链球菌、肺炎球菌及流感杆菌等,其对革兰氏阳性菌的抑制作用高于革兰氏阴性菌[36],对糖尿病、肿瘤亦有作用[37,38]。

3. 大黄素甲醚

大黄素甲醚,又名 1,8-二羟基-3-甲氧基-6-甲基-9,10-蒽二酮,金黄色针状结晶,分子式 $C_{16}H_{12}O_5$,分子量 284.267,其具有较强的杀菌能力,是高活性植物源杀菌剂。目前,已有报道大黄素甲醚可抑制包括金黄色葡萄球菌、大肠埃希菌、铜绿假单胞菌、链球菌和痢疾杆菌在内的 26 种细菌及真菌[39]。细菌生物膜的形成对菌株致病力贡献显著,且是抗生素耐药的主要原因。大黄素甲醚具有抑制细菌生物膜形成,并增加抗生素敏感的功效[40]。大黄素甲醚及大黄素甲醚-8-O-β-D-葡萄糖苷还具有抗细菌作用,从而达到抗菌抗感染的目的。其中,大黄素甲醚-8-O-β-D-葡萄糖苷的作用效果强于大黄素甲醚本身[41]。在农业生产中,大黄素甲醚可抑制真菌生长,是防止白粉病的有效化合物[42]。除此之外,大黄素甲醚具有保护肝损伤的作用,大黄素甲醚可减少酒精诱导小鼠的脂肪生成,减轻炎症症状,并调节核心生物钟调节因子,对酒精性肝损伤起到保护作用[43]。大黄素甲醚-8-O-β-D-葡萄糖苷具有较好的抗肿瘤作用,其通过调节细胞凋亡的相关蛋白 Bax、Bcl-2 等和癌细胞侵袭基质金属蛋白酶-2 蛋白(matrix metalloproteinase-2,MMP-2)等,抑制癌细胞的增殖、侵袭和浸润,达到抗肿瘤的目的[44]。

4. 大黄酸

大黄酸,又名 1,8-二羟基-3-羧基蒽醌,分子式 $C_{15}H_8O_6$,分子量 284.22,咖啡色结晶。大黄酸具有利尿,泻下作用,大黄酸在体内,经过肠道菌群的代谢形成大黄酸蒽酮,通过前列腺素的介导,促进小肠运输,达到泻下作用[45]。大黄酸和大黄酸蒽酮两种化合物均可减少大肠对电解质的转运,通过减少结肠对钠和氯吸收,增加钾的分泌,产生泻下作用[46]。二乙酰大黄酸(双醋瑞因)是临床治疗骨关节炎的经典药物。乙酰基在肠内被水解形成大黄酸,可起到抗感染及保护软骨的作用。大黄酸可通过 ERK 和 JNK 信号通路,降低 IL-1β 的活化作用,抑制 IL-1β 对软骨的损坏,并抑制软骨细胞和滑膜细胞的增殖,达到治疗关节类疾病的目的[47]。在临床癌症治疗中,大黄酸也发挥重要作用。大黄酸本身具有癌细胞毒性,可以抑制癌细胞生长[48]。因此,大黄酸具有增加抗肿瘤药物敏感性,减少临床治疗中的耐药性问题,有望成为临床抗肿瘤治疗的辅助药物。大黄酸也用于治疗糖尿病、肾病、痛风、细菌及真菌感染,具有改善糖代谢异常、降低尿酸、抗菌等活性。

5. 芦荟大黄素

芦荟大黄素,又名1,8-二羟基-3-羟甲基蒽醌,橙红色结晶,化学式$C_{15}H_{10}O_5$,分子量270.24。与大黄酸类似,芦荟大黄素具有泻下作用,改变肠壁内渗透压,刺激肠道蠕动,临床用于治疗便秘。除此之外,芦荟大黄素具有抗病毒活性,对甲型流感病毒诱导的细胞病变具有抑制效果,并抑制病毒在宿主体内复制[49]。抑菌活性可以通过降低毒力因子的活性而实现。α毒素是金黄色葡萄球菌感染过程中的重要的外毒素,芦荟大黄素可以降低α毒素的溶血活性和成孔活性,保护宿主免于金黄葡萄球菌的感染,为细菌感染治疗提供了新的方法[50]。同时,芦荟大黄素对链球菌、白喉杆菌、枯草杆菌等也有抑制作用。在肿瘤治疗中,芦荟大黄素通过调节糖代谢,可抑制宫颈癌细胞生长,并诱导肿瘤细胞内质网依赖性凋亡,促进结直肠癌细胞的凋亡[51]。同时,芦荟大黄素具有可以产生活性氧基团,诱导DNA损伤,从而抑制肿瘤细胞在体内大量繁殖,在肺癌、胃癌等癌症中均具有抗肿瘤活性,可以成为潜在的癌症治疗药物。

总的来说,何首乌中分离出得到的蒽醌类功能化合物具有重要价值,在利尿泻下、抗炎、抗氧化、抗菌抗感染、抗肿瘤以及治疗代谢性疾病上都发挥着重要作用,可以靶向人体内多个信号通路和代谢通路,起到复杂且多样性的治疗作用,具有极大的潜力和开发新药的价值。

二、二苯乙烯苷类

二苯乙烯苷类化合物是何首乌的主要活性成分之一,具有抗氧化[52]、抗衰老[53]、保肝[54]、降血脂[55]、抗肿瘤[56]以及治疗动脉粥样硬化[18]等重要功能。二苯乙烯苷(THSG)是人们从何首乌中首个分离鉴定得到的该类物质,为大多数二苯乙烯苷类化合物的母核。1982年,Nonaka再次分离鉴定得到另外两种新的二苯乙烯苷类化合物:2,3,5,4'-四羟基二苯乙烯-2-O-β-D-(2''-O-单没食子酰基乙酯)-吡喃葡萄糖苷和2,3,5,4'-四羟基二苯乙烯-2-O-β-D-(3''-O-单没食子酰基乙酯)-吡喃葡萄糖苷[57]。

至今,从何首乌中总共分离得到了20余种二苯乙烯苷类成分,包括羟基二苯乙烯-2,3-双-O-β-D-吡喃葡萄糖苷、2,3,5,4'-四羟基二苯乙烯-2-O-(6''-O-α-D-吡喃葡萄糖基)-β-D-吡喃葡萄糖苷、2,3,5,4'-四羟基二苯乙烯-2-O-(6''-O-乙酰基)-β-D-吡喃葡萄糖苷、顺式2,3,5,4'-四羟基二苯乙烯-2-O-(6''-O-α-D-吡喃葡萄糖基)-β-D-吡喃葡萄糖苷、2,3,5,4'-四羟基二苯乙烯-2-O-β-D-木糖苷、2,3,5,4'-四羟基二苯乙烯-2-O-(4''-O-α-D-吡喃葡萄糖基)-β-D-吡喃葡萄糖苷、2,3,5,4'-四羟基二苯乙烯-2-O-(6''O-β-D-吡喃葡萄糖基)-β-D-吡喃葡萄糖苷、2,3,5,4'-四羟基二苯乙烯-2-O-β-D-吡喃葡萄糖基-4'-O-α-D-吡喃葡萄糖苷、2,3,5,4'-四羟基二苯乙苯乙烯-2-O-β-D-吡喃葡萄糖基-5-O-α-D-吡喃葡萄糖苷和 2,3,5,4'-四羟基二苯乙烯-2-O-(2''-O-β-D-呋喃果糖基)-β-D-吡喃葡萄糖苷等[16]。此外,何首乌中还检测到少量白藜芦醇、虎杖苷、土大黄苷等二苯乙烯苷类化合物[16](见图 5-2)。

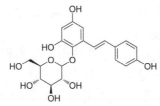

2,3,5,4'-tetrahydroxystilbene 2-O-glucoside(THSG)

二苯乙烯(stilbene)

rhaponticin

resveratrol

图 5-2 二苯乙烯苷类化合物分子结构式

1. 2,3,5,4'-四羟基二苯乙烯-2-O-β-D-葡萄糖苷(THSG)

THSG 为白色无定形粉末,易溶于水、甲醇和乙醇,分子式 $C_{20}H_{22}O_9$,分子量 406.38,是何首乌中发现最早且含量最高的二苯乙烯苷类化合物。THSG 被《中国药典》定为何首乌药材质量标准,其含量不得低于 1.0%[58]。在自然界中糖苷类物质相对比较稳定,分析其苷元结构可知:苯环 2,3 位的两个邻位酚羟基极易脱氢自身形成氢键,形成稳定的自由基中间体,使 THSG 拥有良好的抗氧化、清除自由基作用,但同时也大大降低了苷元自身的稳定性[59]。糖苷形式在一定程度上提升了其稳定性,但糖苷易在酸、酶的作用下极易水解,能够在肠胃消化系统中以苷元形式发挥其抗氧化功效[60]。

现代药理学对何首乌中 THSG 组分进行了大量研究,结果表明 THSG 具有清除自由基抗氧化、抗衰老、抗肿瘤、降低胆固醇、降血脂、防治动脉粥样硬化、神经保护、增强免疫、保肝及防治老年痴呆等重要生物活性[61-63]。

2. 白藜芦醇

白藜芦醇是一种非黄酮类的多酚化合物,分子式 $C_{14}H_{12}O_3$,分子量 228.25,白色针状结晶,无味,难溶于水,易溶于乙醚、三氯甲烷、甲醇、乙醇、丙酮及乙酸乙酯等有机溶剂,在波长 365nm 的紫外光照射下能够产生紫色荧光,并能与 $FeCl_3$-

$K_3[Fe(CN)_6]$发生显色反应。天然白藜芦醇存在顺式和反式2种结构,反式白藜芦醇的生物活性强于顺式,植物中主要以反式异构体形式存在[64]。溶剂提取法是国内外应用最广泛的提取白藜芦醇的提取方法,主要包括回流法、浸提法和渗漉法,其中以60%～90%乙醇水溶液回流提取最为常用[65]。但在许多植物中白藜芦醇是以白藜芦醇苷的形式存在,无法直接提取,此时则需采用酶法将白藜芦醇苷酶解成游离的白藜芦醇后再进行提取[66]。

1940年,Tokaoka首次从毛叶藜芦的根中分离得到白藜芦醇,被认为是植物体在受到外界不良刺激时分泌的一种抗毒素。进一步研究表明,白藜芦醇具有调节血脂水平、防止低密度脂蛋白氧化、抗血小板凝集及减少心脏病的突发率等作用,同时还具有抗感染、抗过敏、抗氧化、保肝及抗肿瘤等多种重要生物活性[67-69]。同时,通过调控SIRT1和p53信号通路,上调细胞毒性T淋巴细胞(CTL)和自然杀伤(NK)免疫细胞的水平,面对严峻的新冠肺炎疫情,白藜芦醇凭借其良好的抗病毒作用或可成为SARS-CoV-2的潜在治疗候选药物。

3. 土大黄苷

土大黄苷为白色针状结晶,化学名为3-羟基-5-[(1E)-2-(3-羟基-4-甲氧基苯基)乙烯基]苯基-β-D-葡萄糖苷,是何首乌中一种重要的二苯乙烯苷类化合物,分子式为$C_{21}H_{24}O_9$,分子量420.412,内含2个酚羟基及多个糖羟基,具有抗菌、改善微循环、降血脂、降血糖、抗肿瘤、抑制变态反应、调节机体免疫防御系统、抗血栓及抗氧化等多种药理学活性,经肠道代谢后产生的丹叶大黄素(rhapontigenin,RHAG)在抗炎、抗血栓方面具有良好的活性,提示土大黄苷是一种极具潜力的新药开发先导化合物。目前,多采用醇柱层析法分离获得土大黄苷,通过纸层析、薄层色谱或高效液相色谱等方法对提取物进一步定性定量检测。

土大黄苷通过抑制肿瘤细胞增殖、诱导肿瘤细胞凋亡、抑制肿瘤细胞转移和血管生成、抑制脂肪酸合成酶活性及表达等发挥抗肿瘤活性[70~72]。其抗炎作用机制包括抑制炎症因子表达和减少炎症介质产生等[73],通过增强胰岛素功能来提高细胞糖摄取量进而达到降血糖的作用[74]。氧自由基吸收能力(ORAC)实验结果表明土大黄苷是一种良好的氧自由基清除剂[75],Zhang等以过氧化氢(H_2O_2)处理过的仓鼠肺成纤维细胞V79-4为研究对象,发现土大黄苷通过激活H_2O_2酶发挥对细胞内过氧化物、DPPH自由基和H_2O_2的清除作用[76]。此外,土大黄苷经肠道代谢后的产物丹叶大黄素在抗感染、抗血栓等方面也具有良好的生物学活性[77],深入研究土大黄苷及其代谢产物的作用机制和生物活性,并开发相关制剂,为其新药开发及临床应用提供参考。

三、黄酮类

黄酮类化合物(flavonoids),是一类广泛存在于天然植物中的植物次生代谢产物。该类化合物是以2-苯基色原酮为母核衍生出来的一类具有多种酚类结构的天然物质(见图 5-3),即以 C6—C3—C6 为基本碳架的一系列化合物。黄酮类化合物在植物界分布很广,在植物体内大部分与糖结合成苷类或碳糖基的形式存在,也有的以游离形式存在。黄酮类化合物可分为:黄酮和黄酮醇、异黄烷酮(又称二氢异黄酮)、黄烷酮(又称二氢黄酮)和黄烷酮醇(又称二氢黄酮醇)、异黄酮、查耳酮、二氢查耳酮、橙酮、黄烷和黄烷醇等。

现在的研究证明,黄酮类化合物是一种不可缺少的化学物质,在各种营养、制药、医药和化妆品中均有应用。这主要归结于黄酮类化合物具备良好的抗氧化、抗感染、抗诱变、抗癌以及调节关键细胞酶功能的能力。据报道,何首乌中也含有大量的黄酮类化合物,李建北等[20]在何首乌块根处已经分离到麦黄酮、芦丁、苜蓿素、木犀草素、槲皮素、山奈酚、芹菜素、金丝桃苷及牡荆素等。这些黄酮类化合物的药理学功效成为何首乌药用价值的物质基础。

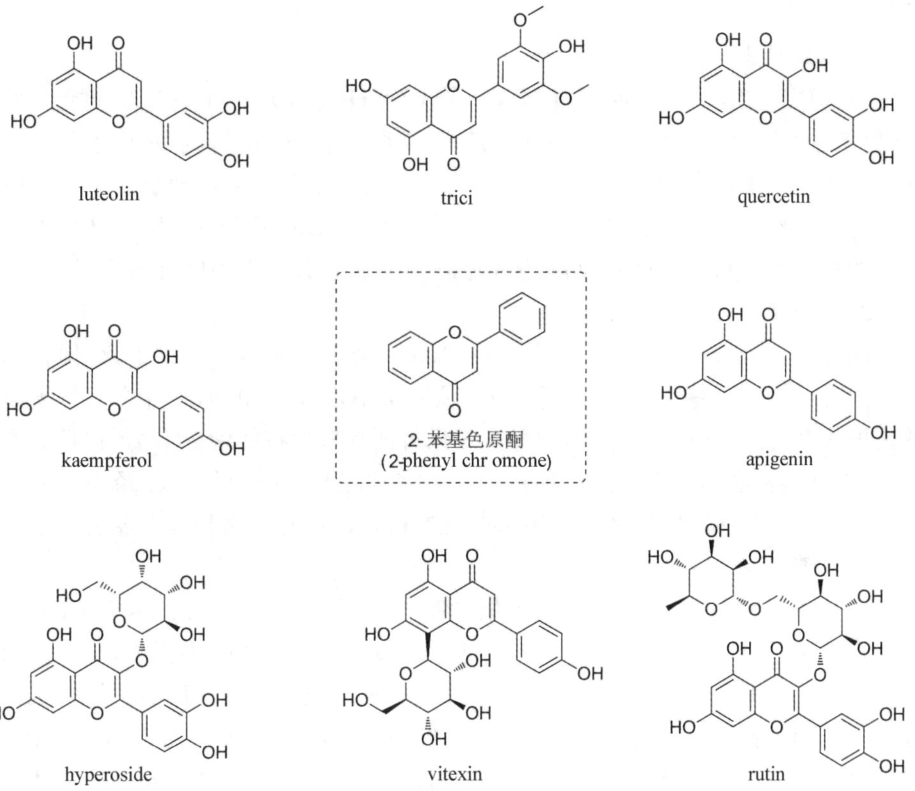

图 5-3 黄酮类化合物分子结构式

1. 芦丁

芦丁,也称为芦丁苷、芸香苷和维生素 P,分子式 $C_{27}H_{30}O_{16}$,分子量 610.51,是由黄酮醇、槲皮素和二糖芦丁糖组成的苷类物质。芦丁是何首乌中主要的多酚类成分之一,是广泛存在于植物中的黄酮醇配糖体,两个配糖体为葡萄糖和鼠李糖。芦丁为淡黄色或淡绿色针状结晶或结晶性粉末,能溶于吡啶、甲酰和碱液。目前,芦丁已经被探索出具有多种药理学作用,尤其是对人体健康具有重要的促进作用,它能够抑制 Aβ 聚集和细胞毒性的产生,具有减轻氧化应激、减少体外一氧化氮和促炎细胞因子产生的作用[78]。另外,芦丁也是一种高效的天然活性氧清除剂,它可以提高过氧化氢酶和超氧化物歧化酶(SOD)等的抗氧化活性,从而抑制活性氧(ROS)的产生[79]。

研究表明,中药何首乌具有显著的降血糖作用,但其降血糖活性成分及作用机制尚不清楚。Ma 等采用网络药理学的方法,对何首乌中潜在的生物活性化合物及其降血糖机制进行了研究。通过构建的成分-靶标相互作用网络,进一步得到了包括白藜芦醇、芹菜素、山奈酚、槲皮素和木犀草素在内的 5 种关键活性成分。其中,芹菜素、山奈酚、槲皮素和木犀草素这些黄酮类化合物在降血糖方面起了关键的药理作用[80]。

2. 木犀草素

木犀草素(3',4',5,7-四羟黄酮),分子式 $C_{15}H_{10}O_6$,分子量 286.23,黄色针状结晶,微溶于水,具弱酸性,能溶于乙醇、乙醚,正常条件下稳定。木犀草素是一种存在于许多药用植物中的黄酮化合物。临床上,主要用于止咳、祛痰、消炎、降尿酸及治疗心血管疾病。多项实验研究表明,木犀草素可减轻实验性 1 型和 2 型糖尿病模型的糖尿病症状,并可预防与糖尿病相关的大鼠认知功能下降和肾病[81]。

3. 槲皮素

槲皮素,分子式 $C_{15}H_{10}O_7$,分子量 302.24,是一种天然的类黄酮,在何首乌及其它多种植物中的茎皮、花、叶、芽、种子及果实中,多以苷的形式存在。越来越多的证据表明,槲皮素在预防和治疗不同疾病方面具有潜在的治疗潜力,包括心血管疾病、癌症和神经退行性疾病。槲皮素在许多细胞和动物模型中已经被证明具有抗氧化、抗炎和抗癌活性,通过调节参与这些过程的信号通路和基因表达[82]。

4. 山奈酚

山奈酚,分子式 $C_{15}H_{10}O_6$,分子量 286.23,作为一类重要的膳食类黄酮,具有显著的抗癌、抗炎和抗癫痫活性。相对于其它日常饮食的黄酮类物质,高摄入山奈酚还会明显降低患胰腺癌和肺癌的风险。由于氧化应激在炎性疾病的发病机制中起重要作用,研究显示山奈酚也具有防止各种氧化应激和炎症相关的慢性病[83]。另外,山奈酚还具有遗传毒性作用,它的遗传毒性作用是由于其体外促氧化活性导致的[84]。

5. 芹菜素

芹菜素(4',5,7-三羟基黄酮),又称芹黄素、洋芹素,分子式 $C_{15}H_{10}O_5$,分子量 270.24,也是一种生物类黄酮化合物。芹菜素具有抗肿瘤、心脑血管保护、抗病毒及抗菌等多种生物活性。因此,芹菜素在很早之前作为传统药物用于临床研究。

此外,芹菜素通过刺激细胞凋亡和自噬、细胞周期阻滞、阻断细胞迁移和侵袭、增强免疫应答等多种途径对多种癌症具有抗肿瘤作用。芹菜素对癌细胞具有高度选择性,能够高选择性地诱导癌细胞凋亡,而不损伤正常细胞[85]。

6. 牡荆素

牡荆素,分子式 $C_{21}H_{20}O_{10}$,分子量 432.38,是牡荆叶和牡荆子提取的天然黄酮类化合物,它也是何首乌中的主要类黄酮化合物。目前,牡荆素已用于临床医疗,主要用于治疗心血管疾病。牡荆素还显示出明显的降压、抗感染和抗痉挛活性。其降压作用的机制是阻断神经节所致。此外,牡荆素还具有一定的抗肿瘤活性。

除了上述这些具有重要生理功能和药理学活性的天然化合物之外,后续还有更多的黄酮类天然化合物在何首乌中被发现。例如,金丝桃苷、木犀草素-5-O-木糖苷、4-O-葡萄糖基苯乙酮、丁香色原酮、3-O-没食子酰基-儿茶素等[86]。这些黄酮类化合物具有重要的药用价值,在抗自由基、抗菌和抗氧化及心血管系统方面发挥重要作用。

四、其它成分

何首乌的主要活性成分有蒽醌类、二苯乙烯苷类和黄酮类。随着对何首乌化学成分的研究,发现何首乌中其还具有磷脂类、酚类、粗脂肪、膳食纤维和丰富的微量元素等。何首乌中的磷脂类化合物与何首乌的滋补作用有关,可以防治肝功能损害、治疗心血管疾病等,具有较高的保健价值和药理学作用。目前,已从何首乌中提取分离了磷脂酰乙醇胺、磷脂酰胆碱、溶血磷脂酰胆碱、磷脂酰丝氨酸和磷脂酰肌醇等磷脂类化合物[87]。此外,何首乌中含有的多酚类化合物,包括儿茶素、表儿茶素、没食子酸和 2,3,5,4'-四羟基-2-O-葡萄糖苷-3''-O-没食子酸酯等,具有抗肿瘤、抗氧化、抗病菌以及保护心脑器官等多种药理学作用[16, 86]。儿茶素的抗氧化作用已通过多种体外、体内实验得到证实,其参与影响了血管生成、细胞外基质降解及调节细胞死亡分子机制的调控[88]。

靳宝芬等[89]采用超高效液相色谱串联四极杆飞行时间质谱对生何首乌药材的化学成分进行分析及鉴定,首次鉴定发现了两种二聚体化学成分,分别为benzoic acid, 3-hydroxy-4, 5-dimethoxy-(2R, 2'R, 3R, 3'R, 4R)-2, 2'-bis (3, 4-dihydroxyphenyl)-3, 3', 4, 4'-tetrahydro-3, 5, 5', 7, 7'-pentahydroxy[4, 8'-bi2H-1-benzopyran]-3'-yl ester 和 (R)-4, 4', 5, 5'-tetrahydroxy-2-methoxy-2', 7, 7'-trimethyl-[9, 9'-bianthracene]-10, 10'(9H, 9'H)-dione。

何首乌具有丰富的天然小分子化合物,是探索理想目标活性成分的巨大宝库,其活性成分与其临床医疗作用有着密切的关系。进一步深入研究何首乌活性成分的化学成分属性、药理以及临床应用深入研究,将对开发利用何首乌中药资源奠定基础。

参考文献

［1］ Park G J，Mann S P，Ngu M C. Acute hepatitis induced by Shou-Wu-Pian，a herbal product derived from Polygonum multiflorum［J］. J Gastroenterol Hepatol，2001，16(1)：115－117.

［2］ Sun Y N，Li W，Kim J H，et al. Chemical constituents from the root of Polygonum multiflorum and their soluble epoxide hydrolase inhibitory activity［J］. Archi Pharm Res，2015，38(6)：998－1004.

［3］ 洪惟. 何首乌化学成分及其抗炎活性研究［D］. 南京理工大学，2018.

［4］ 许彩虹. 何首乌的炮制研究及有效成分的微波提取［D］. 中国农业大学，2004.

［5］ 林飞，郑皓，路巧红，等. 何首乌中二苯乙烯苷与总蒽醌的提取与分离［J］. 河南中医，2011，31(10)：1191－1192.

［6］ Yao S，Li Y，Kong L. Preparative isolation and purification of chemical constituents from the root of Polygonum multiflorum by high-speed counter-current chromatography［J］. J Chromatogr A，2006，1115(1－2)：64－71.

［7］ 佟泽勇，宋媛媛. 高速逆流色谱法一步分离何首乌中的二苯乙烯苷［J］. 黑龙江科技信息，2011(25)：23.

［8］ Liu M，Li X，Liu Q，et al. Preparative isolation and purification of 12 main antioxidants from the roots of Polygonum multiflorum Thunb. using high-speed countercurrent chromatography and preparative HPLC guided by 1，1'-diphenyl-2-picrylhydrazyl-HPLC［J］. J Sep Sci，2020，43(8)：1415－1422.

［9］ 袁炜，高增平，杨建波，等. 何首乌化学成分的研究［J］. 中草药，2017，48(04)：631－634.

［10］ Xuan D L，Le Ba V，Gao D，et al. Soluble epoxide hydrolase inhibitors from (Wall.) Decne［J］. Nat Prod Res，2020，8：1－6.

［11］ Tian T，Xu X，Li X，et al. Precision-characterization and quantitative determination of main compounds in Si-Ni-San with UHPLC-MS/MS based targeted-profiling method［J］. J Pharm Biomedi Anal，2021，194：113816.

［12］ Qiu X，Zhang J，Huang Z，et al. Profiling of phenolic constituents in Polygonum multiflorum Thunb. by combination of ultra-high-pressure liquid chromatography with linear ion trap-Orbitrap mass spectrometry［J］. J Chromatogr A，2013，1292：121－131.

［13］ Xu W，Zhang J，Huang Z，et al. Identification of new dianthrone glycosides from Polygonum multiflorum Thunb. using high-performance liquid chromatography coupled with LTQ-Orbitrap mass spectrometry detection：a strategy for the rapid detection of new low abundant

metabolites from traditional Chinese medicines[J]. Anal Methods,2012,4
(6):1806.

[14] Wang H,Song L,Feng S,et al. Characterization of proanthocyanidins in
stems of Polygonum multiflorum Thunb as strong starch hydrolase
inhibitors[J]. Molecules,2013,18(2):2255 - 2265.

[15] Yi T,Leung K S Y,Lu G,et al. Identification and determination of the
major constituents in traditional Chinese medicinal plant Polygonum
multiflorum Thunb by HPLC coupled with PAD and ESI/MS [J].
Phytochem Anal,2007,18(3):181 - 187.

[16] Lin L,Ni B,Lin H,et al. Traditional usages,botany,phytochemistry,
pharmacology and toxicology of Polygonum multiflorum Thunb.: A review
[J]. J Ethnopharmacol,2015,159:158 - 183.

[17] 王浩,杨健,周良云,等. 何首乌化学成分与药理作用研究进展[J]. 中国实验
方剂学杂志,2019,25(13):192 - 205.

[18] 陈冰冰,姜爱玲,张岩. 何首乌有效成分二苯乙烯苷的药理活性研究进展[J].
中国临床药理学与治疗学,2016,21(6):710 - 715.

[19] 张志国,吕泰省,姚庆强. 何首乌蒽醌类化学成分研究[J]. 中草药,2006,37
(9):1311 - 1313.

[20] 李建北,林茂. 何首乌化学成分的研究[J]. 中草药,1993,24(3):115 - 118.

[21] 大岛俊幸,王珂. 高效液相色谱法测定何首乌和夜交藤中蒽醌类成分的含量
[J]. 药物分析杂志,1996,16(4): 219 - 222.

[22] 杜上鉴. 蒽醌类化合物在某些病理状态下的构效关系[J]. 国外药学(植物药
分册),1981(1):17 - 18.

[23] 邓黎,龚涛. 何首乌中结合型大黄素的提取工艺[J]. 华西药学杂志,2008,23
(3):322 - 323.

[24] Shrimali D,Shanmugam M K,Kumar A P,et al. Targeted abrogation of
diverse signal transduction cascades by emodin for the treatment of
inflammatory disorders and cancer [J]. Cancer Lett,2013,341（2）:
139 - 149.

[25] Xia X M,Li B K,Xing S M,et al. Emodin promoted pancreatic claudin-5
and occludin expression in experimental acute pancreatitis rats[J]. World J
Gastroenterol,2012,18(17):2132 - 2139.

[26] 李永红,何馥倩,黄宗文,等. 大黄素对急性坏死性胰腺炎大鼠肠道损伤的保
护作用[J]. 四川大学学报(医学版),2010,41(6):1012 - 1015.

[27] Zhou M,Xu H,Pan L,et al. Emodin promotes atherosclerotic plaque
stability in fat-fed apolipoprotein E-deficient mice[J]. Tohoku J Exp Med,

2008,215(1):61-69.

[28] Ma W, Liu F, Yuan L, et al. Emodin and AZT synergistically inhibit the proliferation and induce the apoptosis of leukemia K562 cells through the EGR1 and the Wnt/betacatenin pathway[J]. Oncol Rep,2020,43(1): 260-269.

[29] Lu J, Xu Y, Zhao Z, et al. Emodin suppresses proliferation, migration and invasion in ovarian cancer cells by down regulating ILK in vitro and in vivo[J]. Onco Targets Ther,2017,10:3579-3589.

[30] Ding N, Zhang H, Su S, et al. Emodin enhances the chemosensitivity of endometrial cancer by inhibiting ROS-mediated cisplatin-resistance[J]. Anticancer Agents Med Chem,2018,18(7):1054-1063.

[31] Li T, Si W, Zhu J, et al. Emodin reverses 5-Fu resistance in human colorectal cancer via downregulation of PI3K/Akt signaling pathway[J]. Am J Transl Res,2020,12(5):1851-1861.

[32] Yusuf M A, Singh B N, Sudheer S, et al. Chrysophanol: a natural anthraquinone with multifaceted biotherapeutic potential [J]. Biomolecules,2019,9(2):68.

[33] Lin F, Zhang C, Chen X, et al. Chrysophanol affords neuroprotection against microglial activation and free radical-mediated oxidative damage in BV2 murine microglia[J]. Int J Clin Exp Med,2015,8(3):3447-3455.

[34] Chae U, Min J S, Leem H H, et al. Chrysophanol suppressed glutamate-induced hippocampal neuronal cell death via regulation of dynamin-related protein 1-dependent mitochondrial fission[J]. Pharmacology,2017,100 (3-4):153-160.

[35] Lin F L, Lin C H, Ho J D, et al. The natural retinoprotectant chrysophanol attenuated photoreceptor cell apoptosis in an N-methyl-N-nitrosourea-induced mouse model of retinal degenaration[J]. Sci Rep, 2017,7:41086.

[36] Xie L, Tang H, Song J, et al. Chrysophanol: a review of its pharmacology, toxicity and pharmacokinetics[J]. J Pharm Pharmacol,2019,71(10): 1475-1487.

[37] Lee M S, Sohn C B. Anti-diabetic properties of chrysophanol and its glucoside from rhubarb rhizome[J]. Biol Pharm Bull,2008,31(11): 2154-2157.

[38] Onoda T, Li W, Sasaki T, et al. Identification and evaluation of magnolol and chrysophanol as the principle protein tyrosine phosphatase-1B

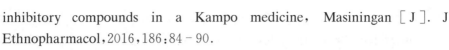

inhibitory compounds in a Kampo medicine，Masiningan［J］. J Ethnopharmacol,2016,186:84‑90.

［39］Basile A，Rigano D，Loppi S，et al. Antiproliferative，antibacterial and antifungal activity of the lichen Xanthoria parietina and its secondary metabolite parietin［J］. Int J Mol Sci,2015,16(4):7861‑7875.

［40］May Z W，Buttachon S，Dethoup T，et al. Antibacterial and antibiofilm activities of the metabolites isolated from the culture of the mangrove-derived endophytic fungus Eurotium chevalieri KUFA 0006［J］. Phytochemistry,2017,141:86‑97.

［41］Uddin Z，Song Y H，Curtis-Long M J，et al. Potent bacterial neuraminidase inhibitors，anthraquinone glucosides from Polygonum cuspidatum and their inhibitory mechanism［J］. J Ethnopharmacol,2016,193:283‑292.

［42］杨宇红,龚惠之,杨翠荣,等. 植物源杀菌剂大黄素甲醚防治黄瓜白粉病研究［J］. 中国蔬菜,2009,20:23‑28.

［43］Trybus W，Krol T，Trybus E，et al. The potential antitumor effect of chrysophanol in relation to cervical cancer cells［J］. J Cell Biochem,2021,122(6):639‑652.

［44］Xue C，Liu H，Li B，et al. Physcion 8‑O‑β-glucopyranoside exhibits anti-growth and anti-metastatic activities in ovarian cancer by downregulating miR-25［J］. Eur Rer Med Pharmacol Sci，2019,23(12):5101‑5112.

［45］Nijs G，de Witte P，Geboes K，et al. Influence of rhein anthrone and rhein on small intestine transit rate in rats：evidence of prostaglandin mediation［J］. Eur J Pharmacol,1992,218(2‑3):199‑203.

［46］Wanitschke R，Karbach U. Influence of rhein on rat colonic Na^+，K^+-ATPase and permeability in vitro［J］. Pharmacology,1988,36 (Suppl 1):98‑103.

［47］Legendre F，Bogdanowicz P，Martin G，et al. Rhein，a diacerhein-derived metabolite，modulates the expression of matrix degrading enzymes and the cell proliferation of articular chondrocytes by inhibiting ERK and JNK-AP-1 dependent pathways［J］. Clin Exp Rheumatol,2007,25(4):546‑555.

［48］Zhuang Y，Bai Y，Hu Y，et al. Rhein sensitizes human colorectal cancer cells to EGFR inhibitors by inhibiting STAT3 pathway［J］. Onco Targets Ther,2019,12:5281‑5291.

［49］Li S W，Yang T C，Lai C C，et al. Antiviral activity of aloe-emodin against influenza A virus via galectin-3 up-regulation［J］. Eur J Pharmacol,2014,738:125‑132.

［50］ Jiang L，Yi T，Shen Z，et al. Aloe-emodin attenuates staphylococcus aureus pathogenicity by interfering with the oligomerization of alpha-toxin ［J］. Front Cell Infect Microbiol,2019,9:157.

［51］ Gao R，Wu X，Huang Z，et al. Anti-tumor effect of aloe-emodin on cervical cancer cells was associated with human papillomavirus E6/E7 and glucose metabolism［J］. Onco Targets Ther,2019,12:3713－3721.

［52］ Cheung F W，Leung A W，Liu W K，et al. Tyrosinase inhibitory activity of a glucosylated hydroxystilbene in mouse melan-a melanocytes［J］. J Nat Prod,2014,77(6):1270－1274.

［53］ Su Y，Wang Q，Wang C，et al. The treatment of Alzheimer's disease using Chinese medicinal plants：from disease models to potential clinical applications［J］. J Ethnopharmacol,2014,152(3):403－423.

［54］ Qian J，Hou M，Wu X，et al. A review on the extraction，purification，detection，and pharmacological effects of 2,3,5,4'-tetrahydroxystilbene-2-O-beta-d-glucoside from Polygonum multiflorum ［ J ］. Biomed Pharmacother,2020,124:109923.

［55］ Wang W，He Y，Lin P，et al. In vitro effects of active components of Polygonum Multiflorum Radix on enzymes involved in the lipid metabolism［J］. J Ethnopharmacol,2014,153(3):763－770.

［56］ Rauf A，Imran M，Butt M S，et al. Resveratrol as an anti-cancer agent：A review［J］. Crit Rev Food Sci Nutr,2018,58(9):1428－1447.

［57］ Nonaka G，Miwa N，Nishioka I. Stilbene glycoside gallates and proanthocyanidins from Polygonum multiflorum ［ J ］. Phytochemistry,1982,21(2):429－432.

［58］ 国家药典委员会. 中华人民共和国药典(一部)［M］. 北京:中国医药科技出版社,2015.

［59］ 徐杰,周文聪,张媛英. 何首乌活性成分——二苯乙烯苷的研究进展［J］. 泰山医学院学报,2008,29(1):78－80.

［60］ 吕丽爽. 何首乌中二苯乙烯苷的体外抗氧化研究［J］. 食品科学,2007,28(1):313－317.

［61］ 张媛英,翟静,孙凌云,等. 何首乌提取物对大鼠脑缺血再灌注损伤的保护作用［J］. 中国临床康复,2005,9(33):86－87.

［62］ Park S Y，Jin M L，Wang Z，et al. 2,3,4',5－tetrahydroxystilbene-2-O-β-D-glucoside exerts anti-inflammatory effects on lipopolysaccharide-stimulated microglia by inhibiting NF-kappaB and activating AMPK/Nrf2 pathways［J］. Food Chem Toxicol,2016,97:159－167.

［63］ Long T，Wang L，Yang Y，et al. Protective effects of trans-2，3，5，4'-tetrahydroxystilbene 2‐O-β-D-glucopyranoside on liver fibrosis and renal injury induced by CCl_4 via down-regulating p-ERK1/2 and p-Smad1/2［J］. Food Funct，2019，10(8)：5115 - 5123.

［64］ 李先宽,李赫宇,李帅,等. 白藜芦醇研究进展［J］. 中草药,2016,47(14)：2568 - 2578.

［65］ 康彦芳,杨永杰,封军来,等. 从葡萄穗轴废渣中提取白藜芦醇的工艺研究［J］. 食品科学,2007,28(11)：203 - 207.

［66］ 蔡杨柳. 白藜芦醇的提取纯化及性能研究［D］. 北京：北京化工大学,2010.

［67］ Hung L M，Chen J K，Huang S S，et al. Cardioprotective effect of resveratrol，a natural antioxidant derived from grapes.［J］. Cardiovasc Res，2000,47(3)：549 - 555.

［68］ Li H，Xia N，Hasselwander S，et al. Resveratrol and vascular function［J］. Int J Mol Sci,2019,20(9)：2155.

［69］ Kiskova T，Kassayova M. Resveratrol action on lipid metabolism in cancer ［J］. Int J Mol Sci,2019,20(11)：2704.

［70］ Kim A，Ma J Y. Rhaponticin decreases the metastatic and angiogenic abilities of cancer cells via suppression of the HIF1alpha pathway［J］. Int J Oncol,2018,53(3)：1160 - 1170.

［71］ 赵素容,段海峰,许尹,等. 土大黄苷对乳腺癌细胞 SK-BR-3 增殖的影响［J］. 军事医学科学院院刊,2010,34(5)：444 - 446.

［72］ 赵素容,刘浩,梁颖,等. 土大黄苷对乳腺癌细胞 SK-BR-3 凋亡的影响［J］. 蚌埠医学院学报,2012,37(7)：845 - 847.

［73］ Wei W，Wang L，Zhou K，et al. Rhapontin ameliorates colonic epithelial dysfunction in experimental colitis through SIRT1 signaling ［J］. Int Immunopharmacol,2017,42：185 - 194.

［74］ Choi S B，Ko B S，Park S K，et al. Insulin sensitizing and alpha-glucoamylase inhibitory action of sennosides，rheins and rhaponticin in Rhei Rhizoma［J］. Life Sci,2006,78(9)：934 - 942.

［75］ Yong Y，Saleem A，Guerrero-Analco J A，et al. Larix laricina bark，a traditional medicine used by the Cree of Eeyou Istchee：Antioxidant constituents and in vitro permeability across Caco-2 cell monolayers［J］. J Ethnopharmacol,2016,194：651 - 657.

［76］ Zhang R，Kang K A，Piao M J，et al. Rhapontigenin from Rheum undulatum protects against oxidative-stress-induced cell damage through antioxidant activity［J］. J Toxicol Environ Health A,2007,70(13)：1155 - 1166.

[77] Chen D，Liu J R，Cheng Y，et al. Metabolism of Rhaponticin and Activities of its Metabolite，Rhapontigenin：A Review[J]. Curr Med Chem，2020，27(19)：3168-3186.

[78] Xu P X，Wang S W，Yu X L，et al. Rutin improves spatial memory in Alzheimer's disease transgenic mice by reducing Abeta oligomer level and attenuating oxidative stress and neuroinflammation[J]. Behav Brain Res，2014，264：173-180.

[79] Jimenez-Aliaga K，Bermejo-Bescos P，Benedi J，et al. Quercetin and rutin exhibit antiamyloidogenic and fibril-disaggregating effects in vitro and potent antioxidant activity in APPswe cells[J]. Life Sci，2011，89(25-26)：939-945.

[80] Song Y，Yang J，Jing W，et al. Systemic elucidation on the potential bioactive compounds and hypoglycemic mechanism of Polygonum multiflorum based on network pharmacology[J]. Chin Med，2020，15(1)：121.

[81] Xu N，Zhang L，Dong J，et al. Low-dose diet supplement of a natural flavonoid，luteolin，ameliorates diet-induced obesity and insulin resistance in mice[J]. Mol Nutr Food Res，2014，58(6)：1258-1268.

[82] Boots A W，Wilms L C，Swennen E L，et al. In vitro and ex vivo anti-inflammatory activity of quercetin in healthy volunteers[J]. Nutrition，2008，24(7-8)：703-710.

[83] Chen X，Yang X，Liu T，et al. Kaempferol regulates MAPKs and NF-KB signaling pathways to attenuate LPS-induced acute lung injury in mice[J]. Int Immunopharmacol，2012，14(2)：209-216.

[84] Devi K P，Malar D S，Nabavi S F，et al. Kaempferol and inflammation：From chemistry to medicine[J]. Pharmacol Res，2015，99：1-10.

[85] Yan X，Qi M，Li P，et al. Apigenin in cancer therapy：anti-cancer effects and mechanisms of action[J]. Cell Biosci，2017，7：50.

[86] 饶高雄,薛咏梅,惠婷婷,等. 首乌叶化学成分研究[J]. 中药材,2009,32(6)：891-893.

[87] 蔡中齐,罗益远,刘训红,等. HPLC-ELSD 同时测定何首乌中 6 种磷脂类成分的含量[J]. 中国新药杂志,2018,27(12)：1417-1422.

[88] Min K J，Kwon T K. Anticancer effects and molecular mechanisms of epigallocatechin-3-gallate[J]. Integr Med Res，2014，3(1)：16-24.

[89] 靳宝芬,叶昊,王凤云,等. 基于 UPLC/Q-TOF MS 法分析生何首乌药材的化学成分[J]. 广东药科大学学报,2020,36(4)：473-478.

（吕海涛）

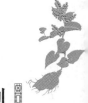

第六章 何首乌的药理学作用与机制

第一节 延缓衰老及神经保护作用

《本草纲目》中记载了何首乌的传说,可以乌须发,"常服能续嗣延年",现代中药药理学研究表明何首乌也有延缓衰老及神经保护作用,中药药理学并没有区分生首乌和制何首乌的作用不同。因此,对何首乌的延缓衰老及神经保护作用需要深入研究。

一、何首乌延缓衰老的作用

何首乌化学成分复杂。延缓衰老的活性成分可能与二苯乙烯苷类成分如顺式-二苯乙烯苷、反式二苯乙烯苷[1],白藜芦醇类如顺式-白藜芦醇、反式-白藜芦醇及其糖苷[2],何首乌多糖类[3,4]有关。这些化合物属于天然多酚类,具有强烈的抗氧化活性。

(一)抗衰老作用

器官组织退化常常与氧化应激损伤、认知障碍及炎症等有关。何首乌乙酸乙酯提取物可提高秀丽隐杆线虫寿命[5]。3小时蒸制品何首乌可显著提高超氧化物歧化酶(superoxide dismutase,SOD)的活性,抗二倍体细胞衰减率可达38.04%[6]。2,3,5,4'-四羟基二苯乙烯-2-O-β-D-葡萄糖苷(THSG)亦能够显著提高秀丽隐杆线虫对致死热应激的抵抗,延长其寿命和抗逆性,平均存活量最高可增加22.2%[7];提高果蝇的生命周期(雄性14.3%,雌性29.2%)[8]。THSG还可延长衰老模型小鼠寿命17%[9]。此外,克老素(*Klotho*)基因及分泌型Klotho蛋白是重要的抗衰老因子,表达于远端肾小管和脑脉络丛,通过胰岛素/胰岛素样生长因子1(insulin-like growth factor-1,IGF-1)及 *p*53 信号影响衰老进程。THSG可增加Klotho蛋白在大脑、心、肾、睾丸、附睾中的表达,降低大脑及肾中胰岛素、IGF-1水平[8]。何首乌水提液能明显降低老年小鼠肝、脑丙二醛(malondialdehyde,MDA)水平[10],抑制单胺氧化酶的活性[11]。

何首乌多糖也有抗氧化活性,可使血清、肝、肾中 SOD 和谷胱甘肽过氧化物酶(glutathione peroxidase,GSH-Px)活力增加,清除活性氧(ROS)[3]。此外,通过调节脂肪酸比例,也可缓解衰老。如何首乌可以改善脂肪酸(C18∶1、C18∶2、C18∶3N3、C20∶2及C20∶3N3)引起的老龄化[12]。

THSG 通过影响乳酸脱氢酶(lactate dehydrogenase,LDH)和唾液 α-淀粉酶(saliva alpha amylase,SAA)的活性,减少苏醒和快速眼动期和增加非快速眼动期以延长睡眠时间,改善睡眠质量[13]。

何首乌还可以改善精子质量。中药复方制剂何首乌饮(含何首乌、肉苁蓉、牛膝、淫羊藿、丹参及茯苓)可上调疲劳大鼠的血清睾酮水平,下调睾丸组织中的细胞色素 C 氧化酶 7a2(cytochrome Coxidase subunit 7a2,Cox7a2)的表达[14];调节下丘脑-垂体-睾丸轴,增加促性腺激素释放激素、促性腺激素以及 IGF-1 的分泌[15];促进睾丸间质细胞(Leydig 细胞)中类醇激素合成急性调节蛋白(steroids acute regulatory synthesis protein,StAR)和细胞色素 P450 胆固醇侧链裂解酶(cytochrome P450 cholesterol side-chain cleavage enzyme,P450scc)[6, 16],增加睾酮合成酶的表达[17]而改善睾酮合成能力以及改善自然老龄化大鼠的精子质量;何首乌饮还可通过抑制大鼠睾丸细胞的线粒体凋亡而改善睾丸细胞的生精功能[18]。

从何首乌中分离出大黄素衍生物 emodin-8-O-(6'-O-malonyl)-glucoside,也可通过激活生长素受体而刺激大鼠原垂体前叶细胞生长激素释放,发挥抗衰老作用[19]。但总体而言,关于蒽醌类成分抗衰老的报道不多。

(二)乌发及防治脱发

脱发、白发是机体病态、衰老、身体素质下降的信号。不仅受年龄、遗传和环境因素影响,而且还受体内各种调节因子调控。何首乌应用于生发、乌发和治脱发有很长的历史。何首乌口服和局部用药均能促进小鼠的毛发生长[20]。生发效果强弱顺序依次为生首乌、制何首乌和 THSG[21]。何首乌叶发酵后的水提物能上调模型小鼠的音猬因(sonic hedgehog,SHH)和 β-联蛋白(β-catenin)的表达而促进毛发生长[22]。生发作用还与增加毛发中总黑色素含量及 α-黑素细胞刺激素(α-melanocyte-stimulating hormone,α-MSH)、黑皮质素 1 受体(melanocortin-1 receptor,MC1R)和酪氨酸酶(tyrosinase)有关[21]。

二、何首乌的神经保护作用

THSG 可促进缺血/再灌注后的血管再生和恢复[23]。在体外氧-糖剥夺再灌注(oxygen-glucose deprivation followed by reperfusion,OGD-R)和体内大脑中动脉缺氧实验中,THSG 能纠正神经损伤、胞内 ROS 的产生和线粒体膜电位(membrane potential)下降;降低过氧化氢(H_2O_2)诱导的钙浓度升高;通过激活抗衰老酶 1(sirtuin1,SIRT1)和抑制核因子-κB(nuclear factor kappa-B,NF-κB)而抑制诱导型一氧化氮合成酶(inducible nitric oxide synthase,iNOS)的表达;抑制 c-

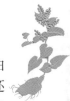

Jun 氨基末端激酶(c-Jun N-terminal kinase,JNK)和 Bcl-2 家族相关的凋亡蛋白信号,减少脑梗死面积[24],防止脑缺血/再灌注损伤。何首乌醇提取物及 THSG 还可以对抗淀粉样 β 肽 42(amyloid β-peptide 42,Aβ42)的毒性,从而对抗阿尔兹海默病的认知障碍[25]。THSG 还可以通过抑制谷氨酸诱导的海马神经元细胞 HT22 活性氧的产生;以及抑制血红素加氧酶-1(hemeoxygenase-1)、半胱氨酸蛋白酶-3 (caspase-3)和钙蛋白酶-1(calpain-1 proteases),进而对抗 HT22 细胞的氧化毒性[26];何首乌还可以通过胞外信号调解蛋白激酶(extracellular-signal-regulated kinase,ERK)下调海马中的肌球蛋白轻链激酶(myosin light chain kinase, MLCK)发挥神经保护作用[27]。

何首乌还能增加大鼠投射到海马和大脑皮层的乙酰胆碱酯酶(AChE)纤维数目,减少纤维形态的破坏,对改善阿尔兹海默病的症状有一定的作用[28]。同时,何首乌还能增强突触的可塑性[29],增加海马 CA1 区神经元脑源性神经营养因子(brain derived neurotrophic factor,BDNF)的表达[30],有助于增强学习和记忆能力。

THSG 在神经退行性病变中能通过调节 ROS-NO 通路,保护六羟多巴胺(6-OHDA)诱导的嗜铬细胞瘤细胞(P12)损伤[31]。在帕金森病模型中,给予何首乌提取物,可通过抗氧化活性改善人神经母细胞瘤细胞的活性,降低 LDH、丙二醛(MDA)的含量,恢复线粒体膜电位[32]。

有关何首乌蒽醌类成分治疗神经退行性疾病的报道不多。有文献发现大黄酚可以抑制小胶质细胞中促炎症细胞因子 TNF-α、IL-1 和 IL-6 的释放,对神经退行性疾病如帕金森病综合征、阿尔兹海默病等[33]。大黄酚对神经具有长期的保护作用,通过调节转录因子、小分子化合物、蛋白信号通路等,对脑缺血再灌注以及神经退行性疾病的治疗具有显著效果[34、35]。

参考文献

[1] 任红微,魏静,高秀梅,等,何首乌及其主要化学成分药理作用及机制研究进展[J].药物评价研究,2018,41(7):1357-1362.

[2] 王浩,杨健,周良云,等,何首乌化学成分与药理作用研究进展[J].中国实验方剂学杂志,2019,25(13):192-205.

[3] 许爱霞,张振明,葛斌,等,何首乌多糖对氧自由基及抗氧化酶活性的作用研究[J].中国药师,2005,8(11):900-902.

[4] Lv L,Cheng Y,Zheng T,et al. Purification,antioxidant activity and antiglycation of polysaccharides from Polygonum multiflorum Thunb[J]. Carbohydr Polym,2014,99:765-773.

[5] 唐进法,张帆,李宇辉,等,何首乌乙酸乙酯提取物对秀丽线虫的抗衰老作用研究[J].中国药房,2017,28(4):493-496.

［6］王万根，张宁华，徐巧红，等，何首乌高压蒸制法蒸制时间对何首乌抗衰老活性影响的研究［J］. 云南中医学院学报，2013，36(2)：1－4.

［7］Büchter C，Zhao L，Havermann S，et al. TSG（2，3，5，4'-tetrahydroxystilbene-2-O-β-D-glucoside）from the Chinese herb Polygonum multiflorum increases life span and stress resistance of Caenorhabditis elegans［J］. Oxid Med Cell Longev，2015，2015：124357.

［8］周暄宣. 高纯度二苯乙烯苷制备工艺及其抗衰老机制研究［D］. 西安：第四军医大学，2013.

［9］Zhou X，Yang Q，Xie Y，et al. Tetrahydroxystilbene glucoside extends mouse life span via upregulating neural klotho and downregulating neural insulin or insulin-like growth factor 1［J］. Neurobiol Aging，2015，36(3)：1462－1470.

［10］李艳，余君. 何首乌水提液对老化模型大鼠脑组织内抗氧化酶表达的影响［J］. 湖北民族学院学报（医学版），2007，24(2)：15－17.

［11］陈晓光，崔志勇，常一丁，等，何首乌对老年小鼠衰老指标的影响［J］. 中草药，1991，22(8)：357－359，381，383.

［12］Yang J，He Y，Zou J，et al. Effect of polygonum multiflorum thunb on liver fatty acid content in aging mice induced by D-galactose［J］. Lipids Health Dis，2019，18(1)：128.

［13］Wei Q，Ta G，He W，et al. Stilbene glucoside，a putative sleep promoting constituent from polygonum multiflorum affects sleep homeostasis by affecting the activities of lactate dehydrogenase and salivary alpha amylase［J］. Chem Pharm Bull（Tokyo），2017，65(11)：1011－1019.

［14］Zhao X J，Guo Y，Song Q L，et al. Effect of Heshouwuyin on the expression of Cox7a2 protein in testis tissue of exercised-induced fatigue rat［J］. Si Chuan Da Xue Xue Bao，2013，44(2)：205－208.

［15］Niu S，Kou S，Zhou X，et al. Heshouwu decoction，a Chinese herb for tonifying kidney，ameliorates hypothalamic-pituitary-testicular axis secretion in aging rats［J］. Neural Regen Res，2012，7(21)：1611－1617.

［16］王建明，孙静，齐峰，等. 何首乌饮对大鼠睾丸间质细胞类固醇激素合成急性调节蛋白和细胞色素 P450 胆固醇侧链裂解酶蛋白表达的影响［J］. 解剖学报，2017，48(1)：30－36.

［17］Niu S，Chen J，Duan F，et al. Possible mechanism underlying the effect of Heshouwuyin，a tonifying kidney herb，on sperm quality in aging rats［J］. BMC Complement Altern Med，2014，14：250.

［18］Chen J，Wang Y，Hui C，et al. Mechanisms of Heshouwuyin in regulating

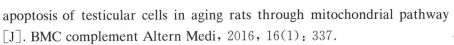

apoptosis of testicular cells in aging rats through mitochondrial pathway [J]. BMC complement Altern Medi，2016，16(1)：337.

[19] Lo Y H，Chen Y J，Chung T Y，et al. Emoghrelin，a unique emodin derivative in Heshouwu，stimulates growth hormone secretion via activation of the ghrelin receptor[J]. J Ethnopharmacol，2015，159：1－8.

[20] Li Y，Han M，Lin P，et al. Hair growth promotion activity and its mechanism of polygonum multiflorum［J］. Evid Based Complement Alternat Med，2015，2015：517901.

[21] Han M N，Lu J M，Zhang G Y，et al. Mechanistic studies on the use of Polygonum multiflorum for the treatment of hair graying[J]. Biomed Res Int，2015，2015：651048.

[22] Park H J，Zhang N，Park D K. Topical application of Polygonum multiflorum extract induces hair growth of resting hair follicles through upregulating Shh and β-catenin expression in C57BL/6 mice［J］. J Ethnopharmacol，2011，135(2)：369－375.

[23] Mu Y，Xu Z，Zhou X，et al. 2，3，5，4'-tetrahydroxystilbene-2-O-β-D-glucoside attenuates ischemia/reperfusion-induced brain injury in rats by promoting angiogenesis[J]. Planta Med，2017，83(8)：676－683.

[24] Wang T，Gu J，Wu P F，et al. Protection by tetrahydroxystilbene glucoside against cerebral ischemia：involvement of JNK，SIRT1 and NF-κB pathways and inhibition of intracellular ROS/RNS generation[J]. Free Radic Biol Med，2009，47(3)：229－240.

[25] Liu Q F，Lee J H，Kim Y M，et al. In vivo screening of traditional medicinal plants for neuroprotective activity against Aβ42 cytotoxicity by using drosophila models of alzheimer's disease[J]. Biol Pharm Bull，2015，38(12)：1891－1901.

[26] Lee S Y，Ahn S M，Wang Z，et al. Neuroprotective effects of 2，3，5，4'-tetrahydoxystilbene-2-O-β-D-glucoside from Polygonum multiflorum against glutamate-induced oxidative toxicity in HT22 cells［J］. J Ethnopharmacol，2017，195：64－70.

[27] He Y，Wang F，Chen S，et al. The protective effect of radix polygoni multiflori on diabetic encephalopathy via regulating myosin light chain kinase expression[J]. J Diabetes Res，2015，2015：484721.

[28] 李旻，杜小平，叶晖，等. 何首乌对 KA 致大鼠脑胆碱能纤维损伤的保护作用 [J]. 脑与神经疾病杂志，2002，10(3)：137－139.

[29] Wang T，Yang Y J，Wu P F，et al. Tetrahydroxystilbene glucoside，a

plant-derived cognitive enhancer，promotes hippocampal synaptic plasticity[J]. Eur J Pharmacol，2011，650(1)：206－214.

［30］邱光，伍校琼，罗学港. 何首乌对 Aβ1－40 诱导的大鼠海马神经元内 BDNF 表达的影响[J]. 中南大学学报(医学版)，2006，31(2)：194－199.

［31］Tao L，Li X，Zhang L，et al.，Protective effect of tetrahydroxystilbene glucoside on 6－OHDA-induced apoptosis in PC12 cells through the ROS-NO pathway[J]. PloS one，2011，6(10)：e26055.

［32］杨旭，赵海洲，徐大德，等. 何首乌提取物对 MPP⁺ 诱导的 SH-SY5Y 细胞损伤的保护作用[J]. 广东药学院学报，2016，32(1)：71－77.

［33］Lin F，Zhang C，Chen X，et al. Chrysophanol affords neuroprotection against microglial activation and free radical-mediated oxidative damage in BV2 murine microglia[J]. Int J Clin Exp Med，2015，8(3)：3447－3455.

［34］Chae U，Min J S，Leem H H，et al. Chrysophanol suppressed glutamate-induced hippocampal neuronal cell death via regulation of dynamin-related protein 1－dependent mitochondrial fission[J]. Pharmacology，2017，100 (3－4)：153－160.

［35］Lin F L，Lin C H，Ho J D，et al. The natural retinoprotectant chrysophanol attenuated photoreceptor cell apoptosis in an N-methyl-N-nitrosourea-induced mouse model of retinal degenaration[J]. Sci Rep，2017，7：41086.

（钟　森　汪选斌）

第二节　免疫调节作用

一、概述

何首乌具有补肝肾、益精血、乌须发、强筋骨之功效，作为补益药在中医学临床上应用广泛，常用于血虚萎黄、眩晕耳鸣、须早白、腰膝酸软及久病体虚等病征的治疗[1]。现代研究发现，何首乌或其提取物具有降血脂、抗动脉粥样硬化、抗氧化、抗衰老、抗痴呆及保肝等药理学活性。此外，近年来也有学者证实，何首乌还能提高机体免疫功能，在免疫性疾病的治疗中表现出巨大潜力[2]。

免疫力是指机体抵御病原体感染，维护体内环境稳态的能力。它包括三条防线：物理屏障、非特异性免疫及特异性免疫。虽然免疫系统可保护机体免受病原体感染，但是当机体处于某些特殊刺激状态，如营养不良、癌症、心理压力、放疗、使用免疫抑制药物及原发性免疫缺陷等，会导致人体的免疫力受损，就会产生各种免疫性疾病。

免疫系统由淋巴器官、免疫细胞、体液因子和细胞因子组成。根据免疫反应的

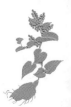

速度和特异性,免疫反应分为非特性免疫和特异性免疫。非特异性免疫又称固有免疫或先天免疫(innate immunity, nonspecific immunity),指机体先天具有的生理防御功能,对病原微生物和异物的入侵均能作出免疫应答。非特异性免疫(固有免疫)系统包括:固有免疫细胞(如树突状细胞、单核细胞及巨噬细胞等)、固有免疫分子(如补体、细胞因子及急性期蛋白等),以及组织屏障(如皮肤和黏膜系统、血脑屏障等)。特异性免疫(specific immunity)又称获得性免疫或适应性免疫,它是机体经后天感染病原体或预防接种疫苗获得的抵抗感染的能力。特异性免疫是高等动物免疫系统的标志,这种免疫反应由 T 淋巴细胞和 B 淋巴细胞的抗原特异性反应介导,具有记忆性[3]。

中药之所以能调节免疫,通常是由于中药多糖的作用。中药多糖具有广泛的药理活性,如抗氧化、抗感染、抗肿瘤和调节免疫[4]。中药多糖对免疫系统的调节主要表现为免疫增强或刺激作用。中药多糖能激活免疫细胞,加速抗体产生,调节机体免疫反应[5]。文献报道,何首乌多糖成分具有刺激免疫反应的功效,何首乌多糖可提高腹腔巨噬细胞吞噬活性,促进溶血素、溶血空斑形成,促进淋巴细胞转化。

二、何首乌调节免疫的物质基础

据报道,目前已从何首乌中分离出 100 多种化合物,包括二苯乙烯类、蒽醌类、磷脂类、糖类、酚类、黄酮类和鞣质等化合物及微量元素[6]。而何首乌发挥免疫调节作用的活性物质主要为多糖类和蒽醌苷类组分[7]。中药多糖作为一种天然活性成分,药理活性丰富且无毒副作用,已成为医药界研究开发的热点。研究证实,灵芝多糖、黄芪多糖、冬虫夏草多糖、当归多糖等中药多糖有较好的免疫调节活性[8]。这些中药多糖能提高巨噬细胞活性,促进 T 淋巴细胞、B 淋巴细胞细胞的增殖分化,诱导树突细胞成熟[9]。Zhang 等从何首乌中提取制备了两种水溶性多糖(WPMP-1、WPMP-2),通过高效液相色谱分析(high performance liquid chromatography,HPLC)、甲基化分析和核磁共振(nuclear magnetic resonance,NMR)分析等手段,测定了两种多糖的分子结构,讨论了免疫调节活性与结构特征的关系。此外,该研究通过测定 WPMP-1、WPMP-2 对脾细胞增殖,腹腔巨噬细胞吞噬功能的影响,以评价多糖的免疫调节活性。结果发现,WPMPs 能促进脾细胞增殖,增强腹腔巨噬细胞的吞噬功能。该研究还用氟尿嘧啶(5-FU)处理脾细胞和腹腔巨噬细胞,建立免疫抑制模型。实验结果显示,与模型组相比,WPMPs 处理后小鼠脾细胞增殖和腹腔巨噬细胞吞噬功能都得到明显恢复。结合细胞实验以及多糖结构的数据,研究人员发现酸性多糖 WPMP-2 比中性多糖 WPMP-1 具有更好的免疫调节活性,这表明何首乌多糖的免疫调节活性与其糖链中糖醛酸、鼠李糖、阿拉伯糖和半乳糖的含量及位置相关[10]。药理活性研究表明,何首乌蒽醌苷类组分具有泻下、抑菌、抗肿瘤、抗衰老及神经保护等作用[11]。此外,研究人员用何首乌蒽醌苷处理小鼠淋巴细胞或巨噬细胞,发现何首乌蒽醌苷可促进小鼠脾淋巴细胞增殖,激活淋巴细胞表面受体,增强机体免疫应答和非特异性免疫反应,表现出良好的免疫调节作用[12]。

三、何首乌调节机体免疫的分子机制

何首乌在体内和体外实验中都表现出免疫调节活性:促进树突状细胞(dendritic cell,DC)和抗原呈递细胞(antigen-presenting cell,APC)的增殖分化;增强单核巨噬细胞和自然杀伤(natural killer,NK)细胞的吞噬能力;还能促进T淋巴细胞、B淋巴细胞增殖,加速免疫球蛋白和细胞因子产生。何首乌的活性组分可增强正常机体的免疫功能,也可恢复衰老、应激和药物(如环磷酰胺、氟尿嘧啶、丝裂霉素C等)引起的免疫功能障碍[13]。本节将从何首乌对免疫器官、免疫细胞以及细胞因子表达的影响三个方面进行总结,以揭示何首乌发挥免疫调节作用的分子机制。

1. 调节免疫器官

免疫器官按照功能不同分为中枢性免疫器官和外周免疫器官两大类。中枢免疫器官包括胸腺和骨髓(禽类为法氏囊),是免疫细胞产生、分化和成熟的场所。外周免疫器官包括淋巴结、脾脏等;成熟T淋巴细胞和B淋巴细胞定居于外周免疫器官,并在此发生免疫应答。胸腺和脾脏是人体重要的免疫器官,胸腺指数和脾脏指数可在一定程度上反映机体免疫功能的强弱。胸腺的主要功能是产生T淋巴细胞和分泌胸腺素,主要参与细胞免疫,在抗肿瘤和免疫调节方面发挥重要作用;脾脏中有丰富的淋巴细胞和巨噬细胞,但B淋巴细胞比例较大。研究发现,何首乌能作用于多种免疫器官,发挥免疫调节作用、促进脏器发育、提高脏器指数。

环磷酰胺(cyclophosphamide,CY)属于烷化剂,在体外和体内研究模型中常作为免疫抑制剂使用。CY可引起蛋白质功能基团的烷基化,抑制骨髓造血功能,导致血细胞及其功能产物(包括细胞因子)数量降低[13]。CY诱导的免疫缺陷小鼠,其免疫系统呈现如下特点:脾细胞活性降低,半胱氨酸-天冬氨酸蛋白酶的释放、血清和脾细胞中 TNF-α、IL-2、IL-12 和 IFN-γ 的产生受到抑制[14]。许多学者基于CY诱导的免疫低下小鼠模型,研究何首乌的免疫调节活性及分子机制。此外,CY作为免疫抑制剂对细胞有丝分裂和T细胞增殖有很强的抑制作用,临床上常被用于治疗癌症和自身免疫性疾病[15]。

葛朝亮等基于CY诱导的免疫功能低下小鼠模型,研究了何首乌多糖(polysaccharide in *Polygonum Multiflorum* Thunb,PPMT)的生物学活性。实验结果显示将PPMT以灌胃方式连续给药10天,免疫力低下小鼠的胸腺指数和脾脏指数均显著恢复。该研究结果表明PPMT具有免疫保护作用,可能是何首乌增强机体免疫力的主要物质基础[16]。此外,Wei等发现小鼠经CY处理后,胸腺退化、胸腺细胞数量减少。经何首乌治疗后,小鼠胸腺重量、胸腺指数、胸腺细胞数和胸腺面积均有不同程度升高。该研究结果表明,何首乌对CY所致小鼠胸腺损伤有

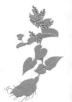

保护作用,可使小鼠细胞免疫和体液免疫得以恢复[17]。在 CY 诱导的免疫功能下降的大鼠模型中,何首乌提取物展现了免疫调节活性,与对照组相比,何首乌提取物治疗组的大鼠体重明显增加。此外,研究人员对大鼠的脾脏结构进行了形态学分析:与正常组相比,模型组大鼠的白髓和红髓中脾细胞显著减少,白髓变得稀疏,难以辨认,红髓内可见异常聚集的细胞群且分布不均。而在何首乌提取物治疗组,大鼠脾脏的红髓、白髓、边缘区基本恢复,CY 诱导的脾脏结构破坏明显改善[13]。随着年龄增长,机体胸腺将逐渐退化,免疫力也随之下降。姚鸣春等用氢化可的松处理造成小鼠胸腺萎缩,再给予何首乌提取液处理,以观察何首乌的治疗效果。实验结果显示,何首乌可增加小鼠免疫器官重量,抑制老年小鼠胸腺萎缩[18]。另一项研究也发现,老龄大鼠经何首乌醇提物和水提物处理后,胸腺指数增加,胸腺细胞数量升高,胸腺退化被明显逆转[19]。这些研究证实,何首乌可抑制胸腺萎缩、提高胸腺细胞活力,增强机体免疫能力。

2. 调节免疫细胞

免疫细胞是指与免疫应答相关的细胞,包括淋巴细胞(B 淋巴细胞和 T 淋巴细胞)、树突状细胞、单核/巨噬细胞、粒细胞、肥大细胞等,在人体免疫调节过程中发挥不可或缺的作用。B 淋巴细胞和 T 淋巴细胞由骨髓中的造血干细胞发育而来[3]。B 淋巴细胞主要负责产生并分泌特异性抗体,当被病原体感染后,通过识别特异性抗原决定物 B 淋巴细胞分化为浆细胞,继而分泌抗体,介导多种抗体依赖的防御机制,如抗体依赖的细胞介导的细胞毒性作用(antibody-dependent cell-mediated cytotoxicity,ADCC)、调理作用和细菌毒素的中和作用等。而细胞介导的免疫效应机制由 T 淋巴细胞实现[20]。与 B 淋巴细胞不同,T 淋巴细胞不产生抗体,直接发挥作用。因此,T 淋巴细胞介导的免疫反应被称为“细胞免疫”。细胞免疫过程中,T 淋巴细胞被抗原刺激后,增殖分化形成效应 T 淋巴细胞和记忆细胞。效应 T 淋巴细胞与宿主细胞(即靶细胞)结合,激活靶细胞内的溶酶体酶,使靶细胞通透性改变直至裂解死亡。巨噬细胞是血液和淋巴组织中最主要的吞噬细胞,在机体执行非特异性免疫过程中扮演重要角色,主要发挥吞噬抗原、分泌淋巴因子及促进 T 淋巴细胞与 B 淋巴细胞增殖等免疫调节作用[19]。

据文献报道,何首乌不仅能增强 T 淋巴细胞、B 淋巴细胞对非特异性有丝分裂原的反应性,还可以提高小鼠对抗原的细胞免疫及体液免疫应答[21]。研究人员从何首乌中分离纯化得到了何首乌多糖组分(PMPP),利用气相色谱-质谱联用,傅里叶变换红外光谱测定了 PMPP 的组成以及平均分子量,发现 PMPP 由鼠李糖、阿拉伯糖、木糖和葡萄糖组成。基于 CY 诱导的小鼠免疫抑制模型验证 PMPP 的生物学活性,结果显示,PMPP 可提显著提高小鼠脾脏指数和胸腺指数[4]。另一项研究发现,何首乌多糖可以改善 CY 诱导的免疫力低下小鼠腹腔中巨噬细胞的功能。与模型组比较,何首乌多糖给药组小鼠的腹腔巨噬细胞吞噬率和吞噬指数明显升高,T 淋巴细胞酯酶阳性率和 B 淋巴细胞增殖率显著增加。因此,实验结果证实,何首乌多糖能显著提高机体细胞免疫活性[16]。周志文等通过水提醇沉的方法得到何首乌粗提物,该粗提物含有糖类及苷类成分。在体外实验中,他们发现何首乌粗提物能促进小鼠胸腺淋巴细胞及脾脏淋巴细胞的增殖和转化。此外,在正常小鼠中,何首乌粗提物能促进造血干细胞增殖,使骨髓红系祖细胞,骨髓粒系祖细胞,外周血网织红细胞数目增加,还可使 CY 引起的急性粒细胞减少症部分恢复[22]。

脂多糖(lipopolysaccharide,LPS)及刀豆球蛋白 A(concanavalin A,ConA)是淋巴细胞的有丝分裂原,能诱导脾淋巴细胞增殖,常被用于评价免疫细胞的增殖能力。前者主要用于评价 B 淋巴细胞增殖能力,反映体液免疫功能;后者用于评价 T 淋巴细胞增殖能力,反映的是细胞免疫功能[23]。秦凤华等[21]利用 ConA 和脂多糖(LPS)刺激小鼠脾淋巴细胞,并研究何首乌对小鼠脾淋巴细胞增殖的影响。研究结果显示,何首乌处理能明显促进 ConA 和 LPS 诱导的脾淋巴细胞的增殖反应,并且这种促进作用与何首乌药物浓度正相关。进一步研究发现,何首乌不仅对脾淋巴细胞有刺激作用,还能协同 ConA 和 LPS 刺激 T 淋巴细胞、B 淋巴细胞。另一些研究人员采用类似方法,通过体外淋巴细胞转化实验,发现经何首乌水煎醇提物处理后,ConA 诱导的胸腺及脾脏 T 淋巴细胞增殖能力显著增强[24]。何首乌蒽醌苷(anthraquinone glycoside from *Polygonum Multiflorum* Thunb,AGPMT)也具有显著的免疫调节活性。研究人员通过观察小鼠的淋巴细胞和巨噬细胞在与不同浓度的 AGPMT 共培养下细胞活性的变化,证明 AGPMT 可提高 ConA 和 LPS 诱导的免疫细胞增殖能力,促进脾脏淋巴细胞增殖,促进混合淋巴细胞反应,增强小鼠腹腔内巨噬细胞活性。此外,AGPMT 对丝裂霉素 C(mitomycin C,Mit C)引起的淋巴细胞增殖抑制具有改善作用。Mit C 能使 DNA 部分断裂,抑制 DNA 复制和细胞生长。而 AGPMT 的干预能够抑制细胞 DNA 断裂,促进细胞生长。在有丝分裂原(如 ConA、LPS)存在的条件下,AGPMT 均能提高小鼠脾淋巴细胞的增殖能力,表明 AGPMT 本身具有有丝分裂原样作用,可直接活化淋巴细胞的表面受体[12]。

随着年龄的增长,机体免疫细胞之间的协调性会降低,基因表达多变且不稳定。这些因素共同作用,将导致老年时期出现免疫衰老[25]。在免疫衰老状态下,机体巨噬细胞的代谢活力明显下降。熊平原等基于老年大鼠模型,探究何首乌对老年大鼠腹腔巨噬细胞活性的作用机制。其研究发现,与对照组比较,何首乌治疗组大鼠的巨噬细胞吞噬功能明显增强。NK 细胞能识别靶细胞,具有直接杀伤病毒感染细胞与肿瘤细胞的功能。该研究还显示,何首乌处理可使老龄大鼠 NK 细胞数量增加,活性增强[26]。另有文献报道,制首乌多糖可提高正常小鼠腹腔巨噬细胞的吞噬百分率和吞噬指数[27]。王娅等从何首乌中分离纯化得到一种多糖,并在体外观察该多糖对小鼠单核巨噬细胞 RAW264.7 的影响。实验结果显示,何首乌多糖可显著促进 RAW264.7 的增殖,提高巨噬细胞的吞噬能力和吞噬指数[28]。高丽君等对何首乌可溶性多糖进行了分离纯化,得到了何首乌多糖组分 PRCB1a。

研究人员将 PRCB1a 以灌胃的方式对正常小鼠进行给药,并采用小鼠碳廓清实验和小鼠腹腔巨噬细胞吞噬鸡红细胞的实验分析 PRCB1a 的生物学功能。结果显示,PRCB1a 能加速碳粒清除,增强小鼠腹腔巨噬细胞的吞噬功能,表明 PRCB1a 能有效提高机体非特异免疫[29]。魏锡云等基于 CY 小鼠模型,分析了何首乌对胸腺细胞凋亡的影响。研究人员通过流式细胞仪检测和电镜观察,发现经何首乌处理后小鼠胸腺细胞中凋亡细胞的数量明显减少;组织形态学数据显示,何首乌使凋亡细胞更多地处于凋亡早期。这项研究证实何首乌通过改善胸腺微环境、促进胸腺细胞的分化成熟,拮抗 CY 诱导的胸腺细胞凋亡[30]。

3. 调控细胞因子表达

细胞因子(cytokine,CK)是免疫细胞(如单核细胞、T 淋巴细胞、B 淋巴细胞、中性粒细胞等)和某些非免疫细胞(如内皮细胞、表皮细胞、纤维母细胞等)分泌的一类具有广泛生物学活性的小分子蛋白质[31]。细胞因子为水溶性蛋白和糖蛋白,分子量为 8~30kDa,包括白介素、干扰素和生长因子等。白介素-2(interleukin-2,IL-2)、白介素-12(interleukin-12,IL-12)、肿瘤坏死因子-α(tumor necrosis factor-α,TNF-α)和干扰素-γ(interferon-γ,IFN-γ)等细胞因子是公认的治疗各种免疫疾病的靶点[13]。辅助性 T 细胞(T helper cells,Th cells)可通过分泌多种细胞因子,产生 Th1 和 Th2 两种不同的免疫应答反应[32]。Th1 是介导促炎反应,其特征是产生促炎细胞因子 IL-2、TNF-β 和 IFN-β;而 Th2 是抗炎反应,可辅助 B 淋巴细胞参与体液免疫反应。Th2 的特征是释放抑炎因子 IL-4、IL-5 和 IL-10 等[33]。

Yang 等利用原代脾细胞模型和 CY 诱导的免疫抑制大鼠模型,对何首乌提取物(*Polygonum multiflorum* extracts,PME)的免疫调节作用开展了研究。研究人员用不同剂量的 PME 处理正常大鼠脾细胞,结果发现 PME 能诱导 TNF-α、IL-2、IL-12 和 IFN-γ 释放。此外,CY 诱导的免疫抑制大鼠经 PME 治疗后,免疫调节因子 IL-2、IL-12、IFN-γ 和 TNF-α 的表达显著升高,并且外周血白细胞(white blood cells,WBC)总数、淋巴细胞(lymphocytes,LYM)和中性粒细胞(neutrophil,NeUT)绝对数明显增加。该研究证实 PME 通过调节细胞因子产生发挥免疫调节作用[13]。另外,研究人员还基于 CY 诱导的免疫缺陷小鼠模型,检测了何首乌多糖对免疫系统的作用。造血干细胞(hematopoietic stem cell,HSC)在促红细胞生成素(erythropoietin,EPO)的刺激下分化为成熟红细胞。促红细胞生成素受体(erythropoietin receptor,EPOR)在骨髓和脾脏中大量表达,EPO 与 EPOR 结合启动红细胞生成过程。通过免疫印迹法检测小鼠脾脏组织中 EPOR 和 GATA 结合蛋白 1(GATA binding protein 1,GATA-1)的表达情况显示,与模型组小鼠相比,何首乌多糖处理组小鼠的脾脏中 EPOR 和 GATA-1 蛋白表达量明显升高,脾细胞造血能力亦显著增强。该研究证实,何首乌多糖能促进红细胞生成,是一种潜在的免疫调节剂[4]。

大黄素是何首乌的主要活性成分,也被证实具有免疫调节活性。外周血单个核细胞(peripheral blood mononuclear cell,PBMC)是外周血中具有单个细胞核的一类细胞的统称,包括淋巴细胞和单核细胞。已有报道发现,大黄素对植物血凝素(phytohaemagglutinin,PHA)诱导的 PBMC 增殖表现出很强的抑制作用。在混合淋巴细胞培养(mixed lymphocyte cultivate,MLC)和 PHA 刺激的 PBMC 中,大黄素处理可降低细胞因子 IL-2、IL-1 和细胞因子受体 IL-2R 的产生[34]。Liu 等通过体内外实验研究了何首乌大黄素的免疫抑制作用及其分子机制。研究人员检测了大黄素对 PHA 和 MLC 诱导的 PBMC 增殖的影响。细胞学实验结果显示,大黄素可抑制 PBMC 对 PHA 和 MLC 的反应;大黄素处理 MLC 诱导的 PBMC 后,细胞分泌 IL-2 减少,而 IL-4 增加。该研究组还采用小鼠皮肤移植模型,通过监测小鼠平均存活时间(mean survival time,MST)和血浆 IL-2 水平来分析大黄素的体内免疫抑制效应。动物实验结果显示,大黄素治疗后小鼠的 MST 延长,血清 IL-2 产生减少。上述研究结果表明,大黄素具有很好的免疫抑制活性,可通过抑制淋巴细胞增殖和细胞因子释放发挥免疫抑制的功能[35]。

综上,本小节从免疫器官、免疫细胞,以及信号分子水平上概括了何首乌在免疫调节中的分子机制,为何首乌在免疫疾病中的临床应用提供了理论指导。由于何首乌成分复杂,作用靶点多样,其在免疫调节方面的分子机制还需更深层次的研究。

四、何首乌对免疫系统相关疾病的作用

免疫性疾病是指人类免疫系统正常调节功能失去平衡,机体免疫应答出现障碍引起的疾病。目前,人们提出了多种学说解释免疫性疾病的发病机制,包括自身变异学说、交叉反应抗体学说及隐蔽抗原学说等。此外,患者的年龄、性别及遗传因素等也对免疫性疾病产生影响[36]。

免疫系统功能失调主要导致两类疾病的产生:①免疫缺陷综合征。即免疫系统的一个或多个组成部分出现功能障碍,无法对病原体感染做出免疫反应;②自身免疫性疾病(autoimmune disease,AID):即机体免疫功能紊乱,对自身成分产生免疫反应,造成组织损伤[3]。免疫缺陷综合征包括原发性免疫缺陷病和继发性免疫缺陷病。继发性免疫缺陷病,也称获得性免疫缺陷病,最常见的形式就是人类免疫缺陷病毒(human immunodeficiency virus,HIV)感染引起的艾滋病(acquired immunodeficiency syndrome,AIDS)。HIV 感染后导致机体 CD4$^+$T 淋巴细胞被严重破坏,导致免疫缺陷。自身免疫性疾病可分为器官特异性的自身免疫病和系统性自身免疫病[37]。如 1 型糖尿病就是一种器官特异性的自身免疫病,而系统性红斑狼疮为系统性自身免疫病。自身免疫性疾病大约有 30 种,总患病率为 3%～5%,严重影响人类健康。目前,还缺乏针对自身免疫性疾病的特效药物。因此,能否从中医药宝库中发掘治疗自身免疫性疾病的新分子,是值得中医药研究工作者探索的课题[38]。

何首乌在我国有着悠久的用药历史,被用来预防和治疗各种疾病。近年来,何首乌被证实具有良好的免疫调节和免疫增强活性,并被用于治疗多种免疫功能障碍疾病,如免疫低下、哮喘等。

1. 免疫力低下

免疫功能低下分为原发性和继发性两大类。原发性免疫功能低下是由于先天发育不良所致,大多与遗传因素有关;而继发性免疫功能低下则是由细菌、病毒、真菌等感染或疲劳、失眠、药物、肿瘤等原因所致。免疫功能低下的原因分为 3 类:①应激因素:手术、严重创伤及大面积烧伤等;②自身性因素:AIDS,营养不良及糖尿病等;③医源性因素:化疗、器官移植及脾切除等[39]。当人体免疫功能低下时,易患传染性疾病(如上呼吸道感染、胃肠道感染等)、结缔组织疾病(如类风湿关节炎、结核病、系统性红斑狼疮等)、癌症等[40]。

罗霞等基于 CY 诱导的免疫抑制小鼠模型,研究何首乌等补益类中药多糖成分对 T 细胞亚群的影响,并通过流式细胞术(flow cytometry,FCM)测定了小鼠眼眶静脉血中 T 细胞比例及分型。研究发现小鼠经 CY 造模处理后,外周血中 $CD3^+$ T 细胞比例明显升高;与模型组相比,何首乌多糖治疗组 $CD3^+$ T 细胞比值有所恢复。Th1 和 Th2 两种细胞通过细胞因子相互促进和制约,使机体处于免疫应答动态平衡,确保机体既能清除抗原性异物,又不损伤自身组织,Th1/Th2 细胞的比值是考察机体免疫功能的重要指标。因此,该研究还检测了不同中药多糖对 Th1 和 Th2 细胞数量及 Th1/Th2 细胞比例的影响。实验数据显示,模型组小鼠外周血中 Th1/Th2 细胞比例平衡被明显打破,给予何首乌多糖处理后,小鼠外周血 Th1/Th2 细胞比值恢复。此外,该研究还发现,具有滋补阴血作用的中药多糖(如何首乌多糖、黄精多糖、生地多糖及枸杞多糖等)均能通过调节 Th2 细胞活性,发挥免疫调节功能[41]。张志远等的实验结果,同样证实制首乌中多糖类成分有较好的免疫增强作用。该研究以正常小鼠为研究对象,发现制首乌中多糖组分能增强小鼠腹腔巨噬细胞的吞噬能力,促进溶血素、溶血空斑的形成和淋巴细胞转化[27]。此外,葛朝亮等基于 CY 诱导的免疫低下小鼠模型,观察到 PPMT 对免疫功能低下的小鼠有保护作用。实验结果显示,与模型组比较,何首乌多糖治疗组小鼠胸腺指数和脾脏指数显著增加,白细胞计数增多、腹腔巨噬细胞的吞噬率、吞噬指数增加,血清溶血素含量增多,同时 T 淋巴细胞酯酶阳性百分率和脾淋巴细胞增殖率提高。该研究进一步证实何首乌多糖具有提高机体免疫功能的作用[16]。

邓响潮等用石油醚、三氯甲烷、乙酸乙酯及正丁醇对何首乌水溶液进行萃取,得到了不同极性的何首乌提取物。为筛选出具有免疫活性的提取物,研究人员用 XTT 法检测不同萃取物对脾淋巴细胞增殖的影响。结果发现,何首乌正丁醇和乙酸乙酯萃取物能提高小鼠脾淋巴细胞增殖,并在 ConA 诱导的脾细胞增殖模型中表现出促进作用,而何首乌的三氯甲烷萃取物则抑制脾脏淋巴细胞增殖。该研究表明,何首乌中的某些组分能增强机体免疫反应,而某些组分则抑制免疫反应,这说明何首乌可能具有双向免疫调节作用[42]。

2. 哮喘

哮喘是由辅助性 T 细胞(T helper cells)——Th1 和 Th2 失衡引起的一种慢性呼吸道炎症性疾病。哮喘的主要临床特征包括:慢性气道炎症、气道高反应性、气流阻塞和气道重塑[43]。大多数哮喘为 Th2 型炎症反应,导致支气管气道阻塞,临床症状为气短、喘息、胸闷和咳嗽。根据世界卫生组织统计,全世界有 3 亿哮喘患者,每年约有 25 万人死于这一呼吸道疾病[44]。哮喘可在各个年龄段的人群中发生,如儿童、成人和老年人。

目前,哮喘的治疗主要依靠抗哮喘药物,这些药物按照其特性分为控制剂和缓解剂。前者通过抑炎发挥作用,需要每天、长期服用;后者能迅速逆转支气管收缩,快速缓解症状。常见的治疗药物有沙丁胺醇、特布他林、糖皮质激素、布地奈德及长效 β_2 受体激动剂等。然而长期使用这些药物会产生一定的不良反应,如免疫耐受,抑制下丘脑-垂体-肾上腺[45]。随着分子免疫学的快速发展,研究者逐渐重视细胞免疫在哮喘治疗中的应用。免疫反应中,辅助性 T 细胞可辅助或调控其他免疫细胞(如中性粒细胞、树突状细胞、淋巴细胞等)发挥作用。此外,辅助性 T 细胞能分泌细胞因子,增强免疫应答。中草药包括何首乌用于治疗哮喘已有多年历史。大量研究表明何首乌能有效调节炎症细胞数量、树突状细胞成熟、辅助性 T 细胞亚群组成,减轻哮喘临床症状[46]。

过敏性哮喘是一种慢性炎症性疾病,是儿童中的常见病。变应原引发过敏性哮喘的主要机制是 Th2 细胞激活诱导 Th2 型细胞因子释放,导致气道炎症,产生大量免疫球蛋白 E 和气道黏液[47]。Lee 等首次基于卵清蛋白(ovalbumin,OVA)诱导的过敏性哮喘小鼠模型,研究了何首乌提取物(*Polygonum multiflorum extracts*,PME)对过敏性哮喘的治疗作用。为了揭示 PME 的作用机制,研究人员借助显微镜观察支气管肺泡灌洗液(bronchial alveolar lavage fluid,BALF)中炎症细胞分布;并利用酶联免疫吸附试验(ELISA)检测 BALF 中细胞因子的水平。结果显示,与模型组相比,PME 处理后 OVA 免疫小鼠肺内炎性细胞浸润明显减少,IL-4、IL-5、IL-13、嗜酸性粒细胞趋化因子和肿瘤坏死因子-α(tumor necrosis factor-α,TNF-α)等 Th2 型细胞因子水平降低。PME 还能使小鼠肺组织中 GATA-3(一种 Th2 型转录因子)mRNA 的表达量下调。因此,PME 干预能抑制 Th2 细胞的分化和活化,缓解过敏性哮喘症状[48]。

此外,Hwang 等利用 OVA 诱导的哮喘动物模型研究何首乌中二苯乙烯苷(THSG)的药理学作用。研究者用 THSG 治疗 OVA 致敏小鼠,测定了支气管肺泡灌洗液(bronchial alveolar lavage fluid,BALF)中典型的 Th1 和 Th2 型细胞因子。实验结果表明,THSG 能抑制 Th2 反应,表现为炎性细胞(如嗜酸性粒细胞、嗜碱性粒细胞及中性粒细胞等)的减少和炎症因子(IL-4、IL-5)降低。另一方面,THSG 可使 Th1 型细胞因子 IFN-γ 蛋白水平升高。该研究证实何首乌 THSG 具有调节炎症反应,治疗哮喘的活性。

3. 免疫系统的衰老

衰老是生命过程的必然规律。莫睿等[49]将衰老的机制总结为:①基因功能紊乱;②蛋白稳态失衡和营养代谢改变;③线粒体损伤和干细胞耗竭;④细胞衰老与炎性衰老。细胞衰老是指细胞固有功能的丧失,如细胞间运输及通信功能的削弱,最终衰老细胞死亡并被清除[50]。所有器官或系统的衰老进程中,免疫系统的衰老最早出现,并且对人体影响最大,与疾病关系也最为密切。因此,研究免疫系统在衰老进程中的动态变化,具有重要的理论价值和现实意义[51]。

从青春期开始,胸腺就逐渐退化。随着年龄增长,胸腺中T淋巴细胞的功能如细胞因子的产生能力逐渐下降,这是造成老年人免疫功能低下的主要原因。此外,衰老个体骨髓中B淋巴细胞分泌免疫球蛋白的能力降低。免疫衰老状态下的机体,脾淋巴细胞过度凋亡,免疫应答能力下降、免疫监视功能减退[26]。研究表明,何首乌能增加胸腺中核酸和蛋白质含量,延缓老年大鼠胸腺退化,这可能是何首乌延缓衰老、提高免疫力的重要途径。此外,何首乌还能部分逆转衰老小鼠胸腺超微结构的变化,使小鼠腹腔巨噬细胞吞噬指数上升,提高机体的非特异性免疫应答能力[52]。

由于免疫功能下降是衰老最明显的特征,免疫指标成为检测衰老的敏感和可靠指标。T淋巴细胞分泌的IL-2是衰老相关的最常见免疫指标。IL-2由活化的$CD4^+$和$CD8^+$细胞产生,是T淋巴细胞增殖所必需的细胞因子,对B淋巴细胞、巨噬细胞等也有调节作用[53]。白瑜等给大鼠皮下注射D-半乳糖,诱导形成糖代谢紊乱所致的亚急性衰老模型。基于此模型,研究人员用制何首乌、北沙参、紫丹参制成的口服液灌胃后,观察衰老大鼠外周血中IL-2含量及肝细胞超微结构的变化,探讨三味中药增强免疫力、抗衰老的作用。实验发现,中药治疗组大鼠血液IL-2水平升高,肝细胞体积正常,细胞核和细胞器保存良好,接近正常对照组肝细胞的形态。该研究证实,制何首乌、北沙参及紫丹参联合应用能提高机体免疫力,延缓机体衰老[54]。

衰老状态下,B淋巴细胞的成熟过程明显减慢,成熟周期延长,产生抗体的能力也随年龄增长而降低。此外,老年机体胸腺细胞数减少,T淋巴细胞增殖能力低下;老年机体的胸腺细胞毒性T淋巴细胞(cytotoxic T lymphocyte,CTL)免疫杀伤活性,辅助型T细胞增殖活力也下降。熊平源等为研究何首乌对老龄大鼠免疫功能的影响,采用溶血素法检测老龄大鼠溶血素抗体产生的情况;参照乳酸脱氢酶法(lactate dehydrogenase,LDH)法检测老龄大鼠NK细胞活性;采用³H-TdR掺入法检测老龄大鼠淋巴细胞增殖活性;采用姬姆萨染色法检测老龄大鼠腹腔巨噬细胞的吞噬功能。本研究结果显示,与老龄对照组比较,何首乌治疗组大鼠的抗体产生水平提高,脾细胞对ConA、LPS诱导的增殖活性增加,腹腔巨噬细胞吞噬能力明显增强。该研究证实何首乌能促进老年大鼠T淋巴细胞和B淋巴细胞的转化增殖,对衰老机体的免疫系统有积极作用[26]。

金国琴等基于老年鼠模型研究何首乌制剂(如何首乌醇提浸膏、何首乌水提浸膏)的抗衰老机制。实验采用 Folin-酚试剂法测定胸腺胞质蛋白含量;采用苔黑酚法和二苯胺法测定胸腺核 RNA 及 DNA 含量。他们观察到何首乌醇提浸膏和何首乌水提浸膏均能增加老年大鼠胸腺胞质蛋白和核酸含量,提高胸腺脏器指数,延缓老年大鼠胸腺免疫功能衰退[19]。魏锡云等用电镜观察何首乌对 15 月龄小鼠胸腺超微结构的影响。对照组胸腺细胞形态明显肿胀,细胞膜部分或完全消失;细胞核形态不一,出现核固缩;细胞质较清亮,游离核糖体极少,这些变化符合胸腺老龄退化的形态特征。何首乌给药组小鼠胸腺细胞密度增大,胸腺细胞呈圆形或卵圆形,细胞核和细胞器的超微结构恢复正常。在皮质深层和髓质,T 淋巴细胞亚群分化也趋于正常,表现为辅助性 T 细胞数量较多,抑制性 T 细胞数量较少。胸腺细胞及胸腺微环境的超微结构检测结果也表明,何首乌能逆转老龄小鼠胸腺细胞形态学变化[55]。该研究进一步证实何首乌的抗衰老作用。

4. 肿瘤免疫

肿瘤的发生发展与多种因素有关,与机体免疫系统有着密切联系。当机体免疫功能减弱时,肿瘤细胞更容易增殖和扩散;当机体免疫功能增强时,肿瘤细胞生长则受到限制。年龄是导致恶性肿瘤发生最常见的危险因素。随着年龄增加,机体修复功能消退,免疫系统功能减弱,癌症发生风险也显著增加。随着人口老龄化、生活方式改变等,我国每年癌症发病数和死亡数约占全球的 23.7% 和 30%,癌症已成为我国居民健康的主要威胁[56, 57]。

目前,抗癌药物还存在一些问题,某些抗肿瘤药物表现出明显的不良反应。为了达到更好的治疗效果,当代医学研究开始尝试将中医药作为癌症治疗的辅助手段或替代疗法。相比于传统治疗方式,肿瘤免疫治疗疗效突出,不良反应率低,大大提高了患者的生存率和生存质量[58]。近年来,国内外学者发现,中草药可以调节肿瘤患者的免疫器官、免疫细胞及免疫分子,表现出良好的抗肿瘤功效。研究证实何首乌能刺激机体免疫器官、提高 NK 细胞活性、恢复机体免疫功能、平衡肿瘤免疫微环境,提高肿瘤细胞清除速度,促进肿瘤患者功能恢复。

孙桂波等研究了何首乌蒽醌苷类化合物(anthraquinone glycoside from *Polygonum multiflorum* Thunb,AGPMT)对小鼠免疫细胞功能的影响。他们将 AGPMT 与小鼠脾细胞共培养,发现 AGPMT 可明显促进小鼠 T 淋巴细胞和 B 淋巴细胞的增殖,增强巨噬细胞的吞噬能力,并能提高 NK 细胞活性,促进 TNF-α 分泌[12]。孙桂波等还从免疫学角度探讨 AGPMT 的抗肿瘤机制,并检测了 AGPMT 对化疗药物 CY 减毒增效的影响。他们首先建立了小鼠整体前胃癌(MFC)和肉瘤(S_{180})移植性肿瘤模型,疾病小鼠给予 AGPMT 处理后,用 XTT 法测定脾脏中 T 淋巴细胞和 B 淋巴细胞增殖能力。同时,还向对数生长期的 MFC 和 S_{180} 细胞中加入 AGPMT,进行体外抑瘤实验。研究发现,AGPMT 干预能抑制小鼠 MFC 实体

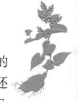

肿瘤及 S_{180} 肉瘤生长。当 AGPMT 与 CY 合用时,可以促进 CY 对 S_{180} 荷瘤小鼠的抑瘤作用,缓解 CY 对 S_{180} 荷瘤小鼠外周血白细胞的毒性作用。此外,AGPMT 还能促进 S_{180} 荷瘤小鼠的 T 淋巴细胞和 B 淋巴细胞增殖,增加 IL-1 生成,降低 TNF-α 释放。上述研究结果表明,AGPMT 不仅具有直接的抑瘤作用,可以作为 CY 抗癌辅助药,发挥减毒增效的作用[59]。

五、相关临床研究

大量研究者已对何首乌进行了临床研究,证明何首乌能调节人体免疫稳态,具有较好的临床应用价值。

1. 增强免疫功能

何首乌提高机体免疫力的功效在临床上得到了证实。研究人员将 40 例免疫力低下患者随机分为两组,治疗组和对照组各 20 例。对照组采用常规药物进行治疗,实验组在对照组的基础上增加何首乌辅助治疗。实验结果显示,对照组治愈率为 65%,实验组治愈率为 100%,可见何首乌辅助治疗组的治愈率显著高于对照组。何首乌能加强机体非特异性免疫,提高机体特异性免疫功能[60]。临床上,何首乌通常与其他中药配伍使用来增强患者的机体免疫。陈国华等对 34 例肾虚血瘀证老年患者进行了研究,结果发现采用何首乌、肉苁蓉复方制剂(由何首乌、肉苁蓉、炙黄芪、川芎、当归和丹参组成)治疗后,患者外周血 T 淋巴细胞亚群 $CD3^+$ 百分比,$CD4^+$ 与 $CD8^+$ 比值,血清 IL-1、IL-2 水平,淋巴细胞绝对值显著升高。该研究证实肉苁蓉复方制剂具有增强免疫,改善肾虚血瘀证的作用[61]。

多发性硬化症(multiple sclerosis,MS)是一种自身免疫介导的炎症性疾病,目前尚无药物能够彻底治愈[62]。现有的治疗药物仅有减轻患者症状,延缓疾病进展的作用。同时,此类药物如干扰素等还有潜在的不良反应。如 1 例病例报告显示[63],一名 30 岁男性于 2014 年 12 月被诊断为 MS。2 年来,干扰素 β-1α 治疗产生了不良反应,患者出现了严重的流感样症状。这名患者随后接受了中药方剂治疗。该中药方剂由补中益气汤配伍丹参、川芎、白首乌、何首乌组成。利用这一中药方剂实施治疗后,患者反应良好,干扰素 β-1α 引起的大部分症状有所改善,头晕、头痛发生率明显降低,健康状况明显改善。临床实验证明,何首乌与其他中药配伍可调理患者体质,改善 MS 患者症状。

2. 治疗哮喘

一项针对慢性气管炎患者的临床实验中,研究人员使用何首乌进行药物治疗[64],发现用药后,患者体质改善、抗病能力增强。经双盲法评定,单独使用首乌片即有显著疗效;使用首乌喘息灵治疗的有效率可达 93.5%,且起效迅速。

除上述制剂外,首乌喘息胶囊也被证实可用于支气管哮喘、支气管炎等疾病的治疗。首乌喘息胶囊是由何首乌、知母、马兜铃、五味子及甘草等按照一定配比制成的纯中药制剂。何晓春等[65]采用随机分组法将 98 例哮喘患者分为治疗组和对照组。治疗组服用首乌喘息胶囊，对照组口服氨茶碱。治疗前及治疗后 2 周进行肺功能检查。研究结果显示，治疗组总有效率为 91.38%，对照组总有效率为 92.5%，2 组疗效无显著性差异。研究结果表明，首乌喘息胶囊的疗效相当于氨茶碱的疗效，能有效治疗成人支气管哮喘。同时研究发现，首乌喘息胶囊起效时间比氨茶碱短，对轻、中型慢性支气管哮喘疗效较好。该研究表明，何首乌喘息胶囊可用于临床防治支气管哮喘。

3. 增强肿瘤免疫

据报道芪熟汤(由黄芪、熟地、党参、枸杞、阿胶、当归、首乌、鸡血藤及甘草组成)对化疗后白细胞减少的非小细胞肺癌具有良好的治疗效果[66]。该研究将 240 例非小细胞肺癌患者随机分为 2 组：治疗组(芪熟汤组)和对照组(鲨肝醇、利血生组)各 120 例。结果显示，对照组总有效率为 72.8%，治疗组的总有效率为 91.5%，提示芪熟汤能显著改善骨髓抑制，促进造血功能恢复，对抗非小细胞肺癌。该研究证明何首乌相关方剂在临床应用中表现出一定的肿瘤抑制作用。

六、讨论和展望

何首乌是我国常用中草药，作为补益类中药具有重要使用价值。何首乌中含有大约 100 种化合物，包括二苯乙烯类、蒽醌类、磷脂类、糖类及黄酮类等，其中多糖类和蒽醌类成分是何首乌发挥免疫调节作用的主要活性物质。本节着重探讨了何首乌发挥免疫调节作用的物质基础，概述了何首乌免疫保护的作用机制，最后总结了何首乌的临床应用。

近年来，国内外学者对何首乌开展了系列研究，在何首乌的化学成分、药理作用，不良反应、临床应用等方面获得诸多发现。临床上，何首乌已被用于治疗免疫力低下、哮喘、衰老及癌症等各种免疫相关疾病。但由于其成分的复杂性，人们对何首乌活性成分的认识尚不全面，其在免疫疾病中的药用价值，以及它们调节免疫系统的分子机制，仍需深入研究。

何首乌单独使用在免疫系统疾病中显示出显著药理作用，而与其他中药配伍使用能够显著提升药效同时降低不良反应。何首乌的联合用药能扩大其临床应用范围，提高临床药用价值。因此，在传统用法的基础上，研究何首乌与其他中药配伍对免疫系统的药理作用，将具有重要意义。近年来，何首乌的药理作用研究主要基于细胞实验和动物实验的研究数据，对于是否能在人体中得到印证有待进一步研究确认。此外，何首乌应用于免疫疾病的研究，大多还停留于基于经验的方剂治疗实践探索，无法精准鉴定其真实分子作用机制。因此，需将传统方剂治疗研究与多组学研究相结合，进而全面、系统评价何首乌的临床疗效。

随着中医药的接受度逐渐提升，中药的使用开始走向国际，何首乌药材及其制剂的出口呈现逐年上升的趋势。国内外学者对何首乌的生理活性及其药理作用展开积极研究，何首乌调节免疫的物质基础以及分子机制逐渐明晰，何首乌在免疫系

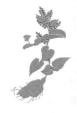

统疾病治疗中的应用将会迈上一个新台阶。

参考文献

[1] 叶定江，朱荃，祁辉林，等.何首乌及其炮制品的免疫药理学研究[J].中国中药杂志，1987，12(3)：21-24.

[2] 杨红莉，葛珍珍，孙震晓.何首乌药理研究新进展[J].中药材，2013，36(10)：1713-1717.

[3] Parkin J，Cohen B. An overview of the immune System：The Lancet [J]. Lancet，1997，357(9270)：629-653.

[4] Chen Q，Zhang S，Ying H，et al. Chemical characterization and immunostimulatory effects of a polysaccharide from Polygoni Multiflori Radix Praeparata in cyclophosphamide-induced anemic mice [J]. Carbohydrate Polymers，2012，88(4)：1476-1482.

[5] 李洪兵.何首乌的现代药理学研究综述[J].云南中医中药杂志，2012，6(6)：72-76.

[6] Liu Y，Wang Q，Yang J，et al. Polygonum multiflorum Thunb：A review on chemical analysis，processing mechanism，quality evaluation，and hepatotoxicity[J]. Fiont Pharmacol，2018(9)：364.

[7] Lin L，Ni B，Lin H，et al. Traditional usages，botany，phytochemistry，pharmacology and toxicology of Polygonum multiflorum Thunb.：a review [J]. J Ethnopharmacol，2015(159)：158-183.

[8] Sun B，Yu S，Zhao D，et al. Polysaccharides as vaccine adjuvants[J]. Vaccine，36(35)：5226-5234.

[9] 杜海东，邢媛媛，金晓，等.植物多糖对动物免疫细胞的影响及调节机制研究进展[J].饲料研究，2021(2)：117-121.

[10] Zhang Q，Xu Y，Lv J，et al. Structure characterization of two functional polysaccharides from Polygonum multiflorum and its immunomodulatory [J]. Int J Biol Macromol，2018(113)：195-204.

[11] 牛睿，韩宁娟，方欢乐，等.何首乌主要化学成分及抗疲劳作用的研究进展[J].国际公关，2019，89(05)：221-223.

[12] 孙桂波，郭宝江，李续娥，等.何首乌蒽醌苷对小鼠细胞免疫功能的影响[J].中药药理与临床，2006，22(6)：30-30.

[13] Yang H J，Kim M. J，Kang H J，et al. Immunomodulating properties of Polygonum multiflorum extracts on cyclophosphamide-induced immunosuppression model[J]. Indian J Pharm Sci，2018，80(4)：12804.

[14] Jang S E，Joh E H，Ahn Y T，et al. *Lactobacillus casei* HY7213

ameliorates cyclophosphamide-induced immunosuppression in mice by activating NK，cytotoxict cells and macrophages[J]. Immunopharmacol Immunotoxicol，2013,35(3)：396 - 402.

[15] Ahlmann M，Hempel G. The effect of cyclophosphamide on the immune system：implications for clinical cancer therapy[J]. Cancer Chemother Pharmacol，2016,8(4)：661 - 671.

[16] 葛朝亮，刘颖. 何首乌多糖对免疫功能低下小鼠的免疫保护作用[J]. 中国新药杂志，2007，16(24)：2040 - 2042.

[17] Wei X. Zhang J，Li J，et al. Astragalus mongholicus and Polygonum multiflorum's protective function against cyclophosphamide inhibitory effect on thymus[J]. Am J Chin Medi，2004，32(5)：669 - 680.

[18] 姚鸣春，兰开蔚，张权森，等. 何首乌、柴胡对小鼠胸腺、肾上腺以及超氧化物歧化酶和血清蛋白的影响[J]. 成都中医学院学报，1983(4)：49 - 51，42.

[19] 金国琴，赵伟康. 首乌制剂对老年大鼠胸腺、肝脏蛋白质和核酸含量的影响[J]. 中草药，1994，25(11)：590 - 591,589.

[20] Lehmann I，Sack U，Lehmann J，et al. Metal ions affecting the immune system[J]. Met Ions Life Sci，2011(8)：157 - 185.

[21] 秦凤华，谢蜀生，张文仁，等. 何首乌对小鼠免疫功能的影响[J]. 免疫学杂志，1990，6(4)：37 - 39.

[22] 周金黄. 中药淫羊藿何首乌延缓衰老与免疫调节作用[J]. 军事医学科学院院刊，1991，15(4)：295 - 299.

[23] 侯粉霞，杨慧芳，鱼涛. 脂多糖及伴刀豆球蛋白 A 诱导脾淋巴细胞增殖试验方法用于免疫毒性评价的可行性研究[J]. 工业卫生与职业病，2007，33(6)：336 - 339.

[24] 周志文，周金黄，邢善田. 何首乌浸膏提取物对小鼠 T、B 淋巴细胞免疫功能的作用[J]. 中药药理与临床，1989，5(1)：24 - 28.

[25] Martinez-Jimenez C P，Eling N，Chen H C，et al. Aging increases cell-to-cell transcriptional variability upon immune stimulation[J]. Science，2017，355(6332)：1433 - 1436.

[26] 熊平源，王强，郭凯文，等. 何首乌对老龄大鼠免疫功能的影响[J]. 数理医药学杂志，2007，20(2)：242 - 243.

[27] 张志远，苗明三，顾丽亚. 制何首乌多糖对小鼠免疫功能的影响[J]. 中医研究，2008，21(6)：18 - 19.

[28] 王娅，闫丽娜，孙甜甜，等. 何首乌多糖的结构表征及其免疫调节活性研究[J]. 中草药，2019，50(10)：39 - 44.

[29] 高丽君，崔建华，王建华，等. 白首乌多糖的提取及活性研究[J]. 福建中医

药，2006，37(4)：50-52.
[30] 魏锡云，张锦堃，罗映辉，等. 黄芪和何首乌抗环磷酰胺诱导胸腺细胞凋亡[J]. 中国药科大学学报，2000，31(1)：37-40.
[31] Sánchez-Cordón P J，Perez DE Diego A C，Gome Z-Villamandos J C，et al. Comparative analysis of cellular immune responses and cytokine levels in sheep experimentally infected with bluetongue virus serotype 1 and 8[J]. Vet Microbiol，2015，177(1-2)：95-105.
[32] Carter L L，Dutton R W. Type 1 and Type 2：a fundamental dichotomy for all T-cell subsets[J]. Curr Opin Immunol，1996，8(3)：336-342.
[33] Lorenz T K，Heiman J R，Demas G E. Sexual activity modulates shifts in TH1/TH2 cytokine profile across the menstrual cycle：an observational study[J]. Study，2015，104(6)：1513-1521.
[34] Huang H C，Chang J H，Tung S F，et al. Immunosuppressive effect of emodin，a free radical generator[J]. Eur J Pharmacol，1992，211(3)：359-364.
[35] Liu Y X，Shen N Y，Liu C，et al. Immunosuppressive effects of emodin：an in vivo and in vitro study[J]. Transplant Proc，2009，41(5)：1837-1839.
[36] 沈茜，田继裕. 肠道菌群构成及其对免疫性疾病的影响[J]. 世界最新医学信息文摘(电子版)，2019，19(16)：82，82.
[37] Wang L，Wang F S，Gershwin M E. Human autoimmune diseases：a comprehensive update[J]. J Intern Medi，2015，278(4)：369-395.
[38] Eaton W W，Rose N R，Kalaydjian A，et al. Epidemiology of autoimmune diseases in denmark[J]. J Autoimmum，2007，29(1)：1-9.
[39] 吴海福. 免疫功能低下与外科重症感染[J]. 中国实用外科杂志，2002，22(8)：65-67.
[40] Cant A，Cole T. Infections in the immunocompromised[J]. Adv Exp Med Biol，2010，659：1-18.
[41] 罗霞胡，马方励，温如燕，等. 中药多糖对免疫抑制小鼠 T 细胞亚群影响的差异研究[J]. 实用医药杂志，2016，33(7)：621-624.
[42] 邓响潮，黄俊榀，练志文，等. 何首乌不同提取物对小鼠脾淋巴细胞的增殖作用[J]. 中国现代药物应用，2008，2(8)：1-3.
[43] Myers T R，Tomasio L. Asthma：2015 and beyond[J]. Respir Care，2011，56(9)：1389-1407.
[44] Braman S S. The global burden of asthma[J]. Chest，2006，130(Suppl1)：4S-12S.

[45] 李竹英,陈璐,李星.风药在支气管哮喘治疗中的应用[J].中国中医急症,2021,1,85-86.

[46] 周方方,徐朝霞,阿地拉·艾皮热,等.中草药治疗哮喘的免疫调节作用最新研究进展[J].中国中药杂志,2017,42(19):3713-3717.

[47] 何权瀛.支气管哮喘临床诊治:现状与未来[J].中国呼吸与危重监护杂志,2019,18(1):1-4.

[48] Lee C C,Lee Y L,Wang C N,et al. Polygonum multiflorum decreases airway allergic symptoms in a murine model of asthma[J]. Am J Chin Medi,2016,44(1):133-147.

[49] 莫睿,魏智民,杨云生.抗衰老机制研究进展[J].解放军医学杂志,2017,42(8):743-748.

[50] 刘俊平.衰老及相关疾病细胞分子机制研究进展[J].生物化学与生物物理进展,2014,41(3):215-230.

[51] 余榕捷,蒲含林,林剑.基因芯片研究与衰老相关免疫基因的表达[J].中国免疫学杂志,2002,18(8):532-535.

[52] 张印发.何首乌的药理作用研究[J].中国现代医生,2007,45(15):149-151.

[53] 钱梦歆,路建光,冯军.白介素-2及其类似物的研发进展[J].中国医药工业杂志,2020,51(8):947-955.

[54] 白瑜,周忠友,张玉玲,等.中药对衰老大鼠免疫功能的影响及肝细胞的电镜观察[J].新中医,2007,39(11):104-106,108.

[55] 魏锡云,李运曼.黄芪和何首乌对老龄小鼠胸腺影响的超微结构研究[J].中国药科大学学报,1993,24(4):238-241.

[56] 曹毛毛,陈万青.中国恶性肿瘤流行情况及防控现状[J].中国肿瘤临床,2019,46(3):47-51.

[57] 杨娜,吴琳,刘晓彤,等.中医药调节肿瘤免疫微环境研究进展[J].辽宁中医药大学学报,2019,21(8):164-167.

[58] 宋卿,季青,李琦.中医药调节肿瘤免疫的临床及机制研究[J].中华中医药杂志,2018,33(10):4542-4545.

[59] 孙桂波,邓响潮,郭宝江,等.何首乌蒽醌苷类化合物抗肿瘤作用研究[J].中国新药杂志,2008,17(10):837-841.

[60] 辛淑杰.何首乌的药理作用、临床应用及不良反应[J].北方药学,2013,10(7):36-37.

[61] 陈国华,潘光辉,沈守祥,等.何首乌、肉苁蓉复方制剂干预肾虚血瘀证老年患者的免疫功能变化[J].中国临床康复,2006,10(27):13-15.

[62] Solomon A J. Diagnosis, differential diagnosis, and misdiagnosis of

multiple sclerosis[J]. Continuum, 2019, 25(3): 611 - 635.

[63] Lee L W, Lin H J, Huang S T. Management of IFN-beta-induced flu-like symptoms with Chinese herbal medicine in a patient with multiple sclerosis: A case report[J]. Complement Ther Med, 2018, 36: 123 - 128.

[64] 邓文龙, 龚世蓉. 何首乌研究进展[J]. 中草药, 1987, 18(8): 42 - 46.

[65] 何晓春, 聂世来, 朱丽芳. 首乌喘息胶囊治疗哮喘的临床观察[J]. 铁道医学, 1997, 25(1): 56.

[66] 向建华, 韩鹏凯. 芪熟汤治疗 NSCLC 化疗后白细胞减少症 120 例疗效观察[J]. 甘肃医药, 2013, 32(3): 171 - 173.

（刘洪涛）

第三节　肝脏保护作用

一、概述

肝脏是人体最大的消化腺,对维持人体健康发挥着重要作用。中医学认为:肝与胆相为表里,开窍于目,肝主藏血,主疏泄,有贮藏和调节血液的功能。现代医学认为,肝脏是发挥代谢功能的一个关键器官,具有消化、解毒、造血、调节糖脂代谢等功能。

肝脏参与蛋白质、脂肪、糖类、维生素、激素等物质的代谢,在维持机体代谢中不可或缺。肝细胞分泌的胆汁经胆管运送至胆囊,再经胆囊浓缩后排放入肠道,肝脏平均每天可产生 1 升胆汁。肝脏产生的胆汁可将疏水性脂肪乳化成脂肪微粒,促进脂肪分散于消化液中,帮助脂肪的消化和吸收。人类胎儿时期肝脏是主要的造血器官,这一发育阶段体内的红细胞,凝血因子均由肝脏产生。肝脏还是重要的解毒器官,机体摄入或代谢产生的有毒有害物质,将在肝脏中各种代谢酶的作用下,转变为无毒或溶解性更好的物质,然后随胆汁或尿液排至体外。此外,肝脏细胞还能吞噬或胞饮血液中的病毒、细菌、衰老红细胞、变性蛋白质及抗原-抗体复合物等,起到净化血液、保护其他脏器的作用。

临床上,何首乌分为生首乌和制首乌[1]。秋后茎叶枯萎时或次年未萌芽前采挖,削去何首乌两端,洗净,切片,生用,此乃生首乌;制首乌可以黑豆汁拌匀,蒸煮后晒成黑色待用。生首乌具有解毒、消痈、润肠通便、降血脂的作用;制首乌具有补肝肾、益精血、乌须发、强筋骨、化浊降脂等功效[2]。近年来,研究人员发现生首乌具有一定的肝毒性,炮制后毒性明显降低[1]。何首乌化学成分复杂多样。何首乌发挥药理作用的主要成分为二苯乙烯苷类和多羟基蒽醌类物质。研究显示,何首乌具有保肝、增强免疫力、抗炎、抗衰老、保护心血管、抗癌及抗氧化等作用,在肝脏疾病的治疗中也表现出了良好活性[3]。

传统中医药理论认为,何首乌具有良好的保肝护肝作用。中医临床上也有用制首乌联合其他药方一同治疗肝炎和肝硬化,也有以制首乌单方用于肝纤维化治疗[4]。现代药理研究也进一步证实了何首乌的肝保护活性。研究发现,制首乌具有降血脂、抗动脉粥样硬化等作用,可用于高脂血症、脂肪肝的治疗[5]。何首乌有效成分大黄酸可清除超氧阴离子自由基($\cdot O_2-$)、羟自由基($\cdot OH-$)等自由基,抑制脂质过氧化,改善肝损伤症状[6]。二苯乙烯苷通过抑制炎症细胞的产生和炎性因子表达,促进非酒精性脂肪肝病的恢复[7]。长期大量饮酒会破坏肝细胞,使肝脏的代谢功能和解毒功能受损。二苯乙烯苷对长期大量饮酒造成的肝细胞损伤也具有一定的保护作用[8]。由此可见,何首乌可用于某些肝脏疾病的治疗,这为临床防治肝脏疾病提供了更多用药选择。

同时,越来越多的研究发现,何首乌也具有肝脏毒性。何首乌的主要毒性成分为蒽醌类物质,如大黄素、大黄酚、大黄酸、大黄素甲醚等。大量服用这些成分会引起肝脏毒性[3]。临床研究显示,肝毒性多是由于长期、大剂量使用何首乌单味制剂或复方制剂导致的,表现为不同程度的肝损伤;大部分患者在停药后自愈,或在对症治疗后治愈[9]。

何首乌为临床常用中药,已有研究显示其在肝脏疾病的防治中发挥出积极作用,然而其潜在的肝脏毒性也不容忽视。在何首乌的临床用药中,我们应权衡利弊,最大限度地发挥其药理作用。

二、何首乌肝脏保护活性的物质基础

何首乌含有二苯乙烯苷类、蒽醌类、磷脂类、黄酮类、鞣质及微量元素等物质成分。其中,二苯乙烯苷类、蒽醌类及磷脂类物质为何首乌中的三大主要活性物质。何首乌特有的活性成分为二苯乙烯苷类物质,包括二苯乙烯苷(THSG)、白藜芦醇、白藜芦醇苷等。何首乌中二苯乙烯苷类物质含量可达2.6%,随着炮制时间的延长,其含量会逐渐下降[1]。二苯乙烯苷类化合物水溶性好,具有抗氧化、清除自由基的活性[10]。蒽醌类物质主要分为两大类:单蒽核类组分和双蒽核类组分。单蒽核类组分包括大黄酚、大黄素、大黄素甲醚、大黄酸和大黄素苷类物质;双蒽核类组分主要包括二蒽酮及其苷类化合物。何首乌中卵磷脂成分含量较高。卵磷脂是构成神经组织特别是脑髓的主要成分,同时也是构成细胞膜的基本原料,卵磷脂是何首乌具有补益作用的物质基础[2]。随着蒸制时间延长,卵磷脂的量会增加,使何首乌的补益作用更加突出[1]。

研究显示,何首乌发挥肝保护作用的主要有效成分为二苯乙烯苷类物质和蒽醌类物质。例如,二苯乙烯苷类物质毒性较小,可以调节脂质代谢,减少炎症因子释放,抑制氧化应激,常被用于治疗脂肪肝[11, 12]、肝损伤[9]等疾病;蒽醌类物质抗氧化作用显著,能有效治疗肝损伤[6, 13, 14]、肝纤维化[15, 16]、脂肪肝[17]等疾病;此外,蒽醌类物质还可以抑制癌细胞的增殖与扩散,诱导癌细胞凋亡,在肝癌的治疗中具有一定作用[18, 19]。

三、何首乌的肝脏保护作用及其分子机制

(一)肝损伤

1. 概述

肝脏是腹腔内最大的实质性器官,各种致病因子作用于肝脏后,可导致肝细胞出现不同程度损害。肝损伤的致病因素根据其来源分为以下 3 种:

(1)生物因素。肝炎病毒、寄生虫、细菌等病原体侵入机体后,可直接或间接造成肝细胞损伤。肝炎病毒为常见的致病因子,病毒感染机体后可激活宿主的细胞免疫及体液免疫。通常认为 T 淋巴细胞介导的细胞免疫是引起肝细胞损伤的最主要因素。如乙型肝炎病毒感染肝细胞后,释放大量病毒抗原和病毒颗粒,诱导 T 淋巴细胞相关的细胞免疫,杀伤肝细胞,造成肝组织损伤[20]。

(2)理化因素。肝脏是药物在体内代谢的最主要场所,也最易受药物毒副作用影响。长期服用某些药物,会使肝细胞膜损伤、胆汁淤积、胆小管损伤、肝细胞 CPY450 活性改变,产生药物性肝损伤[21, 22]。四氯化碳(carbon tetrachloride, CCl_4)为无色液体,是工业生产中常用的溶剂、干洗剂、及熏蒸剂。生产过程中意外吸入高浓度 CCl_4 会造成肝小叶坏死,形成爆发性肝衰竭[15]。长期酗酒会导致肝脏病变,这是由于乙醇可直接或通过其毒性代谢产物乙醛间接损害肝细胞,造成肝损伤[15]。

(3)遗传因素。肝损伤的发生发展也与遗传因素有关,例如由于肝脏中醛缩酶 B(aldolase B, ALDOB)基因发生点突变,使得 ALDOB 的稳定性/催化活性降低,果糖代谢能力下降,从而导致 ALDOB 的作用底物 1-磷酸-果糖富集、ATP 合成减少,甚至发展成肝纤维化和肝硬化[2, 21]。

2. 何首乌治疗肝脏损伤的分子机制

二苯乙烯苷能促进受损肝脏修复,使各项生理指标趋于正常。谷草转氨酶 (aspartate transaminase, AST)主要存在于肝细胞线粒体内,当肝细胞发生严重损伤或坏死时,释放 AST 导致血清 AST 水平升高。谷丙转氨酶(alanine aminotransferase, ALT)主要存在于肝、肾、心肌等组织细胞中,在肝脏细胞中含量尤为丰富。正常情况下,血液中 ALT 含量较少,但当肝脏细胞受损时,ALT 可从肝脏细胞中释放,导致血液中 ALT 明显升高。因此,AST 和 ALT 是肝功能检查中的两项重要指标,其升高往往说明肝脏组织受损。病毒性肝炎、肝硬化、肝癌、脂肪肝、酒精肝等疾病,均可引起 AST 或 ALT 不同程度升高[23]。研究发现,二苯乙烯苷可逆转四氯化碳诱导的大鼠肝功能损害、降低肝脏过氧化脂质含量,同时使血清 AST 及 ALT 水平下降,发挥保肝作用[24]。

另有研究显示,二苯乙烯苷还可使载脂蛋白 E 基因缺陷(ApoE$^{-/-}$)小鼠的血清总胆固醇(total cholesterol, TC)、总甘油三酯(triglycerides, TG)、低密度脂蛋白

胆固醇（low-density lipoprotein cholesterol，LDL-C）含量降低，使血清 NO 水平和总抗氧化能力（total antioxidant capacity，TAC）上升，THSG 对酒精和高脂饲料引起的肝损伤表现出良好的保护效果[25]。

生物体在新陈代谢过程中会不断产生氧自由基，包括超氧阴离子、羟自由基及有机自由基。氧自由基有很强的生物学活性，自由基过剩会诱发炎症，造成免疫失调，导致恶性肿瘤等多种疾病的发生。研究显示，THSG 处理能显著降低超氧自由基氧化损伤，发挥肝保护作用[10]。此外，何首乌的活性成分大黄素、大黄酸和芦荟大黄素也具有很强的抗氧化活性，有助于机体清除超氧阴离子自由基（·O₂-）、羟自由基（·OH-）、过氧化氢（H_2O_2）等。此外，这些活性组分还可抑制自由基诱导的脂质过氧化，其中以大黄素的抑制效果最为突出[6]。

活性氧（Reactiveoxygen species，ROS）是一类氧的单电子还原产物，过多的 ROS 会损害机体健康。辐射、抗生素、杀虫剂等外界因素刺激可诱导 ROS 产生。而肝脏是被 ROS 首先攻击的主要器官之一。抗氧化酶如超氧化物歧化酶（superoxide dismutase，SOD）、谷胱甘肽过氧化物酶（glutathione peroxidase，GSH-Px）有助于机体清除 ROS。但当体内积累的有毒有害物质的量超过人体自身的清除阈值时，会导致 SOD、GSH-Px 等酶活性下降，造成肝细胞损伤。研究发现，何首乌中多种成分均可提高体内抗氧化酶 SOD 和 GSH-Px 的活性，保护肝脏细胞免受 ROS 损伤[26]。

大黄素对四氯化碳（CCl₄）和 D-半乳糖胺（D-GalN）诱导的大鼠肝损伤表现出肝保护作用。组织病理学检测结果显示，大黄素能使疾病大鼠肝脏内炎症性淋巴细胞、Kupffer 细胞减少，延缓肝细胞坏死，发挥肝保护作用[14]。

此外，何首乌对药物引起的肝损伤具有保护作用。对乙酰氨基酚（2g/kg，口服）给药 24 小时后，会引起肝脏损伤，导致血清转氨酶、碱性磷酸酶、乳酸脱氢酶、血清胆红素和血清蛋白含量显著升高。而何首乌大黄素（20mg/kg、30mg/kg 或 40mg/kg，口服）会以剂量依赖的方式降低对乙酰氨基酚引起的肝脏损伤[27]。此外，对乙酰氨基酚也会加剧脂质过氧化并改变谷胱甘肽的状态。而谷胱甘肽通过清除自由基来抑制氧化应激引起的机体损伤。各种刺激引起的组织损伤与谷胱甘肽耗竭有关。研究显示，大黄素和何首乌水提取物均能调节机体谷胱甘肽水平，从而保护肝脏免受损伤[28，29]。

（二）脂肪肝

1. 概述

脂肪肝是各种原因引起的肝内中性脂肪蓄积过多的一种病理状态。肝细胞内脂质蓄积超过肝湿重的 5%，即被视为脂肪肝。流行病学调查结果表明，脂肪性肝病严重威胁人们健康，成为仅次于病毒性肝炎的第二大肝病，且发病率不断升高，发病年龄日趋年轻化[30]。脂肪肝的形成与多种因素有关[30]：

（1）肝脏脂代谢异常。如：肝内游离脂肪酸输入增加，极低密度脂蛋白合成增加,脂肪运出肝外途径受阻等。

(2)环境因素。饮食、营养状况等因素均可诱发脂肪肝。

(3)氧化应激及脂质过氧化。如:活性氧与多价不饱和脂肪酸发生脂质过氧化反应,生成过氧化脂质,破坏细胞正常结构和功能。

(4)生理因素。激素水平改变、自身免疫反应均可导致脂肪肝。

(5)缺氧和肝微循环障碍。严重缺氧,使肝脏的脂肪代谢功能受损,发生脂肪肝。

2. 何首乌对非酒精性脂肪肝的防治作用

非酒精性脂肪肝病(non-alcoholic fatty liver disease,NAFLD)是一种以肝小叶为病变主体,以肝细胞脂肪变性和脂肪贮积为主要病理特征的肝脏疾病。NAFLD 的病理学改变和酒精性肝病(alcoholic liver disease,ALD)相似,但患者无过量饮酒史。NAFLD 的主要危险因素包括肥胖、胰岛素抵抗、2 型糖尿病、高血压和高甘油三酯血症等。随着肥胖人群比率的升高,NAFLD 的发病率也越来越高,目前 NAFLD 已成为我国人群中的常见慢性肝病,严重威胁人们健康。现代医学中,常采用胰岛素增敏剂、脂代谢调节剂、抗氧化剂等药物治疗 NAFLD[31-33]。近年来,国内外学者相继开展中草药治疗肝脏疾病的研究,发现何首乌在 NAFLD 治疗中有显著疗效[34]。

已有研究证实氧化应激和脂质过氧化均可诱导 NAFLD[31]。氧化应激可致体内氧自由基增多,引起脂质过氧化,在细胞因子等的共同作用下,引发脂肪性肝炎。超氧化物歧化酶(superoxide dismutase,SOD)是机体抗氧化损伤防御体系中最重要的一种抗氧化酶,SOD 通过清除自由基反应的启动因子——超氧阴离子($\cdot O_2^-$)来阻断和抑制自由基反应,抑制脂质过氧化。NO 作为一种抗氧化剂可与超氧阴离子反应,降低内毒素所致的肝损伤[35]。但过量的 NO 会与过氧化物反应产生过氧亚硝酸盐,导致细胞损伤,加重 NAFLD 的病变程度[36]。

在高脂饮食喂养小鼠的实验中[37],模型组小鼠血清中 SOD 活性低于对照组,而 NO 含量高于对照组。当用何首乌蒽醌提取液干预后,SOD 活性较模型组显著增加,而血清 NO 含量降低,说明蒽醌类成分能改善脂肪肝自由基代谢、调节体内NO 平衡。蒽醌提取液处理还能降低高脂小鼠血清中 TG、TC、LDL-C 含量,提示蒽醌类物质能改善 NAFLD 小鼠脂质代谢紊乱。

研究证实,THSG 通过调节过氧化物酶体增殖剂激活受体(peroxisome proliferators-activated receptor α,PPAR-α)和细胞色素 P450 家族成员 2E1 (cytochrome P450 2E1,CYP2E1)的表达,提高过氧化氢酶(catalase,CAT)、超氧化物歧化酶(superoxide dismutase,SOD)、谷胱甘肽过氧化物酶(glutathione peroxidase,GSH-Px)的水平,改善 NAFLD 大鼠的脂质过氧化和氧化应激[38]。

甘油三酯是甘油和游离脂肪酸(free fatty acid,FFA)的酯化产物。TG 的合成能平衡肝脏中 FFA 的水平[33]。当肝细胞脂肪变性超过 5%时,FFA 和 TG 的含量会异常升高,此时会引起脂质毒性并诱发 NAFLD[28]。制首乌能抑制脂质异常积聚,减轻肝脏代谢负担,发挥保护肝脏的作用。

另有研究显示,制首乌具有显著的抗炎活性。革兰氏阴性细菌细胞壁中的脂多糖(lipopolysaccharide,LPS)能激活炎症,LPS/Toll 样受体 4(Toll-like receptor 4,TLR4)被认为是诱发肝脏炎症的经典途径[39]。基于 NAFLD 大鼠模型,研究者发现何首乌 THSG 处理能明显下调 NAFLD 模型大鼠 TLR4 和 NF-κB 相关信号通路基因的表达,抑制炎症因子释放,发挥治疗 NAFLD 的功效[7]。在另一项研究中,何首乌 THSG 处理能增加肠道紧密连接蛋白 ZO-1 的表达,抑制内毒素易位引发的炎症反应,缓解 NAFLD 的发生发展[39]。

3. 何首乌治疗酒精性脂肪肝的研究

酒精性脂肪肝(alcoholic fatty liver)是由于长期大量饮酒导致的肝脏疾病,临床上最常见体征为肝大、肝区痛及压痛,少数患者伴有轻度黄疸。人体摄入的酒精有 90%～95% 在肝脏代谢,相关代谢途径包括乙醇脱氢酶(alcohol dehydrogenase,ADH)催化的乙醇脱氢酶体系、微粒体乙醇氧化体系、NADPH 氧化酶-过氧化氢酶体系、以及黄嘌呤氧化酶-过氧化氢酶体系。其中以 ADH-乙醇脱氢酶体系与微粒体乙醇氧化体系最为重要[40]。酒精性脂肪肝的发病机制包括:酒精及其代谢产物对肝脏的毒性作用、氧化应激反应、内啡肽作用、炎症损伤以及铁沉积等[41]。

(1)酒精及其代谢产物对肝脏的毒性作用。

酒精在肝脏发生氧化反应的过程中使 NAD^+ 转变为 NADH,使 NADH 含量增多;而富集的 NADH 可抑制三羧酸循环和脂肪酸 β 氧化,使 ATP 生成减少,肝内脂肪酸蓄积。此外酒精在氧化过程中需消耗大量氧,使肝细胞处于缺氧状态。此外,乙醇的代谢产物乙醛具有肝毒性,例如乙醛可抑制三羧酸循环、损伤肝细胞线粒体;乙醛可与谷胱甘肽结合并使其失活,产生大量自由基、超氧离子,引起脂质过氧化,损伤肝细胞;乙醛还可作为抗原触发自身免疫,导致肝脏免疫损伤。

①氧化应激与脂质过氧化。

此外,酒精在代谢过程中会产生许多氧化应激产物,如超氧自由基、H_2O_2、氧自由基等。这些应激产物可激活脂质过氧化反应,使蛋白质和磷脂交联,破坏肝细胞中蛋白质的正常结构与功能。

②促进 β-内啡肽释放。

β-内啡肽是体内的一类神经递质及内分泌激素,参与多种生理功能的调节。在人体,β-内啡肽可增加胰高血糖素水平,抑制糖原合成。当体内酒精含量增加时,可促进 β-内啡肽释放。

③诱导促炎因子释放。

酒精性脂肪肝发生时常伴有内毒素血症,刺激多种细胞因子释放,诱导中性粒细胞浸润,使肝细胞损伤。

④铁元素的毒性作用。

铁是人体必不可少的微量元素，在体内发挥重要作用。但过量的铁元素对人体细胞有毒性作用。肝脏是贮存铁元素的主要器官，机体铁元素过量会侵害肝脏组织。酒精性脂肪肝发生时，肝脏中铁元素含量增加，进一步加重肝组织的脂质过氧化损伤。

（2）何首乌对酒精性脂肪肝的防治作用。

酒精摄入可使小鼠肝脏中丙二醛（malondialdehyde，MDA）水平升高，谷胱甘肽消耗增加；THSG 处理后，能下调 MDA 水平，增加肝脏 GSH 含量，提高小鼠肝脏活性。该研究证实，THSG 通过抑制酒精诱导的肝脏氧化应激，降低酒精的肝脏毒性[42]。

一项基于急性酒精性肝损伤动物模型的研究显示，提前给予 THSG 干预可显著抑制疾病小鼠血清转氨酶和肝脏转氨酶的活性，降低肝脏脏器指数、肝脏甘油三酯和总蛋白含量。这表明 THSG 能逆转酒精性肝损伤进程[8]。

酒精性肝损伤发生时，体内的内毒素水平会显著升高。内毒素与 Kupffer 细胞表面的 CD14 和 TLR-4 结合后活化 Kupffer 细胞，从而激活 NF-κB 等相关炎症信号通路，诱导 TNF-α 和 IL-1β、IL-6 等炎性介质的产生，激发肝脏炎症反应，破坏肝实质细胞的内环境稳态。熊章鄂等人的研究表明，在小鼠急性酒精性肝损伤模型中，血清 TNF-α、IL-1β、和 IL-6 水平均显著升高。而给予 THSG 处理后，小鼠血清中炎性因子的表达显著降低。这提示 THSG 能降低炎性因子水平、减少炎症介质的释放，发挥肝功能保护作用[43]。

4. 何首乌治疗脂肪肝的分子机制

（1）调节脂质合成。

脂肪肝发生时，血清 ALT 和 AST 会异常升高[44]。研究显示，何首乌蒽醌类物质能与胆固醇结合，将其转化为胆酸，还能抑制肝内脂肪沉积，降低胆固醇合成，有效治疗脂肪肝。蒽醌类物质还可有效降低血清 ALT 和 AST 水平，促进肝功能恢复[3]。

还有研究者认为，THSG 治疗脂肪肝的机制包括：抑制内源性总甘油三酯合成，改善脂质在体内的分布及在内脏器官的沉积；提高肝细胞中脂蛋白脂肪酶（lipoprotein lipase，LPL）、肝脂酶（hepatic lipase，HL）的活性，促进肝脏中 TG 分解，抑制肝细胞 TG 堆积。此外，体外实验同样证实 THSG 具有调节脂质代谢的作用[8]。

俞捷等人的研究表明，THSG 处理可使 TG 合成关键酶——二酰甘油酰基转移酶（diacylglycerol-O-Acyltransferase，DGAT）的表达水平降至正常水平，导致脂肪化肝细胞中 TG 含量下降 40%；此外，THSG 干预可使胆固醇分解关键酶——胆固醇羟化酶（CYP7A）的含量升高 50%，并使肝脂酶（hepatic lipase，HL）（甘油三酯分解关键酶）含量提升 8 倍[12]。这些研究证实了何首乌对肝脏胆固醇代谢和脂肪代谢的调节作用。

肝型脂肪酸结合蛋白（liver-fatty acid binding protein，L-FABP）和脂肪酸转运蛋白 4（fatty acid transport protein 4，FATP4）共同介导游离脂肪酸进入肝脏，为肝脏脂质合成提供物质基础[45]。研究发现，脂肪乳剂处理会诱导 L02 细胞中 TG 含量上升，而 THSG 可以逆转脂肪乳剂的作用，显著降低肝细胞内 TG 含量。进一步的机制研究表明，THSG 通过抑制 L-FABP 和 FATP4 的表达[46]，限制体内 TG 合成过程的原料供应。

甾醇调节元件结合蛋白 1c（sterol regulatory element binding protein 1c，SREBP-1c）可促进乙酰辅酶 A 羧化酶 1（acetyl-CoA carboxylase 1，ACC1），脂肪酸合成酶（fatty acid synthase，FAS）和硬脂酰辅酶 A 去饱和酶 1（stearoyl-CoA desaturase 1，SCD1）的表达，被称为脂质毒性的"警告信号"[47]。腺苷一磷酸（adenosine monophosphate，AMP）激活的蛋白激酶（adenylate activated protein kinase，AMPK）是一种由 α，β 和 γ 亚基组成的异源三聚体复合物。在肝脏中 AMPK 由 α 和 β 亚基构成，被称为"能量代谢枢纽"。活化状态的 AMPK 通过调节 SREBP-1c 的蛋白丰度抑制脂质合成基因表达[48]。研究表明大黄素通过 CaMKK-AMPK-mTOR-p70S6K 途径下调 SREBP-1c 和脂质合成基因（如 ACC、SCD1、FAS）表达，抑制脂质合成[17]。

肝 X 受体 α（liver X receptor α，LXRα）是广泛分布于肝细胞中的核受体，LXRα 可促进 SREBPs 蛋白表达[49]。研究证实，大黄酸处理可以剂量依赖性地抑制 LXRα 的表达，并降低 SREBP-1c、FAS、SCD1 和 ACC2 的水平，抑制外源性脂肪酸向肝脏运输，促进能量消耗[50]。

研究表明，THSG 还可竞争性抑制胆固醇合成限速酶的活性，降低肝脏胆固醇的合成；此外，THSG 处理还能使肝细胞表面 LDL-C 受体活性增加，促进血浆 LDL-C 的清除，降低血清 TC、TG、LDL-C 含量，抑制脂肪肝的形成[2]。

（2）促进脂质代谢和运输。

通常情况下，肝损伤后会发生肝脏脂质蓄积。生首乌和制首乌均能抑制肝脂蓄积，相比之下，生首乌效果更佳。这主要是因为生首乌中含有较多的结合性蒽醌类成分，这些组分可加速肝脏内脂肪的代谢分解[3]。

肝脏中过量的胆固醇通过胆汁酸合成途径被转化为胆汁，CYP7A1 是该过程的限速酶[51]。何首乌中的白藜芦醇和大黄素可促进 HFD 小鼠肝脏中 CYP7A1 基因的表达，增强胆固醇分解代谢[52]。此外，大黄素可以与胆汁酸盐（bile acid salt，BAS）结合，促进胆固醇向 BAS 转化[53]。

此外，大黄素还能调节法尼醇 X 受体（farnesoid X receptor，FXR）信号通路，发挥抗胆汁淤积的功效。FXR 是一种常见的胆汁酸受体，负责调节胆汁酸的平衡[54]。比如，胆汁酸激活肠上皮细胞中的 FXR，释放成纤维细胞生长因子 15（fibroblast growth factor 15，Fgf15），Fgf15 通过门静脉循环到达肝细胞，抑制肝细胞合成胆汁酸。胆盐输出泵（Bile salt export pump，BSEP）为胆汁酸输出的关键调节蛋白。研究发现，大黄素通过调节 FXR／BSEP 比例促进 BSEP、FXR1 和 FXR2 的表达，减缓胆汁淤积[26]。

THSG 主要通过调节脂质代谢发挥抗脂肪肝的作用。李雪飞等人发现，在家鸭脂肪肝模型中，THSG 处理能减轻模型组家鸭的体重和肝指数；升高血清高密度脂蛋白（high density lipoprotein，HDL）和脂蛋白脂肪酶（lipoprotein lipase，LPL）水平；能明显减轻疾病家鸭肝细胞脂肪变性程度。总之，THSG 具有剂量依赖性的降血脂、抗脂肪肝作用[11]。

THSG 可以降低醋酸可的松所致甘油三酯积累，调节肝脏脂代谢，降低血清游离脂肪酸水平；此外，THSG 还能阻碍肝脏微粒体中的脂质过氧化，改善四氯化碳引发的肝肿大[3]。

（3）其他。

脂肪以脂滴的形式储存在肝脏细胞中。自噬途径激活后，将脂滴运输至溶酶体中降解，抑制肝脏中脂滴沉积[55]。肝型脂肪酸结合蛋白介导配体进入细胞核后激活肝组织中过氧化物酶体增殖剂激活受体（peroxisome proliferators-activated receptor α，PPAR-α）转录，随后 PPAR-α 上调肉碱棕榈酰转移酶 1（carnitine palmitoyl transferase 1，CPT-1）表达，促进脂质燃烧[56]。研究发现，THSG 可激活 PPAR-α 介导的肝细胞自噬，促进自噬相关蛋白 LC3-II、Beclin-1 和 p62 的表达，加速脂质代谢，抑制脂肪肝大鼠的肝脏脂肪变性[26]。

此外，AMPK 可上调肉碱棕榈酰转移酶 1 的表达，增强线粒体β氧化。而大黄素可激活 AMPK 信号途径，提高 CPT-1 表达，抑制脂质积累[17]。

（三）肝纤维化

1. 概述

肝纤维化（hepatic fibrosis）是肝脏对各种慢性损伤产生的应答反应，是各种慢性肝病向肝硬化发展的中间环节，主要表现为细胞外基质（extra cellular matrix，ECM）的积累。肝纤维化进一步发展会导致肝门静脉高压、肝衰竭、肝硬化、和肝癌等[4]。

肝纤维化特异性表现是肌成纤维细胞的形成和肝细胞外基质的堆积[57]。肝小叶是肝脏结构和功能的基本单位，由肝板、胆小管、中央静脉、肝血窦以及窦周间隙组成。正常情况下，肝小叶中的基底膜将肝血窦和肝实质隔开，从而保证物质的正常新陈代谢。当肝脏组织受到外界损伤时，肝窦周间隙中的肝星形细胞（hepatic stellate cells，HSC）被激活，分泌大量 ECM，使胶原积累、基底隔膜增厚，发生肝纤维化[57]。此外，各种刺激因素（如肝炎病毒感染、药物）引起肝细胞坏死和凋亡，激活 Kupffer 细胞分泌细胞因子，作用于肝星状细胞，使之转变为肌成纤维细胞。有学者研究发现，肌成纤维细胞分泌α-肌动蛋白（smooth muscle actin-α，α-SMA）和胶原蛋白等，促进 ECM 沉积，导致肝细胞解毒能力减弱。而肝功能的异常会进一步激活肌成纤维细胞,导致 ECM 大量沉积。这一过程周而复始,最终导致肝脏纤维化[58, 59]。肝纤维化发生的分子基础主要如下:

(1)TGF-β1 信号通路。

转化生长因子-β(transforming growth factor-β,TGF-β)是肝纤维化过程中最关键的细胞因子,TGF-β 与细胞外基质的合成与分解、肝纤维化发生发展密切相关。TGF-β1 通过 TGF-β1/Smad 信号通路调节 ECM 基因表达,促进 ECM 生成。当肝细胞受到各种有害刺激后,释放 TGF-β1。TGF-β1 与肝细胞表面的受体结合,使下游的 Smad2/3 磷酸化。活化后的 Smad2/3 进入胞浆与 Smad4 结合形成多聚体,接着这一复合物进入细胞核并与靶基因启动子结合,激活胶原合成相关基因的转录,产生大量胶原,形成肝纤维化[60]。此外,TGF-β1 还通过下调基质金属蛋白酶(matrix metalloproteinase,MMPs)的表达、上调组织金属蛋白酶抑制剂(tissue inhibitor of matrixmetalloproteinases,TIMPs)的表达来抑制 ECM 的降解,进一步加重肝脏纤维化。

(2)MAPK 信号通路。

丝裂原活化蛋白激酶(mitogen activated protein kinase,MAPK)信号通路参与细胞周期和基因表达调控。研究表明,纤溶酶原激活物-1(plasminogen activator-1,PAI-1)能激活 MAPK 信号通路中的细胞外调节蛋白激酶(extracellular regulated protein kinases,ERK)途径,抑制成纤维细胞凋亡。ERK 信号途径的活化将促进成纤维细胞增殖、凋亡、及 I 型胶原增生;因此抑制 ERK 信号通路将抑制成纤维细胞增殖、减少 ECM 生成[61]。

(3)JAK/STAT 信号通路。

JAK 激酶/信号转导和转录激活子(JAK / STAT)信号通路是多种细胞因子和生长因子传递信号的共同途径。牛文丽等[62]在研究瘦素诱导肝星形细胞(hepatic stellate cells,HSC)实验中发现,JAK/STAT 信号传导通路可以调节瘦素,诱导 HSC 参与中胶原的合成,促进肝纤维化的发生发展。

2. 何首乌治疗肝纤维化的机制

制首乌具有保肝作用,可改善肝脏毒性物质引起的肝肿大和脂质蓄积。何首乌中的活性组分 THSG、大黄素被证实具有治疗肝损伤的作用。中医临床上,有用制首乌单方治疗肝纤维化,也有以制首乌与其他中药配伍治疗肝炎和肝硬化的应用[4]。

TGFβ1 及 HSC 的活化是细胞外基质(extra cellular matrix,ECM)的主要来源。郭美姿等人发现,60% CCl₄ 制备的肝纤维化大鼠模型中,大黄酸处理可削弱 TGFβ1 的活性,抑制 HSC 活化,使肝组织胶原面积明显减少,疾病大鼠的肝纤维化程度明显降低[15]。

此外,肝损伤过程中的脂质过氧化也是肝纤维化发生的重要机制。氧化应激诱导的脂质过氧化触发肝星状细胞(hepatic stellate cell,HSC)增殖和胶原合成[63]。在此过程中，成纤维细胞活化的标志物血小板源性生长因子（platelet derived growth factor，PDGF）受体和 α 平滑肌肌动蛋白（alpha smooth muscle actin，α-SMA）的表达增加[64]。随后，活化的 HSC 分泌大量细胞外基质（extra cellular matrix，ECM），如胶原蛋白 I，胶原蛋白 IV 和纤连蛋白，加速肝纤维化[65]。此外，过氧化过程中产生的丙二醛能促进 HSC 合成胶原，刺激 Kupffer 细胞释放成纤维化细胞因子，加速肝脏纤维化[66]。

研究显示[15]，在四氯化碳和乙醇诱导的肝纤维化动物模型中，何首乌大黄酸能显著降低肝纤维化大鼠血清 MDA 含量，提高 SOD 水平。另外，大黄酸处理后，大鼠血清 ALT、透明质酸、Ⅲ型前胶原水平降低，肝组织胶原面积明显减少，肝纤维化程度得到显著改善。该研究证实，何首乌可通过清除活性氧和抑制脂质过氧化来缓解肝纤维化症状。另一项基于 CCl₄ 肝纤维化动物模型的研究也证实，大黄素处理可以升高血清白蛋白，降低谷丙转氨酶、透明质酸（hyaluronic acid，HA）及层黏连蛋白（细胞外基质成分）水平，减缓肝纤维化进程[17]。

此外，在玉米油诱导肝损伤大鼠模型中，THSG 被证实可降低疾病大鼠肝脏内过氧化脂质含量，下调血清转氨酶水平[67]，逆转肝纤维化。

四、何首乌肝保护相关临床研究

何首乌能用于各种肝病的治疗。脂肪肝治疗中，将加工后的何首乌与泽泻、决明子按一定配比共同使用，可维持肝脏内环境平衡，有效缓解脂肪肝症状[68]。与常规方剂相比，添加制首乌能显著提高肝病治愈率[69]。此外，为了制衡何首乌的不良反应，常将制首乌与茯苓一同使用，因为茯苓可帮助降低何首乌的肝毒性[70]。邢淑慧等使用何首乌片治疗高胆固醇血症患者 189 例，治疗前患者平均血胆固醇值为 7.05 mmol/L，治疗后平均血胆固醇下降至 1.01mmol/L[71]。非酒精性脂肪肝是慢性肝病的重要诱因，初期临床症状不典型，可缓慢发展为肝硬化。有临床研究在非酒精性脂肪肝病患者中，对比了常规降脂药物和何首乌颗粒冲剂的治疗效果。结果显示，与采用常规降脂药治疗的对照组相比，何首乌颗粒冲剂治疗组服药一个疗程（3 个月）后，患者肝脏中脂质和脂肪酸代谢增强，肝脏脂肪积累减少、脂肪变性和炎症坏死程度明显减轻，患者病情得到有效缓解[72]。

综上，何首乌是一味常用的补益中药，临床应用十分广泛。但何首乌的临床应用过程中也面临一些问题，如：药材加工炮制方式、如何配伍用药、不良反应的辨别与解决方案等。虽然何首乌在临床治疗中发挥了一定疗效，但我们对何首乌的适应症、功效及不良反应的了解仍然十分有限。因此，下一步应立足临床，从药材真伪、个体异质性、药物配伍、不良反应等方面入手开展研究，确保何首乌临床用药的安全性和有效性。

五、讨论和展望

何首乌有生首乌和制首乌之分，生首乌能解毒、消痈、润畅通便；制首乌则具有补肝肾、益精血、乌须发、强筋骨等功效[4]。尽管生首乌和制首乌的药效不同,但其药理作用有相同之处。何首乌可抑制氧化应激和炎症因子释放、调节脂质代谢、抑制肿瘤细胞增殖与扩散,可用于治疗肝炎、脂肪肝、肝癌等肝脏疾病。制首乌及其活性成分具有保肝作用[26]。这些药理作用主要是由何首乌中的活性成分如二苯乙烯苷、大黄酸和大黄素实现的。

然而,也有研究报道何首乌的不良反应:何首乌可导致肝细胞凋亡和坏死、炎性细胞浸润,引起急性肝细胞损伤[22]。何首乌中游离的蒽醌类物质(如大黄素和大黄酸)被认为是导致肝毒性的主要成分。其他研究表明,何首乌水提物的肝毒性要强于乙醇和丙酮提取物[73, 74]。此外,生首乌的肝毒性强于制首乌。

何首乌既能保肝也能引起肝损伤[75],导致这种差异的原因如下:①给药剂量的高低。低剂量显示出肝脏保护作用,而高剂量可能导致肝毒性。②给药时间长短。何首乌短期给药能改善肝脏功能,长期给药则易出现肝脏毒性。③何首乌中的某些组分功能上的"多面性"。比如大黄素被认为是何首乌导致肝毒性的主要成分,但实际上大黄素还有抗氧化活性,因此一定条件下大黄素也表现出保肝效应。

何首乌及其有效成分能用于非酒精性脂肪肝、肝纤维化、肝癌等肝病的防治,关于何首乌的肝毒性详见第七章。何首乌活性成分丰富,相较于成分单一的西药,其药理学作用具有"多通道、多靶点"的优势。但何首乌作用机制复杂,且存在一定不良反应,因此我们有必要深入探索其活性成分的药理机制,并探究何首乌的毒性机理和减毒方法,以期提高何首乌临床用药的安全性和有效性,使这一传统中药在临床治疗中发挥更大应用。

参考文献

[1] 楼招欢,吕圭源,余静静.何首乌成分、药理及毒副作用相关的研究进展[J].浙江中医药大学学报,2014,38(4):495-500.

[2] 崔真真.何首乌研究进展[J].辽宁中医药大学学报,2019,21(1):172-174.

[3] 辛淑杰.何首乌的药理作用、临床应用及不良反应[J].北方药学,2013,10(7):36-37.

[4] 靳文杰.制何首乌抗四氯化碳致大鼠肝纤维化的实验研究[D].大连:大连医科大学.2004.

[5] 王春英,张兰桐,袁志芳,等.何首乌醋酸乙酯提取部位与二苯乙烯苷的调血脂作用[J].中草药,2008,1:78-83.

[6] Vargasa F, Díazb Y, Carbonellb K. Antioxidant and scavenging activity of emodin, aloe-emodin, and rhein on free-radical and reactive oxygen species.[J].Pharm Biol, 2004(4-5):342-348.

[7] Liu Y, Wang Q, Yang J, et al. *Polygonum multiflorum* Thunb: A review on chemical analysis, processing mechanism, quality evaluation, and

hepatotoxicity[J].Front Pharmacol，2018，9：364.

［8］刘美辰,李芸霞,全云云,等.何首乌二苯乙烯苷对肝脏的作用及机制研究进展
[J].辽宁中医杂志,2018,45(6)：1318－1321.

［9］马占俊.何首乌的应用及不良反应[J].临床合理用药,2011,4(2B)：28.

［10］黄世琼,张毅,杨军宣.何首乌主要成分二苯乙烯苷的研究进展[J].海峡药学,
2016,28(6)：37－39.

［11］李雪飞,徐宗佩,张增瑞,等.二苯乙烯苷对脂肪肝家鸭模型肝脂的干预效果
及机制研究[J].辽宁中医杂志,2010,37(1)：172－174.

［12］俞捷,林佩,陆建美,等.何首乌活性成分二苯乙烯苷对肝细胞脂质合成、分解
及转运的调节作用研究[J].中国药学杂志,2014,49(23)：2077－2082.

［13］ Pereira I V A，Stefano J，Oliveira C P M S. Microsomal triglyceride
transfer protein and nonalcoholic fatty liver disease ［J］. Expert Rev
Gastroenterol Hepatol，2011(2)：245－251.

［14］ Huang C H，Horng L Y，Chen C F，et al. Chinese herb Radix Polygoni
Multiflori as a therapeutic drug for liver cirrhosis in mice. ［J］. J
Ethnopharmacol，2007(2)：199－206.

［15］郭美姿,李孝生,沈鼎明,等.大黄酸对大鼠肝纤维化形成的影响[J].中华肝脏
病杂志,2003(1)：26－29.

［16］展玉涛,魏红山,王志荣,等.大黄素抗肝纤维化作用的实验研究[J].中华肝脏
病杂志,2001(4)：235－236,239.

［17］ Wang S，Li X，Guo H，et al. Emodin alleviates hepatic steatosis by
inhibiting sterol regulatory element binding protein 1 activity by way of
the calcium/calmodulin-dependent kinase kinase-AMP-activated protein
kinase-mechanistic target of rapamycin-p70 ribosomal S6 kinase signaling
pathway[J]. Hepatol Res，2017(7)：683－701.

［18］ Kågedal K，Bironaite D，Ollinger K. Anthraquinone Cytotoxicity and
Apoptosis in Primary Cultures of Rat Hepatocytes[J].Free Rad Res，1999，
31：419－428.

［19］ Yu H B，Zhang H F.，Zhang X，et al. Resveratrol inhibits VEGF
expression of human hepatocellular carcinoma cells through a NF-kappa B-
mediated mechanism[J].Hepato-Gastroenterol，2010，102－103：1241－1246.

［20］ Dang S，Xhang Z，Chen Y，et al. Inhibition of the replication of hepatitis
B virus in vitro by emodin[J].Med Sci Monit，2006，12(9)：302－306.

［21］ Bouteldja N，Timson D J. The biochemical basis of hereditary fructose
intolerance[J]J Inherit Metab Dis，2010，33(2)：105－112.

［22］徐鑫,屈彩芹.药物性肝损伤机制[J].医学综述,2008,14(5)：747－749.

[23] Yang J，He Y，Zou J，et al. Effect of Polygonum Multiflorum Thunb on liver fatty acid content in aging mice induced by D-galactose[J].Lipids Health Dis，2019，18(1)：128.

[24] 谭凯丽，廖海民. 何首乌的药理作用研究进展[J]山地农业生物学报,2010,29(01)：72－75.

[25] 高瑄,胡英杰,符林春. 何首乌二苯乙烯苷的调节血脂作用[J].中国中药杂志，2007(4)：323－327.

[26] Xue X，Quan Y，Gong L，et al. A review of the processed Polygonum multiflorum（Thunb.）for hepatoprotection：Clinical use，pharmacology and toxicology[J].J Ethnopharmacol，2020，261：113121.

[27] Bhadauria M. Dose-dependent hepatoprotective effect of emodin against acetaminophen-induced acute damage in rats[J].Exp Toxicol Pathol，2010，62(6)：627－635.

[28] Yamaguchi K，Yang L，McCall S，et al. Inhibiting triglyceride synthesis improves hepatic steatosis but exacerbates liver damage and fibrosis in obese mice with nonalcoholic steatohepatitis[J].Hepatology，2007，45(6)：1366－1374.

[29] Guo D，Bell E H，Mischel P，et al. Targeting SREBP-1-driven lipid metabolism to treat cancer[J]. Curr Pharm Des，2014，20（15）：2619－2626.

[30] 曾民德. 脂肪肝[J].中华消化杂志，1999,19(2)：120－122.

[31] Sanyal A J，American Gastroenterological A. AGA technical review on nonalcoholic fatty liver disease[J].Gastroenterology，2002，123（5）：1705－1725.

[32] 张枝,李白雪,张传涛,等. 非酒精性脂肪肝的中医药治疗研究进展[J].中药与临床，2014,5(1)：63－65.

[33] Sanyal A J，Friedman S L，McCullough A J，et al. Challenges and opportunities in drug and biomarker development for nonalcoholic steatohepatitis：findings and recommendations from an American Association for the Study of Liver Diseases-U. S. Food and Drug Administration Joint Workshop[J].Hepatology，2015，61(4)：1392－1405.

[34] 厉有名. 非酒精性脂肪性肝病[J].中国中西医结合杂志，2004,24(1)：11.

[35] Billiar T R. The delicate balance of nitric oxide and superoxide in liver pathology[J].Gastroenterology，1995，108(2)：603－605.

[36] Mantena S K，King A L，Andringa K K，et al. Mitochondrial dysfunction and oxidative stress in the pathogenesis of alcohol- and obesity-induced

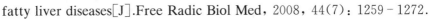

fatty liver diseases[J].Free Radic Biol Med，2008，44(7)：1259－1272.

[37] 王世姣,杨长福,王和生.何首乌蒽醌类有效成分对非酒精性脂肪性肝小鼠血清中超氧化物歧化酶、一氧化氮和肝组织三磷酸腺苷酶的影响.[J].贵阳中医学院学报,2014(1)：19－21.

[38] Lou Z，Xia B，Su J，et al. Effect of a stilbene glycoside-rich extract from polygoni multiflori radix on experimental non-alcoholic fatty liver disease based on principal component and orthogonal partial least squares discriminant analysis[J].Exp Ther Med，2017(5)：4958－4966.

[39] 王凤玲.大黄素对急性肝衰竭大鼠 NF-κB 信号通路的调控作用[J].世界华人消化杂志,2018,26(9)：543－549.

[40] 冯志强,沈志祥,谭诗云.酒精性脂肪肝的发病机制研究进展[J].世界胃肠病,2002,10(3)：346－348.

[41] 王洪岩,李鑫,徐有青.酒精性肝病发病机制研究进展[J].实用肝脏病杂志,2014,17(01)：5－8.

[42] 金波,黄晶晶,朱学鑫,等.何首乌二苯乙烯苷预防急性酒精性肝损伤小鼠作用及其机制[J].中华中医药杂志,2016,31(08)：3333－3336.

[43] 熊章鄂,全巧云,郑世华,等.二苯乙烯苷对急性酒精性肝损伤小鼠炎症相关因子的影响[J].世界华人消化杂志,2012,20(36)：3649－3655.

[44] 陈蓓琪.脂肪肝文献评价和辨证论治规律探讨[D].南京:南京中医药大学,2012.

[45] Newberry E P,Kennedy S,Xie Y，et al. Phenotypic divergence in two lines of L-Fabp-/- mice reflects substrain differences and environmental modifiers[J].Am J Physiol Gastrointest Liver Physiol，2015，309(8)：G648－661.

[46] Saha A K，Ruderman N B. Malonyl-CoA and AMP-activated protein kinase：An expanding partnership[J]. Mol Cell Biochem，2003，253(1－2)：65－70.

[47] Lin P，Lu J M，Wang Y F，et al. Prevention Mechanism of 2，3，5，4'-Tetrahydroxy-stilbene-2-O-beta-D-glucoside on Lipid Accumulation in Steatosis Hepatic L-02 Cell[J].Pharmacogn Mag，2017，13(50)：245－253.

[48] Long Y C，Zierath J R. AMP-activated protein kinase signaling in metabolic regulation[J]J Clin Invest，2006，116(7)：1776－1783.

[49] Jensen-Urstad A P L，Semenkovich C F. Fatty acid synthase and liver triglyceride metabolism：Housekeeper or messenger[J].Biochim Biophys Acta，2012，1821(5)：747－753.

[50] Sheng X，Wang M，Lu M. Rhein ameliorates fatty liver disease through

negative energy balance，hepatic lipogenic regulation，and immunomodulation in diet-induced obese mice［J］.Am J Physiol Endocrinol Metab，2011，300 (5)：E886－E893.

［51］ Pandak W M，Schwarz C，Hylemon P B，et al. Effects of CYP7A1 overexpression on cholesterol and bile acid homeostasis［J］.Am J Physiol Gastrointest Liver Physiol，2001，281(4)：G878－889.

［52］ Wang J，Ji J，Song Z，et al. Hypocholesterolemic effect of emodin by simultaneous determination of in vitro and in vivo bile salts binding［J］. Fitoterapia，2016，110：116－122.

［53］ Nakajima K，Usui S，Shinohata R，et al. Most of the hepatic triglyceride lipase (HTGL) is bound to apoE-rich HDL in post-heparin plasma［J］. Atherosclerosis，2016，252：e98.

［54］ Zhang Y. Farnesoid X receptor-Acting through bile acids to treat metabolic disorders［J］.Drugs Future，2010，35(8)：635－642.

［55］ Singh R，Cuervo A M. Lipophagy：Connecting Autophagy and Lipid Metabolism［J］.Int J Cell Biol，2012，2012：282041.

［56］ Jia Y，Bhuiyan M J，Jun H J，et al. Ursolic acid is a PPAR-alpha agonist that regulates hepatic lipid metabolism［J］.Bioorg Med Chem Lett，2011，21(19)：5876－5880.

［57］ Willmann K L，Klaver S，Dogu F，et al. Biallelic loss-of-function mutation in NIK causes a primary immunodeficiency with multifaceted aberrant lymphoid immunity［J］.Nat Commun，2014，5：5360.

［58］ Magdaleno F，Arriazu E，Ruiz de Galarreta M，et al. Cartilage oligomeric matrix protein participates in the pathogenesis of liver fibrosis［J］.J Hepatol，2016，65(5)：963－971.

［59］ Eyden B. The myofibroblast：phenotypic characterization as a prerequisite to understanding its functions in translational medicine［J］J Cell Mol Med，2008，12(1)：22－37.

［60］ 吕涛，姚希贤. TGF-β1/Smad 信号传导通路与肝纤维化［J］.河北医科大学学报，2012，33(6)：735－740.

［61］ 曾志萍.肝纤维化发生机制及治疗研究进展［J］.世界华人消化杂志，2017，25(7)：569－575.

［62］ Ellis E L，Mann D A. Clinical evidence for the regression of liver fibrosis［J］J Hepatol，2012，56(5)：1171－1180.

［63］ Li S，Tan H Y，Wang N，et al. The Role of Oxidative Stress and Antioxidants in Liver Diseases［J］.Int J Mol Sci，2015，16 (11)：

26087 - 26124.

[64] Erica N，Lorenzo V，Stefania C，et al. Hepatic myofibroblasts：a heterogenous population of multifunctional cells in liver fibrogenesis[J]. Int J Biochem Cell Biol，2009，41(11)：2089 - 2093.

[65] Moreira R K. Hepatic Stellate Cells and Liver Fibrosis[J].Arch Pathol Lab Med，2007，131(11)：1728 - 1734.

[66] 冯劲立,沈海蓉,李想,等.防己黄芪汤对复合造模肝纤维化小鼠肝线粒体过氧化损伤的影响 [J].中药新药与临床药理，2010,21(5)：506 - 508.

[67] Kimura Y,Ohminami H,Okuda H，et al. Effects of Stilbene Components of Roots of Polygonum ssp. on Liver Injury in Peroxidized Oil-fed Rats[J]. Planta Med，1983，49(1)：51 - 54.

[68] 王汉.基于数据挖掘技术总结刘铁军教授运用中医下法治疗肝病学术思想及用药规律的研究[D].长春:长春中医药大学,2018.

[69] 郝梓敏.何首乌的文献研究综述[J].贵州农机化，2018(4)：36 - 38.

[70] 庞晶瑶,李雨萌,柏兆方,等.基于高内涵分析的何首乌对肝窦内皮细胞损伤的配伍减毒研究[J].中国现代中药，2015,17(4)：331 - 334.

[71] 邢淑慧,贾少谦.何首乌的现代药理研究及临床应用[J].中国医药导报，2006(26)：123 - 124.

[72] 杨媛媛,王和生,杨胜波.何首乌颗粒冲剂治疗非酒精性脂肪肝临床疗效研究[J].中国现代药物应用，2013,7(5)：63 - 64.

[73] Wu X，Chen X，Huang Q，et al. Toxicity of raw and processed roots of Polygonum multiflorum[J].Fitoterapia，2012，83(3)：469 - 475.

[74] 黄伟,张亚囡,孙蓉.何首乌不同组分单次给药对小鼠肝毒性"量-时-毒"关系研究 [J].中国药物警戒，2011(4)：193 - 197.

[75] Li H，Wang X，Liu Y，et al. Hepatoprotection and hepatotoxicity of Heshouwu，a Chinese medicinal herb：Context of the paradoxical effect [J].Food Chem Toxicol，2017，108(Pt B)：407 - 418.

（胡海明）

第四节　降血脂作用

一、高脂血症

(一)概述

血脂是血浆中的中性脂肪和类脂(磷脂、糖脂、固醇及类固醇)的总称。一般说来,血脂中的主要成分是甘油三酯和胆固醇。血脂和蛋白质结合成脂蛋白。脂蛋白的基本结构是以甘油三酯为核心,周围包围一层磷脂、胆固醇和蛋白质分子。

正常情况下,外源性血脂(从食物中摄取)和内源性血脂(肝脏内的脂肪合成)相互制约,两者此消彼长,共同维持着人体的血脂代谢平衡。血液中甘油三酯来源去路是平衡的,受到激素调节。胰岛素促进糖转变成甘油三酯,抑制甘油三酯转变成糖。胰高血糖素促进甘油三酯向糖转变。肾上腺素促进甘油三酯分解,向糖转化。血液中胆固醇来源去路也是平衡的,一般通过高密度脂蛋白调节。高密度脂蛋白吸收组织中多余的胆固醇,运输到肝脏,加工为胆汁酸排出体外。

高脂血症是指血脂水平过高,可直接引起一些严重危害人体健康的疾病,如动脉粥样硬化、冠心病及胰腺炎等。高脂血症可分为原发性和继发性两类。原发性与先天性和遗传有关,是由于单基因缺陷或多基因缺陷,使参与脂蛋白转运和代谢的受体、酶或载脂蛋白异常所致,或由于环境因素(如饮食、营养、药物等)和通过未知的机制而致。继发性多发生于代谢性紊乱疾病(如糖尿病、高血压病、黏液性水肿、甲状腺功能低下、肥胖、肝肾疾病及肾上腺皮质功能亢进等),或与其他因素年龄、性别、季节、饮酒、吸烟、饮食、体力活动、精神紧张及情绪活动等有关。

(二)中医学对高脂血症的认识

中医学认为,高脂血症主要的病因应归纳为以下两个方面:①饮食肥甘厚味,损伤脾胃,同时,肝胆疏泄功能不畅达,不能泌输精汁而引起脾之消谷、运化功能失调,转化为痰浊。②中年以后肾气渐衰,肾之阴阳俱虚,相火妄动,致肝阳上亢,甚则化火,木旺则乘土,使脾胃输布功能失调,湿热郁结,痰浊内生。由于痰浊内滞、浸淫脉管、血行受阻,而出现胸痹、心痛、昏厥等,与现代医学认为脂肪代谢紊乱是缺血性心脏病、脑血管病的发病因素之一的观点相吻合。

辨证分为虚实两大类,实证病邪主要为痰浊、实热,虚证主要为肝肾阴虚,在临床上实证多于虚证。在实证辨证论治中勿忘一个"行"字,行则调达,行则通畅,行则瘀去,行则脂降。在虚证辨证论治时,不可劲补,补中有泻,补泻结合,脂降则证候改善,病则愈。

(三)脂质代谢的关键场所和影响脂质代谢的关键因子

肝脏是合成脂肪酸的主要场所,乙酰辅酶 A 在乙酰辅酶 A 羧化酶(acetyl CoA carboxylase,ACC)作用下生成丙二酸单酰辅酶 A,ACC 是脂肪合成的关键

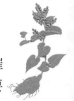

限速酶。之后，丙二酸单酰辅酶 A 经脂肪酸合成酶（fatty acid synthase，FAS）催化生成软脂酸，软脂酸经过加工生成各种脂肪酸[1]，脂肪酸是合成甘油三酯的主要原料之一，合成主要在肝脏、脂肪组织和小肠中进行，储存于脂肪组织。脂肪细胞内的甘油三酯水解成甘油和脂肪酸，关键酶是激素敏感酯酶（hormone sensitive lipase，HSL），β-氧化是脂肪酸分解的核心环节，肉碱脂酰转移酶Ⅰ（carnitine acyl transferase Ⅰ，CAT-Ⅰ）是其关键酶。此外，腺苷酸活化蛋白激酶（AMP activated protein kinase，AMPK）作为能量代谢调控因子，也发挥着重要的调脂作用。在肝脏，AMPK 活性降低，进而激活固醇调节元件结合蛋白 1c（sterol regulatory element binding protein-1c，SREBP-1c），SREBP-1c 是调控脂肪酸合成的关键因子，其激活使得脂肪酸合成增加；另外，AMPK 活性降低，脂肪酸 β-氧化关键因子过氧化物体增殖活化受体 α（peroxisome proliferator-activated receptor-α，PPAR-α）和 PPAR γ 协同刺激因子 1（PPARγ coactivator，PGC-1）激活受阻，使得脂肪酸氧化分解减少；AMPK 活性降低甚至阻碍极低密度脂蛋白的分泌，而抑制脂质的释放。

肝脏也是合成胆固醇的主要场所，以 3-羟基-3-甲基戊二酸单酰辅酶 A 还原酶（3-hydroxy-3-methyl glutaryl coenzyme A reductase，HMGR）为关键酶。胆固醇在体内不能被彻底分解，在肝内被转化为胆汁酸是胆固醇的主要去路。

二、何首乌降脂的中医药学机制

（一）何首乌降血脂理论基础

何首乌味苦涩，微温，归肝、肾经，有补益精血、截疟、解毒、润肠通便的功效。何首乌按照炮制方法的不同可分为生首乌和制首乌，生首乌的主要功效为解毒、消痈、润肠通便等，而制首乌的主要功效为补肝肾、益精血、乌须发等。

刘和璧以何首乌为主药，组方治疗高脂血症伴大便秘结者，均收到降血脂和通便的满意效果。血脂过高，而平素大便干燥或偏干的患者，重用何首乌为主组方治疗后，其甘油三醋和总胆固醇可较快地降至正常，大便通畅，有的甚至出现大便稀溏。取效的关键与何首乌之降泄作用有内在联系。为了防止停药后血脂有不同程度回升，宜持续用药，以巩固疗效[2]。

（二）何首乌是减肥降脂要药

何首乌是各类减肥降脂药的核心成分。以下列出其中常见 6 种加以说明。

1. 降脂冲剂

降脂冲剂为陈志娟等自制新药，由决明子、何首乌、菊花及枳实等 6 味中药组成，具有润肠通便、降脂的功效。决明子与何首乌都含有具降脂作用的蒽醌类成分。因此，在一些减肥降脂类制剂中经常同时存在。在此类制剂中，何首乌可通过其特征成分 THSG 鉴别出来[17]。

2. 决明降脂片

决明降脂片，用于冠心病或慢性肝炎所引起的高脂血症、血清胆固醇增高症，含决明子、茵陈、何首乌、桑寄生、维生素 C、维生素 B$_2$ 及烟酸（二烟碱酸）。

3. 调血降脂丸

调血降脂丸是濮阳市油田总院在临床实践基础上总结研制。由制首乌、女贞子、丹参、山楂、大黄及泽泻等组成，具有补肾活血、祛湿泻浊之功能。用于肾虚兼痰湿夹瘀所致的头晕、乏力、嗜睡、记忆力减退、肢体麻木，以及高脂血症、高血黏综合征、脂肪肝[18]。

4. 降脂饮颗粒

降脂饮颗粒由山西中医学院自制，主要由何首乌、丹参、生山楂、决明子及泽泻组成。柳青等认为其中何首乌补肝肾、益精血，为方中主药；丹参祛瘀血、生新血；生山楂活血化瘀、消食及导滞；决明子清肝明目，通腑泻浊；泽泻泻肾火，降痰浊，全方标本兼顾，补泻并施，共奏补肝肾、化瘀血及降痰浊之功效[3]。

5. 复方降脂片

复方降脂片由第四军医大学西京医院自制，由何首乌、丹参、山楂、红花及姜黄等 11 味重要组成，具有活血化瘀、降低血脂的功能[19]。

6. 降脂宁颗粒

降脂宁颗粒是由山楂、制何首乌、决明子及荷叶等中药组成的传统中成药，具有降血脂、软化血管的功能。

三、何首乌降脂活性成分及药理机制

（一）何首乌及其成分的降脂作用及其机制

多种动物实验表明，何首乌能够显著降低总胆固醇和甘油三酯水平，提升高密度脂蛋白胆固醇（HDL）水平，并使 HDL/TC 比值得以显著提高。何首乌降脂直接机制主要包括 3 个方面：①抑制前脂肪细胞分化成脂肪细胞，减少脂肪的贮存场所；②抑制脂肪酸、胆固醇合成相关基因，增强脂质代谢相关基因表达；③蒽醌类的成分能够产生泻下的作用效果，能够对脂质的吸收产生抑制作用，使胆汁酸从肠道排出得以加速[4]。

Xian 等通过动物实验证实，何首乌下调高脂饮食诱导的 HMGR、FAS 和 ACC 表达水平，从而降低大鼠血脂（LDL-C、TC 和 TG）水平，减轻肝脏脂肪化[5]。

Choi 等发现何首乌乙醇提取物可抑制前脂肪细胞 3T3-L1 成脂转录因子 C/EBPα 和 PPARγ，进而抑制脂肪酸合成酶表达，抑制 3T3-L1 分化成脂肪细胞，并降低其 TG 水平。该提取物还可治疗高脂饮食诱发的小鼠肥胖，机制与上调 PPARα、CPT1、CPT2、UCP1 和 HSL，降低 PPARγ 和 DGAT2，进而抑制脂肪细胞生成和脂肪合成，促进脂肪分解和氧化有关[6]。

Jung 等通过动物和 HepG2 肝细胞实验发现，何首乌能提高能量代谢关键因子 AMPK 和脂肪酸合成关键酶 ACC，下调 SREBP-1c，减轻高脂饮食诱发的肝脏脂质蓄积[7]。

Wang 等通过 L02 肝细胞实验发现，生首乌降低肝细胞脂肪生成的效果好于制首乌[8]。

何首乌的化学成分主要由二苯乙烯苷类化合物、醌类化合物及磷脂类化合物三类组成。其中含量最高的为磷脂类化合物，在何首乌中含量高达 3.7%，存在的主要形式为磷脂酰肌醇、磷脂酰乙醇胺等，而磷脂类化合物能够降酯的作用是十分明确的；其次是二苯乙烯苷类化合物，在何首乌中含量高达 2.6%，以 THSG 为代表，具有显著的药理活性[9]。最后为蒽醌类化合物，在何首乌中的含量高达 1.1%。

Wang 等通过 L02 肝细胞实验发现，对比了大黄素、大黄素甲醚和二苯乙烯苷降低肝细胞脂肪生成的效果，认为大黄素调节总甘油三酯的效果好，而二苯乙烯苷调节总胆固醇的效果好[8]。俞捷等研究发现，二苯乙烯苷对甘油三酯、胆固醇的合成、分解及转运的多个关键酶或关键蛋白均有良好的调控作用，可将脂肪化 L02 肝细胞中甘油三酯含量降低约 40%，胆固醇含量降低约 55%；降低 DGAT、HMGR 水平；提升 CYP7、HTGL 水平；同时可明显降低游离脂肪酸的结合蛋白 L-FABP、转运蛋白 FATP-4 的表达量，进而限制体内甘油三酯合成的原料供应[10]。

大黄素能够降低血清 TC、TG 和 LDL-C，保护肝细胞，减低动脉粥样硬化的发生风险；其作用的分子机制可能与上调内皮细胞 eNOS/NO 系统、保护血管内皮有关。

在二苯乙烯苷给药 1 周后，能够对高脂血症模型大鼠血清 TC 和 LDL-C 水平升高产生有效控制，并且能够使动脉粥样硬化指数得以显著降低，并且可以使 LDLR 的表达得以显著的增加。

何首乌总多糖和二苯乙烯苷升高因高脂饮食降低的肝脏、骨骼肌中 p-AMPK 水平，增强胰岛素敏感性。

（二）何首乌及其成分对脂质代谢重要器官和组织的影响

1. 肝脏

肝脏是脂肪酸、胆固醇合成和代谢的主要场所，脂肪肝是高脂血症的主要并发症之一。何首乌中所含的二苯乙烯苷类化合物可降低肝中醋酸强的松所致 TG 积累，调节肝脏紊乱的脂代谢，并可降低血清谷丙转氨酶和谷草转氨酶水平，促进肝功能恢复；其蒽醌类化合物能结合胆固醇，抑制胆固醇肝内沉积，降低胆固醇合成，有效治疗脂肪肝，制何首乌总多糖和二苯乙烯苷可改善高脂高糖饮食引起的肝细胞脂肪变性，对于肝细胞点状及灶状坏死，以及轻度纤维组织增生，也表现出一定的改善作用。炎症对脂肪肝的发生发展也具有推动作用，二苯乙烯苷对小鼠急性酒精性肝损伤有良好的保护作用，其机制可能是通过抑制内毒素引起的 Kupffer 细胞激活，进而抑制下游核因子 NF-κB 的激活，减少炎性反应级联放大的触发机制，从而产生肝功能保护作用[11]。

含有何首乌的复方方剂,如二黄去脂汤、加味胃苓汤用于治疗非酒精性脂肪肝,疗效亦显著,有效率达 90% 以上。

2. 脂肪组织

目前,关于何首乌对脂肪组织直接作用的研究不足。首乌藤是药食同源中草药,有较好的降血脂作用。万林等对首乌藤进行回流提取及分级萃取,发现首乌藤活性部位能够抑制 3T3-L1 前脂肪细胞的增殖和分化,抑制小鼠的体重增长,降低腹部脂肪系数[12]。

3. 肠道

肠道既是脂质吸收的场所,也是胆固醇代谢的场所,其所含菌群对于机体的能量代谢有重要的影响。与同科含蒽醌类的药物大黄一样,何首乌具有润肠通便的功效。生首乌、蒸制 0h、蒸制 2h 的黑豆汁制首乌使小鼠排便次数明显增加,对鼠在体结肠蠕动有促进作用[13]。

通过对大鼠肠道微生物多样性测序,毕倩等发现制何首乌总多糖和二苯乙烯苷可以有效逆转高脂高糖饮食引起的厚壁菌门/拟杆菌门的比例失调,从而缓解胰岛素抵抗[14]。何首乌总提物及二苯乙烯苷各剂量都能不同程度的降低高脂饮食大鼠肠道内的总短链脂肪酸(t-SCFA)含量,但其调节作用可能存在性别差异。生何首乌及二苯乙烯苷能够显著降低高脂饮食雄性大鼠肠道内乙酸、丙酸及丁酸含量,同时降低实验动物肝脏脂质含量和内毒素水平。生何首乌下调高脂饮食雌性大鼠肠道内丙酸含量,降低肝脏脂质水平;而二苯乙烯苷低剂量能够升高乙酸含量,同时降低血脂和内毒素含量。然而制何首乌对雌、雄鼠肠道内 SCFA 含量的调节作用均不显著[15]。

4. 血管

二苯乙烯苷能够对溶血磷脂酰胆碱诱导的人脐静脉内细胞表达血管内皮生长因子(vascular endothelial growth factor,VEGF)产生抑制作用,能够经过对斑块内血管生成进行抑制,从而使血管通透性得以显著的降低,对平滑肌细胞、血管内皮细胞、泡沫细胞分泌促炎性细胞因子以及黏附因子等进行有效的抑制,从而实现抗动脉粥样硬化的作用。THSG 可以作用于内皮细胞,通过一氧化氮介导而产生舒张动脉血管的作用。制首乌的正丁醇萃取成分 6-甲氧基-2-乙酰基-3-甲基-1,4-萘醌 -8-O-β-D-葡萄糖苷、决明蒽酮 -8-O-β-D- 葡萄糖苷、2,3,5,4'-四羟基二苯乙烯 -2-O(6''-O- 乙酰基)-D-葡萄糖苷都存在相对较强的抗由 ADP 所导致的血小板聚集的作用。何首乌游离蒽醌能干预动脉粥样硬化的病变发展,其机制可能与影响 MMP-9 有关。

5. 肾脏

高脂血症常常与糖尿病合并发生。糖尿病属于中医消渴范畴,首见于《黄帝内经》。张仲景在《金匮要略》中将其分为上消、中消及下消。中医理论久病及肾,以肾脏的病变最为严重,这与糖尿病的严重并发症糖尿病肾病情况不谋而合。消渴的病机特征以阴虚为本,燥热为标。何首乌可以滋阴养血,补肾填精对其有很好的治疗效果。二苯乙烯苷对 2 型糖尿病大鼠具有抑制炎症、减轻氧化损伤,并能限制主动脉细胞相应凋亡基因的表达,可以减轻糖尿病大鼠的氧化应激、骨骼肌脂质的蓄积、减少胰岛素抵抗和糖和脂肪代谢的异常,并能明显减低骨骼肌中 TG 和游离脂肪酸的含量。其作用机制与二苯乙烯苷可明显的减低骨骼肌中 MDA 含量、增加 SOD 和 CAT 的活力有关。

6. 其他

何首乌具有抗脂质过氧化作用,可保护抗氧化酶系和组织细胞免于受损。何首乌饮可上调 Bcl-2 表达,下调 Bax 表达,延缓细胞衰老和凋亡;亦能通过增强总抗氧化能力和谷胱甘肽过氧化物酶的活力,清除体内氧自由基和脂质过氧化产物,降低 MDA 含量,减少细胞的损伤[16]。

参考文献

[1] 岳颖,刘国华,郑爱娟,等.生长动物脂肪代谢关键酶基因表达调控[J].动物营养学报,2012,24(2):232－238.

[2] 刘和璧.何首乌善降脂通便[J].中医杂志,2004,45(8):571.

[3] 柳青,任德玉,曹学东,等.降脂饮颗粒中何首乌有效成分的测定[J].武警医学,2012,23(5):389－391.

[4] 李婧.何首乌降脂抗动脉粥样硬化的中医药机制研究[J].中外医学研究,2012,10(20):150－151.

[5] Xian Z, Liu Y, Xu W, et al. The anti-hyperlipidemia effects of raw *Polygonum multiflorum* extract in vivo[J].Biol Pharm Bull,2017,40(11):1839－1845.

[6] Choi R Y, Lee H I, Ham J R, et al. Heshouwu (*Polygonum multiflorum* Thunb.) ethanol extract suppresses pre-adipocytes differentiation in 3T3－L1 cells and adiposity in obese mice[J].Biomed Pharmacother,2018,106:355－362.

[7] Jung S, Son H, Hwang C E, et al. The root of *Polygonum multiflorum* Thunb. alleviates non-alcoholic steatosis and insulin resistance in high fat diet-fed mice[J].Nutrients,2020,12(8):2353.

[8] Wang M, Zhao R, Wang W, et al. Lipid regulation effects of *Polygoni Multiflori* Radix, its processed products and its major substances on steatosis human liver cell line L02[J]. J Ethnopharmacol,2012,139(1):287－293.

[9] 王宏杨,迟继铭,姜雪,等.何首乌提取物二苯乙烯苷药理及临床研究进展[J].中医药学刊,2019,37(10):2464－2469.

[10] 俞捷,林佩,陆建美,等.何首乌活性成分二苯乙烯苷对肝细胞脂质合成、分解及转运的调节作用研究[J].中国药学杂志,2014,49(23):2077-2082.

[11] 熊章鄂,仝巧云,郑世华,等.二苯乙烯苷对急性酒精性肝损伤小鼠炎症相关因子的影响[J].世界华人消化杂志,2012,20(36):3649-3655.

[12] 万林.首乌藤活性成分的提取及减肥降脂活性的研究[D].广州:华南理工大学,2019.

[13] 曲香芝,陈正爱,李贵铃,等.不同蒸制时间制首乌对鼠在体肠推进的影响[J].时珍国医国药,2005,16(11):1089-1090.

[14] 毕倩.基于肠道微生态调节的制何首乌干预胰岛素抵抗作用及机制研究[D].昆明:云南中医药大学.2018.

[15] 王艳芳,林佩,陆建美,等.何首乌及其主要成分二苯乙烯苷对非酒精性脂肪肝大鼠肠道短链脂肪酸产生量的影响[J].中国现代中药,2017,19(9):1254-1261.

[16] 王巍,王晋桦,石体仁,等.首乌对老年鹌鹑寿命和脂质代谢的影响[J].中西医结合杂志,1988(4):223-224.

[17] 刘厚淳,陈万生.何首乌水溶性成分2,3,5,4'-四羟基二苯乙烯-2-O-β-D葡萄糖苷的体外抗氧化作用研究[J].药学实践杂志,2000,18(4):232-233,237.

[18] 陈志娟,高静,赵杨,等.降脂冲剂中何首乌与决明子的薄层鉴别[J].天津中医药,2008,25(2):159-160.

[19] 姬长青,汪冬生.调血降脂丸的制备与临床应用[J].时珍国医国药,2005,16(1):34.

[20] 宋岭,王晓娟,雷其云,等.制何首乌与复方降脂片中大黄素、大黄素甲醚的薄层比色测定[J].西北药学杂志,1991,6(4):1-2.

(李小军　王静琼)

第五节　抗肿瘤作用

中医学认为肿瘤为正气亏虚、情志失调、外邪入侵所致[1]。与环境、情志、年龄、饮食等因素相关[2]。现代流行病学同样认为肿瘤发病与年龄、环境、个人生活习惯等诸多因素有关[3],何首乌中成分多达131种[4],这些化合物的抗癌活性及机制,值得深入探讨。

一、何首乌对肿瘤的作用

(一)肺癌

全球肺癌的发病率、病死率居首位,发病原因复杂,如环境、吸烟及遗传等因素。现代医学治疗肺癌常用手术治疗、放化疗、免疫治疗等方法,但5年生存率较低[5]。肺癌分为非小细胞肺癌（non-small cell lung cancer，NSCLC）和小细胞肺癌（small cell lung cancer，SCLC）[6]。何首乌及复方制剂在稳定肿瘤、延长带瘤生存、改善患者生存、减轻放化疗不良反应等方面有一定的疗效。

石锦萍[7]等研究表明乌三颗粒（何首乌、三七）对小鼠移植 Lewis 肺癌有显著抑制作用。李炯辉[8]等使用参鹿固元汤（红参、黄芪、白术、白芍、山茱萸、杜仲、枸杞、龟板、鹿角胶、何首乌及熟地黄等）结合重组人粒细胞集落刺激因子（rhG-CSF）治疗肺癌，提高骨髓恢复能力，缩短化疗后患者粒细胞减少时间。刘宗亮[9]等使用复方苦参注射液（苦参、白土茯苓、山慈姑、五灵脂及何首乌等）治疗非小细胞肺癌34 例，改善患者带瘤的生活质量，延长生存时间。

任维华[10]等建立小鼠模型研究大黄素对 Lewis 肺癌抑制作用，证实大黄素可下调 survivin、c-myc 的 mRNA 表达而诱导细胞凋亡，而发挥抑制肿瘤作用。李自波[11]发现大黄素可调节肺泡中性粒细胞、CD66b 的表达和中性粒细胞胞外诱导捕网（neutrophil extracel lular traps，NETs）的形成，使细胞自噬抑制，而防治乌拉坦致小鼠肺癌进展。赵欣[12]等采用荷 A549 肺癌模型小鼠研究大黄素对肿瘤的影响，结果证实大黄素组、阳性药物顺铂组的肿瘤组织均受到抑制，生存期较模型组长，瘤体组织中的增殖细胞核抗原（proliferating cell nuclear antigen，PCNA）显著降低，Caspase-3 蛋白水平明显升高。

（二）肝癌

原发性肝癌（primary hepatic carcinoma，PLC）2017 年在我国发病率排第 4 位，病死率排第 2 位[13,14]。《原发性肝癌诊疗规范（2019 版）》将原发性肝癌分为肝细胞癌（hepatocellular carcinoma，HCC）、肝内胆管癌（intrahepatic cholangiocarcinoma，ICC）和 HCC-ICC 混合型，其中 HCC 占 85%～90%。现代医学认为原发性肝癌与乙型肝炎病毒（hepatitis B virus，HBV）、丙型肝炎病毒（hepatitis C virus，HCV）、肝硬化、黄曲霉素及饮酒等因素有关。常使用手术、介入免疫治疗及放化疗等。何首乌发挥抗肝癌功效的主要成分为蒽醌类物质，如大黄素和芦荟大黄素。蒽醌类物质的抗肝癌作用已在细胞模型和动物模型中得到了验证[15]。邹阳[16]发现复方首乌颗粒（何首乌、白首乌、冬凌草及马尾莲）对小鼠移植性肿瘤 S_{180} 的生长均有显著的抑制作用。由柴胡、川芎、何首乌、白芷及甘草等组成的玉弦丸能够减小小鼠 Hep-A-22 移植瘤瘤体体积，提高胸腺、脾脏细胞增殖，降低自然杀伤细胞（natural killer cell，NK）活性，增加干扰素（interferon，IFN）活性，川芎、何首乌可能在处方中具有调和肝脾、益肝肾、扶正抗癌作用[17]。

李凯明[18]研究证实大黄素-8-O-β-D-葡萄糖苷（emodin-8-O-D-glucopyranoside，EG）对 H_{22} 移植瘤小鼠肿瘤生长有抑制作用。

（三）骨髓瘤

多发性骨髓瘤（multiple myeloma，MM）是一种常见的血液系统恶性肿瘤，以骨髓中浆细胞异常积累为特征，产生的单克隆免疫球蛋白存在于血液或尿液中，导致相关器官功能障碍,临床表现是溶解性骨破坏、高钙血症、肾衰竭和贫血等。骨髓瘤骨病(myeloma bone disease,MBD)是 MM 的常见并发症,表现为破骨细胞活性增加引起的溶解性病变或骨质减少,同时伴有成骨细胞功能抑制[19]。

何首乌复方制剂在临床上有辅助治疗效果。陈鹏[20]通过观察含何首乌的补肾活血中药汤剂辅助化疗治疗多发性骨髓瘤(multiple myeloma,MM)疗效,治疗后血钙水平下降;成骨细胞(osteoblast,OB)升高;破骨细胞(osteoclast,OC)下降。

(四)结肠癌

结肠癌(colon cancer)是世界上最常见的胃肠道恶性肿瘤之一,是全球第三大常见癌症。结肠癌的发生和发展与慢性炎症、酒精摄入过量、吸烟、肥胖和久坐不动等密切相关[21]。何首乌中蒽醌类成分能够显著降低移植瘤的瘤体积,治疗因肿瘤占位造成的便秘,增强免疫等作用。

Ma[22]等以大黄素 40mg/kg,每 3 天一次,给结肠癌荷瘤裸鼠静脉注射,第 39 天,显著降低移植瘤的瘤体积(46%)和肿瘤重量(42%)。这些作用是通过诱导细胞形态改变和 G_2/M 期阻滞,降低活性百分比,增加活性氧和 Ca^{2+} 的产生,以及诱导线粒体膜电位的丧失所致。陈百齐[23]观察了 60 例使用益肠汤(麸纤维、黑芝麻、当归、何首乌、桑葚及黑芝麻)治疗便秘伴结肠癌患者,分早晚空腹服用,结果总有效率达 86.67%,证实益肠汤具有治疗便秘,防治结肠癌的疗效。

王日玮[24]研究大黄素联合 5-FU 对接种结肠癌细胞株 CT26 的荷瘤小鼠免疫功能的影响,结果表明联合应用显著抑制肿瘤,外周血液中 $CD3^+$、$CD4^+$、$CD4^+/CD8^+$、胸腺指数及脾指数均低于模型组。机制是联合给药组通过上调 P53,下调 Ki-67 蛋白表达,有效抑制移植瘤的生长,并改善荷瘤小鼠的免疫功能。虎嘉祥[25]采用 CT26 结肠癌细胞构建结肠癌移植瘤小鼠,研究大黄素对荷瘤小鼠的作用及瘤体中碳酸酐酶Ⅸ(carbonic anhydrase Ⅸ,CAⅨ),结果表明与模型组比较,大黄素高、低剂量(100mg/kg、150mg/kg)瘤体体积缩小,血清中癌胚抗原(carcinoembryonic antigen,CEA)、可溶性黏附分子 CD44(soluble adhesion molecules CD44,sCD44)显著降低。CAⅨ蛋白阳性细胞百分比低于模型组。王海英[26]使用 CT26 结肠癌荷瘤小鼠,研究证实大黄素能够有效抑制调节性 T 细胞向肿瘤组织局部转移,肿瘤组织中血管内皮生长因子-C(vascular endothelial growth factor C,VEGF-C)和 MMP-9 表达的降低。金剑[27]采用人结肠癌细胞 SW480 荷瘤小鼠研究大黄素抑制肿瘤的生长及血管生成的作用和机制,表明大黄素可抑制瘤体的生长,给药后荷瘤小鼠血清中血管生成素 2(angiopoietin-2,ang-2)、VEGF 和碱性成纤维细胞生长因子(basic fibroblast growth factor,bFGF)水平低于模型组,瘤组织中微血管密度和 β 连环蛋白(β-catenin)表达降低。阮志燕[28]研究证实大黄素可升高 CT26 结肠癌荷瘤小鼠肿瘤局部中 $CD8^+$、$CD3^+$ T 细胞比例,显著提高外周血液、淋巴中 T 细胞分泌 IFN-γ,降低血清中 INF-γ、TNF-β1、IL-10 水平,抑制 $CD4^+$、$CD25^+$ T 细胞分泌 IL-10,提示大黄素抗肿瘤作用是

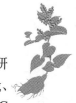

通过影响 T 细胞免疫抑制功能而产生。张延新[29]使用 HCT116 细胞荷瘤小鼠研究大黄素对结肠癌的影响,证实大黄素高、中、低剂量组(50mg/kg、100mg/kg、150mg/kg 腹腔注射)与模型组比较瘤体体积、质量、抑制率、凋亡指数、VEGF-C 和 MMP-9 蛋白的表达均降低,提示大黄素抑制结肠癌可能与细胞凋亡,以及 VEGF-C、MMP-9 的抑制有关。杨红莉[30]等对何首乌总提物的逐级分离筛选后分离部位命名 R50,研究表明其对人结直肠癌 HT116 和 HT29 细胞杀伤作用显著,并且呈时间和浓度依赖性。

(五)乳腺癌

据 2018 年全球癌症统计结果显示,约 1 810 万新发癌症病例中,乳腺癌占 11.6%;960 万新发癌症死亡病例中,乳腺癌占 6.6%;于女性癌症新发病例及死亡病例中均高居第 1 位[3],《中国临床肿瘤学会(CSCO)乳腺癌诊疗指南(2019 年版)》将乳腺癌按分子分型方法是:Luminal A 型(ER^+/PR^+/$HER-2^-$、Ki67 低表达),Luminal B($HER-2^-$/ER^+、Ki67 高表达或 PR^-)型,HER-2 过表达型(ER^-/PR^-/$HER-2^+$、ER^+/$HER-2^+$)和三阴性型(ER^-/PR^-/$HER-2^-$),Ki-67<15% 为低表达,Ki-67>30% 为高表达。何首乌及复方制剂对纠正乳腺癌放化疗的骨髓抑制有一定疗效,蒽醌类化合物可抑制细胞增殖、增强放疗敏感性。

刘秀平[31]以患者临床症状改善及生存质量为指标,考察 60 例使用健脾补肾抑癌方(黄芪、白术、淫羊藿、巴戟天、仙鹤草、何首乌、茯苓、制半夏、枳壳、茵陈、夏枯草、黄连、蒲公英、丹参、鸡血藤、远志、薏苡仁、莪术及焦麦芽)联合平消胶囊、内消瘰疬丸治疗激素受体阴性乳腺癌 3 个月后的疗效,结果证实该组合能够较好改善患者的临床症状、提高生活质量。黄广培[32]观察乳腺癌化疗后,使用中药归脾汤(党参、生黄芪、白术、茯苓、当归、熟地、何首乌、龙眼肉、阿胶、女贞子、旱莲草、大枣、木香及炙甘草)治疗骨髓抑制的疗效,结果表明归脾汤能够较好纠正乳腺癌化疗后的骨髓抑制。

段媛媛[33]用 EMT 6 乳腺癌细胞建立小鼠乳腺癌模型,使用紫杉醇联合大黄素治疗,证实两者联用可减少肿瘤血管生成,抑制细胞增殖、增加凋亡。曲智锋[34]研究证实大黄素可增加小鼠乳腺癌 $4T_1$ 细胞裸鼠移植瘤放射敏感性,其机制是降低肿瘤中 Ki-67 蛋白表达,而抑制肿瘤细胞的增殖。

(六)其他

Liu[35]等给裸鼠种植人口腔上皮癌 KB 细胞后,给予大黄素甲醚-8-O-β-D-葡萄糖苷(physcion 8-O-β-glucopyranoside,PG)处理后,发现 PG 通过线粒体内源性途径介导细胞凋亡,而抑制肿瘤生长。顾民华[36]等证实四羟基二苯乙烯(tetrahydroxystilbene,THS)可诱导肝癌细胞 SMMC-7721 凋亡,增强肝癌细胞对顺铂的敏感性。薛辉[37]使用 survivin shRNA 质粒转染卵巢癌细胞与联合应用大黄素后,抑制了卵巢癌细胞的侵袭能力。罗艳[38]等发现广西何首乌中蒽醌类化合物可增加鼻咽癌细胞对放疗的敏感性。段开文[39]等研究发现,芦荟大黄素在体外对人舌癌 Tca8113 及肺癌细胞 YTMLC 生长有抑制作用。

二、何首乌抗肿瘤机制

Hanahan 等提出了维持增殖信号（sustaining proliferative signaling）、逃避生长抑制（evading growth suppressors）、避免免疫破坏（avoiding immune destruction）、增强无限复制（enabling replicative immortality）、癌性促炎反应（tumor-promoting inflammation）、激活侵袭转移（activating invasion metastasis）、诱导血管生成（inducing angiogenesis）、基因组不稳定与突变（genome instability & mutation）、细胞死亡抵抗（resisting cell death）及细胞能量代谢失衡（deregulating cellular energetics）等肿瘤特征学说[40]。何首乌抗肿瘤的机制有：诱导细胞凋亡，抑制细胞周期，抑制细胞迁移、侵袭，阻断能量代谢，逆转多药耐药，抑制细胞周期等[41]。

（一）诱导细胞凋亡

细胞凋亡是一个细胞停止生长和分化，而最终导致细胞受控死亡的过程，受多种基因控制。是生物体除去多余和异常细胞的基本现象。参与细胞凋亡的基因有 B 淋巴细胞瘤-2 基因（B-cell lymphoma-2，Bcl-2）簇、含半胱氨酸的天冬氨酸蛋白水解酶（cysteinyl aspartate specific proteinase，caspase）以及一些致癌基因和抑癌基因等。分为细胞自身启动的内源性凋亡和在凋亡过程中细胞会出现形态改变，如细胞皱缩、核裂解、DNA 断裂等[42]。诱导细胞凋亡是抗癌药物主要作用机制之一。何首乌蒽醌类成分可调节细胞凋亡相关基因，诱导细胞外源、内源相关凋亡信号通路，从而促进肿瘤细胞凋亡，并抑制生长。

1. 内源性凋亡

Lee[43,44]、Cui[45] 等证实大黄素、芦荟大黄素、PG 可提高肺鳞状细胞癌细胞中 Bax/Bcl-2 比值，造成线粒体膜电位改变，致使细胞色素 C 外流胞质，同时激活 Fas、Fas-L、Caspase-8、Caspase-9 和 tBid，诱发死亡受体凋亡信号。并抑制 Akt 和胞外信号调节（蛋白）激酶 ERK 的磷酸化，促进 p38 的磷酸化。通过调节线粒体途径和（或）死亡受体途径抑制 PI3K/Akt 和 ERK，最终激活 p38 介导的细胞凋亡。同时，PG 还抑制存活蛋白的表达，增加抑癌基因 PTEN 的表达，降低 p-Akt、p-GSK3β 和 miR-21 水平，通过线粒体内源性途径来介导细胞凋亡。Lai[46] 还证实大黄素可诱导 ROS 的生成激活了 ATM-p53-Bax 依赖的信号通路，而导致人肺腺癌 A549 细胞线粒体依赖性凋亡细胞死亡。Yang[47] 等也报道大黄素可通过使线粒体膜电位下降而诱导细胞 caspase 依赖和非依赖的细胞凋亡。

芦荟大黄素[48] 能提高癌细胞 B 淋巴细胞瘤-2 蛋白-相关蛋白 X（Bax）与 B 淋巴细胞瘤-2 蛋白（Bcl-2）的比值（Bax/Bcl-2）比值，促进细胞色素 C（Cyto C）向胞质溶胶的流出，引起线粒体膜电位的下降[46]。

大黄酸[49] 通过诱导细胞色素 C 从线粒体释放至细胞质中，抑制 Bcl-2 和 Bcl-

XL 的表达,增加其同源拮抗因子(Bak)的表达,导致细胞内源性凋亡。并触发线粒体相关或内质网(ER)应激依赖的凋亡[50]。一项类似的研究表明,大黄素可以通过调节 Bax/Bcl-2 比值及线粒体凋亡途径抑制 Lovo 大肠癌细胞的生长[51]。

何首乌中白藜芦醇可抑制 PI3K / Akt 信号途径,使肝癌细胞凋亡率明显增加[52]。酪蛋白激酶 2 表达增加可保护细胞免受 Fas 诱导的细胞凋亡,大黄素作为酪蛋白激酶 2 的抑制剂,可增强自然杀伤细胞杀伤肿瘤细胞的能力,并提高肝癌细胞对 Fas 和肿瘤坏死因子相关凋亡诱导本体(TRAIL)介导的细胞凋亡的敏感性[53]。另外,大黄素可上调肿瘤组织中的凋亡诱导因子(AIF)和内切核酸酶 G(EndoG)表达,促进其从线粒体向细胞核转运,从而抑制肝癌细胞 SMMC-7721 的凋亡[54]。

抑癌基因 p53 可直接刺激线粒体释放高毒性的氧自由基,诱导细胞凋亡[55]。芦荟大黄素处理可改变肝癌细胞 Huh-7 的形态,引起细胞收缩,诱导细胞凋亡[56]。

Kagedal 等用 50 mM 大黄素处理大鼠原代培养肝细胞。实验结果显示,大黄素能使肝细胞内谷胱甘肽(GSH)和 ATP 含量减少;大黄素干预能促进脂质过氧化物积聚,诱导肝细胞凋亡[57]。

2. 外源性凋亡

大黄素通过上调 FasL 基因,下调禽病毒骨髓细胞瘤病同源基因 c-myc,使细胞损伤修复失效,改变外源性凋亡途径和诱导细胞周期阻滞,诱导 A549 细胞生长抑制和凋亡[58]。

大黄酸通过升高 Fas、FasL 的水平,增加可溶性肿瘤坏死因子受体Ⅰ(sTNFRⅠ)和 sTNFRⅡ的合成,抑制肿瘤坏死因子 α(TNF-α)的表达,而抑制细胞增殖[50]。

3. 其他

王丽平[59]使用清蒸何首乌(水浸后,蒸 32 h)、黑豆汁炮制何首乌(药材重量的 10%黑豆熬汁,浸泡何首乌,干后,蒸 8h、16h、32h)水体液,作用于人肝癌细胞 HepG2,使用膜联蛋白(annexin)V-FITC/PI 双染,流式测定细胞凋亡,结果显示黑豆汁制何首乌(8 h)可显著诱导细胞凋亡。

大黄素通过剂量和时间依赖的方式调节表观遗传修饰,抑制了 4 种膀胱癌细胞系的细胞生长[60]。下调 MCL1、CCND1 和 C-MYC 的表达水平,上调 FASL 的基因表达,诱导 MCF-7 细胞生长抑制和凋亡[54]。抑制 notch-1、b-联蛋白(catenin)和 STAT3 信号通路,阻断与热体克蛋白(Hsp)90 的关联,诱导 EGFR/EGFRvIII 的蛋白质降解,而部分诱导胶质瘤干细胞凋亡,使其对电离辐射敏感[61]。Wang[62]等报道大黄素通过内源性线粒体和外源性死亡受体途径诱导凋亡,抑制人类宫颈癌 HeLa 细胞增殖。此外,大黄素还通过下调抗凋亡蛋白,增加凋亡蛋白的表达以及 ROS 介导的 DR 上调来增强肿瘤坏死因子相关凋亡诱导配体(TRAIL)诱导的肝癌细胞凋亡[63]。通过下调 2-雌激素受体(ERα)抑制乳腺癌细胞增殖蛋白质水平[64]。通过 p53 线粒体凋亡途径激活氧化应激,诱导人结肠癌 HCT116 细胞凋亡[65]。通过下调 T 细胞因子/淋巴增强因子转录活性抑制人类结直肠癌细胞（SW480 和 SW620）中的 Wnt 信号通路调控细胞增殖、分化和凋亡[66]。

（二）抑制细胞周期

无限增殖是肿瘤细胞的重要特征。视网膜母细胞瘤蛋白（retinoblastoma protein，RB1）是一种重要的肿瘤抑制基因。未磷酸化的 RB1 通过抑制转录因子 E2F，阻断肿瘤细胞的细胞周期进程。当细胞周期蛋白依赖激酶使 RB1 磷酸化后，RB1 将被降解，此时 E2F 转录因子激活，细胞将加速生长。肿瘤抑制因子 p16、p21 和 p27 通过与细胞周期蛋白（cyclin）/细胞周期依赖性蛋白激酶（cyclin-dependent protein kinase，CDK）复合物（cyclin / CDK 复合物）结合抑制细胞周期[67]。研究发现，何首乌芦荟大黄素通过上调 p16 的表达降低 RB1 的磷酸化水平，导致细胞周期停滞于 G_1 期[68]。此外，研究显示白藜芦醇和大黄素甲醚能抑制细胞周期蛋白（cyclin）D 和 cyclin E 的表达，上调 p21 和 p27 的水平，抑制肿瘤细胞增殖[69]。大黄素[70]、芦荟大黄素[71]抑制细胞周期蛋白 $cyclin B_1$，阻滞结直肠癌细胞增殖于 G_2/M 期。大黄素可降低周期蛋白依赖性激酶 2（CDK2）、cyclin E 和细胞周期蛋白依靠性激酶抑制因子 21（p21）表达水平，在 G_0/G_1 期阻滞细胞分裂周[72,73]。大黄酚通过调节 cyclin D、CDK2 和胸苷酸合成酶途径抑制了 A549 细胞的 S 期活积累，在体外以剂量和时间依赖性方式发生坏死[74]。Zhang[75] 等采用 MTT 法、流式细胞仪和电镜观察大黄素对人肝癌细胞株 SMMC-7721 的抑制作用。结果表明，SMMC-7721 细胞增殖受到大黄素作用时间和浓度的影响，G_2/M 期细胞明显增多，S 期细胞比例逐渐下降。

端粒酶赋予细胞不断复制的能力。人端粒酶逆转录酶（human telomerase reverse transcriptase，hTERT）参与癌细胞无限增殖的过程。hTERT 受 c-myc 基因调控[76]。研究表明芦荟大黄素可下调 HepG2 细胞中 hTERT 和 c-myc 表达，抑制肿瘤组织生长[77]。

临床数据表明，肿瘤体积与甾醇调节元件结合蛋白 1c（Sterol regulatory element binding protein 1c，SREBP-1c）表达呈正相关[78]。研究发现，何首乌醇提物能抑制肝癌组织中 SREBP-1c、脂质合成基因硬脂酰辅酶 A 去饱和酶 1（stearoyl-CoA desaturase 1，SCD1）、脂肪酸结合蛋白 3（fatty acid binding protein 3，FABP3）等蛋白表达，阻止肿瘤细胞生长[79]。

（三）抑制细胞迁移、侵袭和转移

Jia 等首次证明大黄素通过降低 STAT6 磷酸化和 CCAAT/增强子结合蛋白 β 的表达，抑制巨噬细胞募集和肺 M2 极化，从而抑制乳腺癌的肺转移[80]。在另一项研究中，大黄素（10μM、20μM、40μM 和 80μM）和姜黄素（10μM）的联合治疗通过增加 miR-34a 的表达来抑制乳腺癌细胞的增殖和侵袭[81]。有研究表明，大黄素通过拮抗 P2X7Rs 在体内外抑制人类乳腺癌细胞的侵袭性[82]。此外，大黄素在原位肝细胞癌小鼠模型中通过下调 MMP-2、MMP-9、uPA 和 uPAR 的表达，并通过降低 p38 和细胞外调节蛋白激酶（ERK）的活性，剂量依赖性地抑制人乳腺癌 MDA-

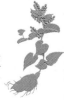

MB-231 细胞的迁移和侵袭[83]，以及肿瘤组织中 CXCR4 的表达[84]。Way 等证明，大黄素通过抑制 β-联蛋白(catenin)和 Akt 途径显著抑制了 TWIST1 诱导的细胞迁移和侵袭[85]。

(四)阻断能量代谢

Song 等发现大黄素可抑制细胞中磷酸烯醇式丙酮酸羧激酶和葡萄糖-6-磷酸酶等葡萄糖生成基因的表达而抑制葡萄糖的生成，同时抑制线粒体呼吸复合物 I 活性而激活 AMPK，从而导致 ROS 和钙调蛋白依赖性蛋白激酶活性的增加，进而调节体内葡萄糖稳态[86]。固醇调节元件结合蛋白 1(SREBP-1)是控制脂质代谢的主要转录因子[87]。大黄酚对人肝癌 Huh-7 细胞 SREBPs 启动子活性有明显的剂量依赖性抑制作用，在降低细胞内胆固醇和甘油三酯水平，同时，还对 SREBPs 靶基因的 mRNA 表达有明显的下调作用，减轻胞内脂质积累[88]。杨念等[89,90]研究证实何首乌中大黄素、大黄酸、大黄素甲醚对固醇调节元件结合蛋白-1(SREBP1)有抑制作用。此外，另一项研究证实大黄素可降低 Bel-7402 细胞中脂肪酸代谢相关蛋白(腺苷三磷酸柠檬酸裂解酶、乙酰辅酶 A 羧化酶 α、脂肪酸合成酶(fatty acid synthetase，FAS 和硬脂酰辅酶 A 去饱和酶)。敲除 SREBP1 与对照组相比，也发现诱导内源性凋亡，但凋亡率低于大黄素组。这些结果表明大黄素可诱导 SREBP1 依赖和 SREBP1 非依赖细胞凋亡[46]。在结肠癌的发生发展中脂肪酸合酶(FAS)的阳性表达，被认为与结直、结肠癌恶性生物学行为以及预后密切相关，为了探讨大黄素对人结肠癌细胞 FAS 基因表达及其酶活性的影响，Lee 等[91]发现人结肠癌 HCT116 细胞 FAS 蛋白表达水平高于人结肠癌 SW480、SNU-C2A 和 SNU-C5 细胞，大黄素对人结肠癌细胞 FAS 蛋白表达有明显的下调作用，并抑制了细胞内 FAS 酶活性，降低细胞内游离脂肪酸水平，这些结果表明大黄素调节的细胞生长和凋亡是通过抑制 FAS 介导的，并为结肠癌治疗提供分子基础。

(五)提高机体免疫力

大黄素已被开发成一种免疫抑制剂。大黄素可抑制人 T 细胞生长和诱导细胞凋亡而发挥免疫抑制作用，且呈剂量依赖性和时间依赖性。此外，大黄素还破坏了线粒体膜电位，增加了人 T 淋巴细胞中细胞色素 C 的胞质水平和 caspase-3、caspase-4 和 caspase-9 的活化裂解片段水平[92]。体内外实验表明，大黄素改善外周血单个核细胞增殖，促进 Th2 型细胞因子 IL-4 分泌增加，降低 Th1 型细胞因子 IL-2，显示免疫抑制潜能[93]，大黄素在抑制树突状细胞的分化和成熟中起关键作用增强调节性 T 细胞(Tregs)的产生，这可能有助于调节肝移植后的免疫排斥反应[94]。大黄素可延长异体肝移植存活时间，抑制急性肝移植的组织病理学改变，其机制可能与将 Th1/Th2 极化为 Th2 有关[95]。大量研究表明，大黄素对免疫系统有广泛的作用。潜在的免疫抑制机制可能是抑制淋巴细胞增殖和细胞因子的产生，可能有助于调节免疫抑制和诱导免疫耐受。

(六)其他机制

大黄素具有逆转肿瘤细胞的多药耐药性功能[96]。Fu 等[97]发现在对(阿霉素)

和顺铂的乳腺癌 MCF-7/Adr 细胞培养集中加入大黄素,可使 MCF-7/Adr 细胞对阿霉素的耐药性从 21 倍降低到 2.86 倍,顺铂从 11 倍降低到 1.79 倍。且随浓度的增加趋势更加明显。Chen 等[98]在研究中同样发现大黄素对人白血病阿霉素耐药株 HL-60/ADR 细胞的多药耐药性有逆转作用,可能是通过降低耐药相关基因的表达水平,增加化疗药物的细胞内积聚,激活凋亡通路等方面有关。另有研究表明,大黄素还可通过下调转录因子蛋白家族(*NF-κB* 基因)的表达增强胰腺癌耐药细胞株 Bxpc-3/Gem 对吉西他滨的敏感性[99]。

参考文献

[1] 孙梅艳,易敏春,李庆兰.中医古籍中对肿瘤病名及其病因病机的认识荟萃[J].中国卫生产业,2013,10(33):172-173.

[2] 徐成贺.中医古籍对肿瘤发病的多种因素研究[J].实用中医杂志,2005,19(4):299.

[3] Bray F,Ferlay J,Soerjomataram I,et al. Global cancer statistics 2018:GLOBOCAN estimates of incidence and mortality worldwide for 36 cancers in 185 countries[J]. CA Cancer J Clin,2018,68(6):394-424.

[4] Wang L,Sang M,Liu E,et al.Rapid profiling and pharmacokinetic studies of major compounds in crude extract from Polygonum multiflorum by UHPLC-Q-TOFMS and UPLC-MS/MS[J].J Pharm Biomed Anal,2017,140:45-61.

[5] Liang L,Xu J,ZHou W W,et al. Integrating targeted and untargeted metabolomics to investigate the processing chemistry of Polygoni Multiflori Radix[J].Front Pharmacol,2018,9:934.

[6] Travis W D,Brambilla E,Burke A P,et al. Introduction to The 2015 World Health Organization Classification of Tumors of the Lung, Pleura, Thymus, and Heart[J]. J Thoracic Oncol,2015,10(9):1240-1242.

[7] 石锦萍,钟柏松,黄秀凤,等.乌三颗粒抗肺癌细胞的实验研究[J].第三军医大学学报,2002,24(2):234-235

[8] 李炯辉,刘莹.参鹿固元汤治疗非小细胞肺癌同步放化疗后白细胞减少症 43 例[J].陕西中医,2013,33(12):1571-1572.

[9] 刘宗亮,李亚峰.大剂量复方苦参注射液治疗非小细胞肺癌 34 例疗效观察[J].山东医药,2011,52(5):78.

[10] 任维华,金银环.大黄素对 Lewis 肺癌小鼠细胞凋亡相关基因表达的影响[J].肿瘤基础与临床,2015,28(1):1-3.

[11] 李自波.大黄素调节中性粒细胞防治肺癌的机制研究[D].郑州:河南大学,2019.

[12] 赵欣,张健,路平.大黄素对荷 A549 肺癌小鼠肿瘤的疗效及其机理研究[J].中

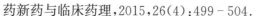

药新药与临床药理,2015,26(4):499-504.

[13] Torre L A,Bray F,Siegel R L,et al. Global cancer statistics,2012[J]. CA Cancer J Clin,2015,65(2):87-108.

[14] Zhou M,Wang H,Zeng X,et al. Mortality,morbidity,and risk factors in China and its provinces,1990-2017:a systematic analysis for the Global Burden of Disease Study 2017[J]. Lancet,2019,394(10204):1145-1158.

[15] Lin L,Ni B,Lin H, et al. Traditional usages, botany, phytochemistry, pharmacology and toxicology of Polygonum multiflorum Thunb.:A review [J]. J Ethnopharmacol,2015,159:158-183.

[16] 邹阳.复方首乌颗粒的药学研究[D].武汉:湖北中医学院,2004.

[17] 周红,李丹光,李劲松.玉弦丸治疗肝癌的实验研究[J].中国医药学报,2003,18(1):53-54.

[18] 李凯明,李勇,李轶群,等.大黄素-8-O-β-D-葡萄糖苷体内外抗肝癌活性研究[J].中国新药杂志,2018,27(10):1183-1187.

[19] 蔡宜诺,刘景华,周凡.新诊断多发性骨髓瘤治疗进展[J].临床军医杂志,2020,48(12):1510-1512,1516.

[20] 陈鹏,丘和明,宋爽,等.补肾活血法辅助化疗治疗多发性骨髓瘤骨病16例疗效观察[J].新中医,2006,38(8):24-25.

[21] 郭文文,茹家定.结肠癌靶向治疗研究进展[J].浙江临床医学,2017,19(5):973-975.

[22] Ma Y S, Weng S W, Lin M W,et al.Antitumor effects of emodin on LS1034 human colon cancer cells in vitro and in vivo:Roles of apoptotic cell death and LS1034 tumor xenografts model[J].Food Chem Toxicol,2012,50(5):1271-1278.

[23] 陈百齐.益肠汤治疗便秘伴结肠癌临床观察[J].辽宁中医药大学学报,2012,14(5):204-205.

[24] 王日玮,廖强明,万焱华.大黄素联合5-氟尿嘧啶对结肠癌荷瘤小鼠免疫功能及移植瘤生长的影响[J].中国临床药理学杂志,2020,36(22):3773-3777.

[25] 虎嘉祥,石晓卫.大黄素对结肠癌移植瘤小鼠的抗肿瘤作用研究及对碳酸酐酶Ⅸ表达的影响[J].中国临床药理学杂志,2019,35(18):2082-2089.

[26] 王海英.大黄素对CT26结肠癌小鼠的作用研究[J].中国临床药理学杂志,2018,34(12):1463-1469.

[27] 金剑,赵庆.大黄素对裸鼠人结肠癌细胞移植瘤的抑制作用及机制[J].山东医药,2017,57(20):37-39.

[28] 阮志燕,商玲,邓向亮,等.大黄素对CT26结肠癌小鼠调节性T细胞功能的影响[J].实用医学杂志,2014,30(15):2377-2380.

[29] 张延新,宋文刚,高凤兰.大黄素对结肠癌模型鼠两种细胞因子影响[J].医药导报,2013,32(5):583-585.

[30] 杨红莉,李瑞婧,李子木,等.何首乌 R50 部位诱导人结直肠癌细胞凋亡的作用机制[J].中国药理学与毒理学杂志,2014,28(1):51-56.

[31] 刘秀平,姜玉华,褚磊.健脾补肾抑癌方联合平消胶囊和内消瘰疬丸治疗激素受体阴性乳腺癌 60 例[J].中医研究,2013,26(10):17-19.

[32] 黄广培.中医治疗乳腺癌化疗后骨髓抑制 30 例体会[J].时珍国医国药,2007,18(9):2256.

[33] 段媛媛.紫杉醇与大黄素联用对小鼠 EMT6 乳腺癌治疗效果病理学评价[D].成都:四川农业大学,2015.

[34] 曲智锋,刘冰,张玉姬,等.大黄素对小鼠乳腺癌 4T$_1$细胞裸鼠移植瘤放射生物效应研究[J].中华放射肿瘤学杂志,2017,26(7):816-818.

[35] Liu M D, Xiong S J, Tan F. Physcion 8-O-β-glucopyranoside induces mitochondria-dependent apoptosis of human oral squamous cell carcinoma cells via suppressing survivin expression[J]. Acta Pharmacol Sin,2016,37(5):687-697.

[36] 顾民华,李伟,顾勇.四羟基二苯乙烯增强肝癌细胞对顺铂的敏感性[J].湖北医药学院学报,2015,34(3):228-231,235.

[37] 薛辉.Survivin shRNA 与大黄素联合应用抗卵巢癌治疗实验研究[D].沈阳:中国医科大学,2013.

[38] 罗艳,侯华新,黎丹戎.广西何首乌 GXHSWAQ I 在鼻咽癌细胞放射增敏过程对基因 HIF-1α 的影响[J].广西医科大学学报,2007,24(3):331-334.

[39] 段开文,史朋,翟友刚,等.芦荟大黄素体外抑制人舌癌及肺癌肿瘤细胞生长的初步研究[J].昆明医学院学报,2006(5):7-11.

[40] Hanahan D, Weinberg R A. Hallmarks of cancer: the next generation[J]. Cell, 2011, 144(5): 646-674.

[41] 朱艺,李琛,李洪亮,等.何首乌中相关蒽醌类化合物抗癌作用的研究进展[J].中国实验方剂学杂志,2019,25(18):196-205.

[42] Mishra A P,Salehi B,Sharifi-Rad M,et al.Programmed cell death,from a cancer perspective: an overview[J]. Mol Diagn Ther,2018,22(3)281-295.

[43] Lee H Z. Effects and mechanisms of emodin on cell death in human lung squamous cell carcinoma[J].Br J Pharmacol,2001,134(1):11-20.

[44] Lee H Z, Hsu S L, Liu M C,et al. Effects and mechanisms of aloe-emodin on cell death in human lung squamous cell carcinoma[J]. Eur J Pharmacol, 2001, 431(3):287-295.

[45] Cui Y,Lu P,Song G,et al. Involvement of PI3K/Akt, ERK and p38

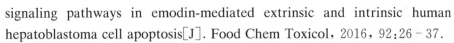

signaling pathways in emodin-mediated extrinsic and intrinsic human hepatoblastoma cell apoptosis[J]. Food Chem Toxicol，2016，92：26 - 37.

[46] Lai J M，Chang J T，Wen C L，et al. Emodin induces a reactive oxygen species-dependent and ATM-p53 - Bax mediated cytotoxicity in lung cancer cells[J]. Eur J Pharmacol，2009，623：1 - 9.

[47] Yang N，Chen L，Li H L，et al.Emodin induced SREBP I-dependent and SREBP I-independent apoptosis in hepatocellular carcinoma cells[J].Front Pharmacol，2019，10：709.

[48] Guo D，Bell E H，Mischel P，et al. Targeting SREBP-1-driven lipid metabolism to treat cancer［J］. Curr Pharm Des，2014，20（15）：2619 - 2626.

[49] Sun H，Luo G，Chen D，et al. A comprehensive and system review for the pharmacological mechanism of action of rhein，an active anthraquinone ingredient[J]. Front Pharmacol，2016，7：247.

[50] Huang C H，Chan W H. Rhein induces oxidative stress and apoptosis in mouse blastocysts and has immunotoxic effects during embryonic development[J]. Int J Mol Sci，2017，18(9)：2018.

[51] Ma L，Li W. Emodin inhibits LOVO colorectal cancer cell proliferation via the regulation of the Bcl-2/Bax ratio and cytochrome c[J].Exp Ther Med，2014(8)：1225 - 1228.

[52] Chai R，FU H，Zheng Z，et al. Resveratrol inhibits proliferation and migration through SIRT1 mediated post-translational modification of PI3K/AKT signaling in hepatocellular carcinoma cells[J]. Mol Med Rep，2017，16(6)：8037 - 8044.

[53] Kim H R，Kim K，Lee K H，et al. Inhibition of casein kinase 2 enhances the death ligand- and natural kiler cell-induced hepatocellular carcinoma cell death[J]. Clin Exp Immunol，2018，152(3)：336 - 344.

[54] 谢洁,杨瑞仪.地塞米松体外诱导胰岛素抵抗细胞模型的建立[J].科技通报，2015,31(10)：31 - 33.

[55] Ridman J S，Lowe S E. Control of apoptosis by p53[J]. Oncogene，2003，22(56)：9030 - 9040.

[56] Jeon W，Jeon Y K，Nam M J. Apoptosis by aloe-emodin is mediated through down-regulation of calpain-2 and ubiquitin-protein ligase E3A in human hepatoma Huh-7 cells[J]. Cell Biol Int，2012,36(2)：163 - 167.

[57] Kågedal K，Bironaite D，Ollinger K. Anthraquinone cytotoxicity and apoptosis in primary cultures of rat hepatocytes［J］.Free Radical Res，

1999,31(5):419-428.

[58] Li W Y, Ng Y F, Zhang H, et al. Emodin elicits cytotoxicity in human lung adenocarcinoma A549 cells through inducing apoptosis [J]. Inflammopharmacology, 2014, 22(2):127-134.

[59] 王丽平,王东冬,罗文佳,等. 何首乌不同炮制品对肝癌细胞 HepG2 凋亡影响[J]. 辽宁中医药大学学报,2019,21(7):46-49.

[60] Cha T L, Chuang M J, Tang S H, et al. Emodin modulates epigenetic modifications and suppresses bladder carcinoma cell growth [J]. Mol Carcinogen,2015,54(3):167-177.

[61] Li W Y, Chan R Y, Yu P H, et al. Emodin induces cytotoxic effect in human breast carcinoma MCF-7 cell through modulating the expression of apoptosis-related genes[J].Pharm Biol,2013,51(9):1175-1181.

[62] Kim J, Lee J S, Jung J, et al. Emodin suppresses maintenance of stemness by augmenting proteosomal degradation of epidermal growth factor receptor/ epidermal growth factor receptor variant III in glioma stem cells[J].Stem Cells,2014,24(3):284-295.

[63] Wang Y X, Yu H, Zhang Y Y, et al. Emodin induces apoptosis of human cervical cancer hela cells via intrinsic mitochondrial and extrinsic death receptor pathway[J].Cancer Cell Int, 2013,13(1):71.

[64] Subramaniam A, Loo S Y, Rajendran P, et al. An anthraquinone derivative, emodin sensitizes hepatocellular carcinoma cells to TRAIL induced apoptosis through the induction of death receptors and downregulation of cell survival proteins [J]. Apoptosis 2013, 18(10): 1175-1187.

[65] Huang P H, Huang C Y, Chen M C, et al.Emodin and aloe-emodin suppress breast cancer cell proliferation through ERα inhibition[J].Evid Based Compl Alt,2013,2013:376123.

[66] Xie M J, Ma Y H, Miao L, et al.Emodin-provoked oxidative stress induces apoptosis in human colon cancer HCT116 cells through a p53-mitochondrial apoptotic pathway[J].Asian Pac J Cancer P, 2014,15(13):5201-5205.

[67] Qin Q, Ren Y, Zhong D. Research progress of CDK4/6 inhibitors in non-small cell lung cancer[J]. Zhongguo FeiAi ZaZhi, 2020,23(3):176-181.

[68] Lu G D, Shen H M, Ong, C N, et al. Anticancer effects of aloe-emodin on HepG2 cells: cellular and proteomic studies[J]. Proteomics Clin Appl, 2017,1(4):410-419.

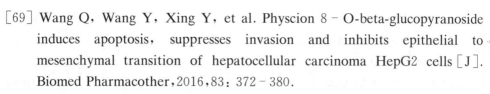

［69］ Wang Q，Wang Y，Xing Y，et al. Physcion 8 – O-beta-glucopyranoside induces apoptosis，suppresses invasion and inhibits epithelial to mesenchymal transition of hepatocellular carcinoma HepG2 cells［J］. Biomed Pharmacother,2016,83：372 – 380.

［70］ Pooja T，Karunagaran D. Emodin suppresses Wnt signaling in human colorectal cancer cells SW480 and SW620［J］.Eur J Pharmacol，2014(742)：55 – 64.

［71］ Lu Y，Zhang J，Qian J. The effect of emodin on VEGF receptors in human colon cancer cells［J］. Cancer Biother Radiopharm，2008，23(2)：222 – 228.

［72］ Suboj P，Babykutty S，Srinivas P，et al. Aloe emodin induces G2/M cell cycle arrest and apoptosis via activation of Caspase-6 in human colon cancer cells［J］. Pharmacology，2012，89(1 – 2):91 – 98.

［73］ Wang Y，Yu H，Zhang J，et al. Anti-tumor effect of emodin on gynecological cancer cells［J］. Cell Oncol (Dordr)，2015，38(5):353 – 363.

［74］ 张凯亮，焦康礼，朱玉娟，等. 大黄素抑制人口腔鳞癌细胞 Tca8113 增殖及细胞周期进程的实验研究［J］. 南方医科大学学报，2015，35(5):665 – 670.

［75］ Zhang X，Chen Y，Zhang T，et al. Inhibitory effect of emodin on human hepatoma cell line SMMC-7721 and its mechanism［J］.Afr Health Sci，2015,15(1)：97 – 100.

［76］ Schmidt J C，Cech T R. Human telomerase：biogenesis，trafficking，recruitment，and activation［J］. Genes Dev，2015,29(11):1095 – 1105.

［77］ 黎雅静,洪雪. 芦荟大黄素对人肝癌 HepG2 细胞端粒酶活性的影响及机制探讨［J］. 山东医药，2018,58(34):29 – 32.

［78］ Guo D，Bell E H，Mischel P，et al. Targeting SREBP-1-driven lipid metabolism to treat cancer［J］, Curr Pharm Des，2014,20(15):2619 – 2626.

［79］ Yang N. Li C，Li H，et al. Emodin induced SREBP1 – dependent and SREBP1 – independent apoptosis in hepatocellular carcinoma cells［J］. Fronti Pharmacol，2019(10):709.

［80］ Jia X，Yu F，Wang J，et al.Emodin suppresses pulmonary metastasis of breast cancer accompanied with decreased macrophage recruitment and M2 polarization in the lungs［J］.Breast Cancer Res Tr，2014,148(2)：291 – 302.

［81］ Guo J，Li W，Shi H，et al.Synergistic effects of curcumin with emodin against the proliferation and invasion of breast cancer cells through upregulation of miR-34a［J］.Mol Cell Biochem,2013,382(1 – 2):103 – 111.

［82］Jelassi B，Anchelin M，Chamouton J，et al.Anthraquinone emodin inhibits human cancer cell invasiveness by antagonizing P2X7 receptors［J］Carcinogenesis，2013，34(7)：1487－1496.

［83］Sun Y，Wang X，Zhou Q，et al. Inhibitory effect of emodin on migration，invasion and metastasis of human breast cancer MDA-MB-231 cells in vitro and in vivo［J］.Oncol Rep，2015，33(1)：338－346.

［84］Manu K A，Shanmugam M K，Ong T H，et al. Emodin suppresses migration and invasion through the modulation of CXCR4 expression in an orthotopic model of human hepatocellular carcinoma［J］.PLoS One，2013，8(3)：e57015.

［85］Way T D，Huang J T，Chou C H，et al. Emodin represses TWIST1－induced epithelial-mesenchymal transition in head and neck squamous cell carcinoma cells through the inhibition of β-catenin and Akt pathways［J］. Eur J Cancer，2014，50(2)：366－378.

［86］Song P，Kim J H，Ghim J，et al. Emodin regulates glucose utilization by activating AMP-activated protein kinase［J］. J Biol Chem，2013，288(8)：5732－5742.

［87］Guo D，Bell E H，Mischel P，et al. Targeting SREBP-1-driven lipid metabolism to treat cancer［J］. Curr Pharm Des，2014，20(15)：2619－2626.

［88］李金梅，丁丽丽，宋保亮.等，大黄酚对 Huh-7 细胞 SREBP 表达及脂质代谢的影响［J］. 2015，50(2)：174－179.

［89］杨念，向龙超，曹风军，等.大黄素对肿瘤转移作用及机制的研究进展［J］.肿瘤药学，2016，6(3)：173－177.

［90］杨念，曹风军，霍剑伟，等. 基于 SREBP1 的制何首乌抗肝癌脂代谢蒽醌类活性成分的筛选［J］. 湖北医药学院学报，2018，37(2)：156－160.

［91］Lee K H，Lee M S，Cha E Y，et al. Inhibitory effect of emodin on fatty acid synthase，colon cancer proliferation and apoptosis［J］. Mol Med Rep，2017，15(4)：2163－2173.

［92］Qu K，Shen N Y，Xu X S，et al. Emodin induces human T cell apoptosis in vitro by ROS-mediated endoplasmic reticulum stress and mitochondrial dysfunction［J］.Acta Pharmacol Sin，2013，34(9)：1217－1228.

［93］Liu Y X，Shen N Y，Liu C，et al. Immunosuppressive effects of emodin：an in vivo and in vitro study［J］.Transpl ant Prol，2009，4(5)：1837－1839.

［94］Zhang W，Li H，Bu H，et al. Emodin inhibits the differentiation and maturation of dendritic cells and increases the production of regulatory T cells[J].Int J Mol Med,2012,29(2):159-164.

[95] Tong H,Chen K,Chen H,et al. Emodin prolongs recipient survival time after orthotopic liver transplantation in rats by polarizing the TH1/TH2 paradigm to TH2[J].Anat Rec,2011,294(3):445-452.

[96] 夏启松，孙仁宇，修瑞娟. 大黄素抗肿瘤分子机制的研究进展[J]. 中国中西医结合杂志，2009，29(1):85-88.

[97] Fu J M,Zhou J,Shi J,et al. Emodin affects ERCC1 expression in breast cancer cells[J]. J Transl Med，2012, 10 (S1):S7.

[98] Chen Y Y,Li J,Hu J D,et al. Reversing effects of emodin on multidrug resistance in resistant HL-60/ADR cells[J]. Zhongguo Shi Yan Xue Ye Xue Za Zhi，2013, 21(6):1413-1422.

[99] 张言涛，成伯宁，刘殿雷，等. 大黄素可通过下调 NF-κB 的表达逆转胰腺癌吉西他滨耐药细胞株的耐药作用[J]. 浙江临床医学，2017，19(12):2230-2232.

（李洪亮　袁　满）

第六节　抗炎镇痛作用

在抗炎镇痛领域，生首乌具有治疗瘰疬、疮痈肿毒的功效，而制首乌具有治疗腰骨酸软、腰膝酸软的作用。何首乌的抗炎镇痛作用多见于复方药，单独用药时可选用新鲜何首乌水煎浓缩后，外涂发挥抗痈肿的功效[1]。另外，据报道何首乌的醇提取物具有明显的抗炎镇痛作用[2]，何首乌的抗炎作用是其发挥抗氧化、抗肿瘤等作用的药效基础。

一、何首乌的抗炎作用

（一）抗炎作用分类

1. 抗皮炎作用

《普济方》中记载，生首乌与防风、苦参、薄荷配伍，研磨成粉末，用水和酒各半煮沸，外洗可以治疗疮痈肿毒。《中医皮肤病学简编》记载首乌汤（首乌、生地、丹皮、赤芍、当归、旱莲草、女贞子）用水煎服可有效治疗脂溢性皮炎。《外科精要》记载何首乌散（防风、苦参、何首乌、薄荷）具有解毒燥湿、祛风止痒的功效，可用于治疗全身的疮痈痒痛。

2. 抗关节炎作用

肝主筋，肾主骨，肝肾精血的滋养对筋骨强健有重要影响。首乌具有补肝肾、益精血的作用，可用于筋骨痿软疼痛等症的治疗[3]。《圣济总录》记载制首乌与熟地、川牛膝、芍药同用，可以治疗阴血亏虚、经脉失养所诱发的筋骨酸痛，四肢关节活动不便。肩凝汤加减方结合关节锻炼对肩关节炎的治疗具有确切的疗效[4]。

3. 抗肝炎作用

《中华当代名医妙方精华》记载慢肝宁三号方(党参、沙参、生熟地、白芍、川楝子、枸杞子、麦冬、当归、首乌、醋柴胡、丹参、鸡骨草、垂盆草)可用于慢性迁延性肝炎、慢性活动性肝炎、早期肝硬化及肝炎导致的右肋隐痛的治疗。据报道,生首乌和制首乌均能够通过促进脂肪酸β氧化,改善肝脏脂质代谢,发挥减轻非酒精性脂肪性肝炎模型中的肝损伤及脂质累积的作用,且制首乌的改善作用明显优于生首乌[5]。研究表明,二苯乙烯苷可以抑制急性酒精肝模型小鼠血清中肿瘤坏死因子α(tumor necrosis factor-α,TNF-α)、IL-1β和IL-6的水平,提示二苯乙烯苷对肝损伤的保护作用与降低炎性因子水平有关[6](详见本章第三节)。

4. 其他抗炎作用

狼疮肾炎方(黄芪、党参、当归、川芎、丹参、益母草、生地及首乌)具有益气养阴、活血化瘀的功效,主要用于治疗狼疮性肾炎[3]。何首乌提取物对系膜增生性肾小球肾炎大鼠有一定的治疗作用,其作用机制可能是通过阻断 NF-κB 信号通路[7]。另外,何首乌发挥治疗心肌炎、动脉粥样硬化、糖尿病、骨质疏松、血管性痴呆及糖尿病肾病等作用,均可由抗炎作用介导[8-13]。

(二)抗炎活性成分

二苯乙烯苷类化合物是何首乌中一类主要的具有显著活性的有效成分,属于多羟基芪类化合物,其为水溶性成分。

二苯乙烯苷可以通过抑制急性期小鼠耳局部血管扩张和增加毛细血管通透性发挥抗耳郭急性炎症作用[14]。THSG 还可以通过下调 Toll 样受体 4(TLR4)/ NF-κB 信号通路抑制 IL-1β、IL-6 和单核细胞趋化蛋白1(MCP-1)等炎症因子的生成,从而起保护糖尿病肾病模型大鼠的肾组织的作用[13]。二苯乙烯苷可抑制 LPS 诱导的 RAW264.7 细胞激活,降低培养基中 TNF-α 和 IL-6,且效果优于阳性对照药物地塞米松[15]。小剂量的二苯乙烯苷即可改善阿尔茨海默病双转基因模型小鼠的学习记忆功能,降低离子化钙结合适配分子和胶质纤维酸性蛋白的表达,减少 Aβ40-42 的沉积,阻碍老年斑形成,抑制炎症反应[16]。

同时,也有研究证明何首乌活性成分二苯乙烯苷的抗炎作用是通过清除 ROS 代谢产物和降低诱导型一氧化氮合酶表达实现的[17]。二苯乙烯苷具有抑制环氧酶(COX-2)的活性[18],而 COX 是非甾体抗炎药的作用靶点,故二苯乙烯苷具有抑制致炎因子的作用[14]。研究还表明,二苯乙烯苷可作为潜在的抗骨关节炎的先导化合物,抗骨关节炎的机制与抑制一氧化氮、前列腺素 E_2、iNOS、COX-2 和基质金属蛋白酶13(matrix metalloproteinase-13,MMP-13)有关[19]。二苯乙烯苷还有抗牙周炎的作用,它可以抑制磷脂多糖诱导的人牙龈成纤维细胞炎性因子的释放,增加 AMPK 和 NAD 依赖的脱乙酰化酶 SirT1 的表达,抑制磷脂多糖诱导的 NF-κB 激活[20],何首乌的甲醇提取物中分离得到了 14 个单体化合物,其中 7 个化合物的具有抑制可溶性环氧化物水解酶（sEH）活性的作用，证明何首乌中的单体化合物具有良好的抗炎活性[21]。

除了二苯乙烯苷类，何首乌中多种提取物，如大黄素-8-O-β-D-葡萄吡喃糖苷、何首乌乙素、2-甲氧基-6-乙酰基-7-甲基胡桃醌、决明酮-8-O-β-D-葡萄糖苷、（E）-2，3，5，4'-四羟基二苯乙烯-2-O-β-D-吡喃葡萄糖基-4'-O-α-D-葡萄吡喃糖苷、苜蓿素、柚皮素、（─）-儿茶素、克罗酰胺、反式阿魏酰酪胺、大麻酰胺 D 和大麻酰胺 E 均证实具有很好的抗炎活性[22]。胰腺炎发生时，胰腺细胞通透性增加导致表皮丧失屏障功能，大黄素可以改善胰腺炎炎症情况，调控炎症因子 TNF-α 和 IL-6 的表达，改善胰腺血肿情况。同时可促进闭合蛋白（cludin-5）和胰腺上皮表达蛋白（occludin）的表达从而降低胰腺上皮细胞的通透性，达到治疗目的[23]。除此之外，大黄素被证实促进 TGF-β_1 的表达，促进细胞的生长、分化，加速炎症环境下胰腺细胞的再生与组织修复[24]。

此外，Sun 等也发现从何首乌中分离的蒽醌类化合物可明显抑制炎性因子如 TNF-α 诱导的 NF-κB 活性；增强过氧化物酶体增殖物激活受体（peroxisome proliferator-activated receptors，PPARs）的转录活性，发挥抗炎作用[25]。

二、何首乌的镇痛作用

（一）缓解关节疼痛

肩凝汤（何首乌、当归、杜仲、黄芪、党参、断续、菟丝子、羌活、鹿角霜、枸杞子、伸筋草、甘草、山楂、谷芽）具有活血通络、缓解肩关节疼痛的功效[4]。乌附汤联合基础疗法治疗慢性软组织损伤疼痛，有效率可以达到 81.6%，且有相关研究证明乌附汤以制首乌配伍附片、北细辛、嫩桂枝、淡干姜煎汤冲服用制马钱子、淡全蝎研末所致胶囊可有效治疗坐骨神经痛，其有效率可高达 97%[26]。《摄生众妙方》记载八仙添寿丹（何首乌、川牛膝、山茱萸肉、柏子仁、知母、黄柏、当归、龟板）可用于老年人腰膝酸痛的治疗。《鸡峰普济方》记载的四柱丸（何首乌、石菖蒲、牛膝）具有补肝肾、益精血的功效，可以治疗腰酸背痛，关节屈伸不利。何首乌的干燥藤茎——首乌藤水煎后可用于血虚身痛、风湿痹痛[27]。临床研究证明何首乌散具有治疗青壮年腰痛的功效[28]。《中华当代名医妙方精华》记载健脾益肾汤（何首乌、熟地、山茱萸、枸杞子、黄芪、当归、阿胶、白术、陈皮、鱼鳔、人参）具有补肾助脾、养气益血的功效，临床可用于治疗腰膝酸软[29]。《中国药典》（2020 版）收录的首乌丸[制何首乌、熟地黄、酒牛膝、桑葚、酒女贞子、旱墨莲、桑叶（制）、黑芝麻、菟丝子（酒蒸）、金樱子、盐补骨脂、稀莶草（制）、金银花（制）]具有补肝肾、强筋骨、乌须发的功效，可用于治疗腰疼肢麻，须发早白等症。《御药院方》记载养寿丹（远志、菖蒲、巴戟、白术、茯苓、地骨皮、断续、枸杞子、甘菊花、细辛、熟地黄、车前子、何首乌、牛膝、苁蓉、菟丝子、覆盆子）可以缓解腰膝酸软、齿根松动、须发早白等症状。《中华人民共和国卫生部药品标准》收录的长春宝口服液和延寿片其组方中均具有何首乌，且它们均具有补肝肾、强筋骨的功效,可用于临床治疗腰酸乏力等症;其收录的膝痹宁方(淡附片、桂枝、制狗脊、紫河车、山萸肉、巴戟天、生薏苡仁、制何首乌、炒白芍、川牛膝、生甘草)具有温经散寒,柔肝养血的功效,主要用于治疗骨关节退行性疾病导致的慢性疼痛。

(二)治疗其他疼痛作用

《中华当代名医妙方精华》记载养血平肝汤(旋覆花、生赭石、当归、川芎、生地、杭菊花、木瓜、香附、甘草、生石膏、首乌藤及杭白芍)具有养血平肝、祛风止痛的功效,主要用于治疗顽固性头痛、包括神经性头痛、脑震荡后遗症和血管痉挛性疼痛等[29]。《老年病辨病专方治疗》记载启灵开智汤(何首乌、补骨脂、白芍、川芎、枳实、茯苓、钩藤)具有补益心肾、养血平肝的功效,可用于缓解肝病导致的疼痛。王沛教授以活血通络、温经通络、清热解毒、化痰通络等为主要治法,选择黄芪、当归、何首乌等组方治疗癌性疼痛[30]。

参考文献

[1] 刘长江.《本草纲目》精编[M].北京:中医古籍出版社,2017.

[2] Wilson K T, Fu S, Ramanujam K S, et al. Increased expression of inducible nitric oxide synthase and cyclooxygenase-2 in Barrett's esophagus and associated adenocarcinomas [J]. Cancer Res,1998,58:2929-2934.

[3] 谭兴贵,廖泉清,张鸣,等.何首乌[M].天津:天津科学技术出版社,2010.

[4] 程青松,张建华.肩凝汤加减联合肩关节功能锻炼法治疗风寒湿痹型肩周炎[J].中医药临床杂志,2020,32(4):723-726.

[5] 胡菲菲,郝占霞,张少波,等.生、制何首乌水提物改善MCD饲料诱导小鼠非酒精性脂肪性肝炎的研究[J].中国中药杂志,2020,45(19):4732-4739.

[6] 熊章鄂,仝巧云,郑世华,等.二苯乙烯苷对急性酒精性肝损伤小鼠炎症相关因子的影响[J].世界华人消化杂志,2012,20(36):3649-3655.

[7] 郭蓓,陈生,吴迪英.何首乌提取物对系膜增生性肾小球肾炎大鼠的治疗作用及对NF-κB表达的影响[J].新中医,2020,52(12):5-9.

[8] 乔璐,李博,李庆.何首乌治疗血管性痴呆疗效及对患者IL-6、IL-8及TNF-α水平影响[J].陕西中医,2018,39(9):1177-1180.

[9] 张伟,王玉琴,李锋,等.二苯乙烯苷预防性干预大鼠动脉硬化对其ICAM1、VCAM1及VEGF表达的影响[J].中国药理学通报,2007(12):1630.

[10] 李彩蓉,甘受益.二苯乙烯苷对糖尿病大鼠心肌损伤的保护作用[J].中国药理学通报,2016,32(3):410-415.

[11] 张园,董林,许晓乐,等.二苯乙烯苷对2型糖尿病大鼠氧化应激、炎症反应及主动脉细胞凋亡相关基因的影响[J].中国糖尿病杂志,2012,10(10):775-778.

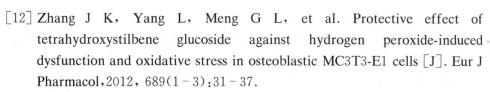

[12] Zhang J K，Yang L，Meng G L，et al. Protective effect of tetrahydroxystilbene glucoside against hydrogen peroxide-induced dysfunction and oxidative stress in osteoblastic MC3T3-E1 cells [J]. Eur J Pharmacol,2012，689(1-3):31-37.

[13] 陈华,周迪夷.基于 TLR4/NF-κB 信号通路探讨何首乌提取物二苯乙烯苷对糖尿病肾病早期大鼠的影响[J].中国医药导报,2020,17(17):21-25.

[14] 张又枝.二苯乙烯苷的抗炎作用及其机制研究[D].武汉:华中科技大学,2006.

[15] 陈子卓,徐宇航,赵九洲,等.二苯乙烯苷抗氧化和抗炎作用的机制研究[J].癌变·畸变·突变,2020,32(2):105-111,117.

[16] 黄蕊,杨翠翠,李林,等.二苯乙烯苷对 APP/PS1 小鼠老年斑形成和炎症反应的影响[J].中国康复理论与实践,2018,124(1):2-10.

[17] Wang X，Zhao L，Han T，et al. Protective effects of 2，3，5，4'-tetrahydroxystilbene-2-O-β-D-glucoside，an active component of Polygonum multiflorum Thunb，on experimental colitis in mice [J]. Eur J Pharmacol,2008,578(2-3):339-348.

[18] 贾敏.何首乌中二苯乙烯苷对 Hcy 诱导的血管舒缩功能障碍的拮抗作用及其机制研究[D].西安:中国人民解放军空军军医大学,2019.

[19] Tsai P W，Lee Y H，Chen L G，et al. In vitro and in vivo anti-osteoarthritis effects of 2，3，5，4'-tetrahydroxystilbene-2-O-β-D-glucoside from Polygonum multiflorum. molecules [J]. 2018,23(3):571.

[20] Chin Y T，Hsieh M T，Lin C Y，et al. 2，3，5，4'-Tetrahydroxystilbene-2-O-β-glucoside isolated from *Polygoni Multiflori* Ameliorates the development of periodontitis[J]. Mediators Inflamm，2016，2016:6953459.

[21] Sun Y N，Li W，Kim J H，et al. Chem ical constituents from the root of Polygonum multiflorum and their soluble epoxide hydrolase inhibitory activity [J]. Arch Pharm Res,2015,38(6):998-1004.

[22] 洪惟.何首乌化学成分及其抗炎活性研究[D].南京:南京理工大学,2018.

[23] Xia X M，Li B K，Xing S M，et al. Emodin promoted pancreatic claudin-5 and occludin expression in experimental acute pancreatitis rats[J]. World J Gastroenterol,2012,18(17):2132-2139.

[24] 李永红,何馥倩,黄宗文,等. 大黄素对急性坏死性胰腺炎大鼠肠道损伤的保护作用[J]. 四川大学学报(医学版),2010,41(6):1012-1015.

[25] Sun Y N，Li W，Song S B，et al. Nuclear factor kappa b activation and peroxisome proliferator-activated receptor transactivational effects of chemical components of the roots of Polygonum multiflorum ［J］.

Pharmacogn Mag，2016，12(45)：31-35.

[26] 王国强.乌附汤联合基础疗法治疗慢性软组织损伤疼痛 38 例[J].中医研究，2014,27(4)：47-49.

[27] 沈连生,卢颖.中草药图典[M].北京:北京科学技术出版社,2012.

[28] 智良.何首乌散配合手法治疗青壮年气滞腰痛 50 例[J].河南中医药学刊，1998(2)：41.

[29] 柴国钊，李志文，吴秀贤. 中国当代名医妙方精华[M].长春:长春出版社,1993.

[30] 卜令洁,安超,鲍伟倩,等.王沛教授治疗癌性疼痛的经验[J].现代中医临床，2021,28(1)：22-26.

（李 微）

第七节　何首乌与骨质疏松

骨质疏松(osteoporosis,OP)是以骨密度减少、骨的微观结构退化为特征的一种由多因素引起的骨密度和骨质量降低的全身性骨病,致使骨的脆性增加以及易于发生骨折的疾病。骨质疏松症有多种诱因,如衰老肾虚、糖尿病以及脂质代谢紊乱等。中医学观点认为衰老肾虚是其主要诱因。因为"肾主骨",肾虚则骨萎,治疗骨质疏松以补肾为主,采用补肾中药治疗骨质疏松症得到了国内外许多学者的认可。补肾中药依据其作用效果的不同又可分为补肾阳中药和补肾阴中药;研究显示温补肾阳的中药能明显提高成骨细胞矿化、增殖和分化功能,具有促进骨形成的效果。当然现代人多发的糖尿病也可能是诱因,而骨质疏松还常伴发脂质代谢紊乱,而治疗骨质疏松症的过程中,脂质代谢紊乱往往也得以逆转,表明脂质代谢紊乱与骨质疏松症也存在一定的关系。何首乌目前临床上多用于心血管疾病和骨质疏松等疾病的治疗,其治疗不同类型的骨质疏松和可能的作用机制如下。

一、何首乌治疗不同类型的骨质疏松症

(一)肾虚型骨质疏松

何首乌调节骨代谢和治疗骨质疏松多与改善肾功能有关。研究表明,何首乌可作为氧化自由基清除剂,改善肾脏的形态学结构,减少肾小球和肾小管间质纤维化。同时,何首乌还可提高肾脏中 1α-羟化酶的活性,增加骨钙、骨磷和骨羟脯氨酸含量,致使骨密度、腰椎和股骨的最大载荷增加,骨质量得以改善[1]。何首乌提取液可明显增强去卵巢大鼠骨组织和血清中成骨细胞的碱性磷酸酶(alkaline phosphatase，ALP)活性,降低去势雌性小鼠的氧化应激水平,改善其骨密度及骨组织微结构,显著促进成骨细胞发育成熟,而对破骨细胞的标志酶酸性磷酸酶活性无显著影响,提示补肾阴中药何首乌在防治骨丢失方面对成骨细胞骨形成的作用

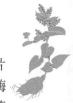

大于其对破骨细胞骨吸收的影响,对肝肾的衰老起到延缓作用[2～5]。何首乌饮片还可作为氧化自由基清除剂,提高血清中超氧化物歧化酶活性,增加机体抗氧化酶活性,延缓肝肾衰老,降低 MDA 含量,改善肾脏形态学结构,减少肾小球和肾小管间质纤维化从而对抗骨质疏松[6]。

（二）糖尿病型骨质疏松

有研究发现何首乌治疗糖尿病性骨质疏松症可明显改善患者临床症状,何首乌可以使糖尿病型骨质疏松症患者的血糖、糖化血红蛋白（glycosylated hemoglobin，GHb)稳定,调节血清骨钙素和血清 ALP,影响胰岛素样生长因子-Ⅰ(insulin-like growth factor-Ⅰ，IGF-Ⅰ)及 GHb 对骨组织的代谢,并且没有明显不良反应。其中,IGF-Ⅰ是骨骼生长因子中表达最丰富的,也是体内重要的细胞因子之一,生理作用广泛。IGF-Ⅰ是调节骨细胞代谢和功能的因子之一,能促进成骨细胞的分化、减少骨胶原退化,增加骨质沉积,是骨骼生长因子中表达最丰富的,也是体内重要的细胞因子之一,生理作用广泛。GHb 可直接或通过 IGF-Ⅰ间接改变骨代谢,IGF-Ⅰ可在骨组织中产生,成骨细胞中就包含 IGF-Ⅰ和 GHb 受体。IGF-Ⅰ在形成骨的过程中起一定辅助,可以刺激成骨细胞的骨基质合成和复制,所以 IGF-Ⅰ可刺激骨生成,同时还可以刺激原有的破骨细胞活性加强,促进骨重建,而且有骨质疏松患者用 IGF-Ⅰ治疗也出现骨吸收增加。从以上 IGF-Ⅰ对破骨细胞和成骨细胞的作用来看(骨重建包括破骨细胞骨吸收和成骨细胞形成),IGF-Ⅰ在骨质疏松发展和发生中发挥着不可或缺的作用。因此,有研究者建议中老年人可用 IGF-Ⅰ 来减少和预防骨质疏松的发生。有研究发现糖尿病型大鼠随着时间推移,其骨形态发生蛋白-2（bone morphogenetic protein-2，BMP-2）、IGF-Ⅰ和 TGF-β_1 在骨中含量会下降,何首乌和胰岛素均可以改善糖尿病大鼠骨质中 BMP-2、IGF-Ⅰ、TGF-β_1 的含量,促进骨形成,但何首乌结合胰岛素治疗效果优于单纯胰岛素治疗[7]。

（三）脂代谢紊乱型骨质疏松

何首乌可使高脂大鼠 TC 明显降低和 HDL-C 明显升高,说明何首乌可以有效改善高脂乳剂导致的脂质代谢紊乱,这也与《中国药典》记载其可治疗高脂血症相符。何首乌能降血脂是由于其有效成分二苯乙烯苷类提取物有调节血脂代谢的作用,可减少胆固醇在外周组织细胞中的聚集和对血管内皮细胞的广泛性损害,防止动脉粥样硬化形成。高脂大鼠给予何首乌后,胫骨上段的骨小梁面积百分比和骨小梁数量明显增加,结构不再稀疏、断裂,骨小梁分离度和破骨细胞数目显著减少,成骨细胞周长百分率增加,骨表面吸收减少;胫骨中段皮质骨面积比例增加,骨髓腔缩小;腰椎的骨小梁面积百分比、骨小梁数量、骨小梁厚度明显增加,骨小梁的分离度减少。说明何首乌可有效预防高脂对大鼠胫骨上段松质骨、胫骨中段的皮质骨和腰椎的松质骨的骨量丢失。其可能的原因为:①何首乌通过降血脂使沉积于血管内皮基质下的脂质减少,逐步去除脂质对骨组织血管下的内皮基质中未成熟的成骨细胞的抑制作用,促进成骨细胞分化形成;②何首乌通过增强 ALP 活性,抑制破骨细胞的数量及活性,抑制骨胶原、骨钙、骨磷的丢失,从而抑制骨丢失;③何首乌对骨胶原合成有促进作用,促进成骨细胞的数量及活性,能促进骨基质的形成,使骨量增多,从而预防骨质疏松等[8]。

二、何首乌治疗骨质疏松症的作用机制

(一)发挥类雌激素的作用

雌激素具有调节骨代谢,促进成骨细胞增殖、ALP 活性和 OPG／RANKL mRNA 表达比等作用[9]。已有报道指出,何首乌具有类似于雌激素的药理功效,何首乌抗骨质疏松与激素水平有关。何首乌的主要活性成分有 THSG、何首乌多糖、大黄素等蒽醌类,其中,大黄素和 THSG 能显著产生雌激素功效。从结构上分析,THSG 具有类似雌激素的结构,以雌激素替代治疗来抗骨质疏松。雌激素经典作用机制认为,雌激素首先与激素受体上的配体结合区结合使得受体分子形成二聚体,从而使得雌激素受体的 DNA 结合区与基因启动上的雌激素反应元件结合,启动基因转录。研究表明,雌激素受体 α/β 与雌激素或选择性雌激素调节剂结合后,能激活不同基因的转录,这可能就是在成骨细胞和破骨细胞中,雌激素受体 α 和雌激素受体 β 发挥不同作用来治疗骨质疏松症的原因[10]。Cvoro 等发现,雌激素受体 β 受体的选择性激活作用能抑制乳腺癌细胞的增殖,这样选择性结合雌激素受体 β 受体的植物雌激素更加有助于减少治疗骨质疏松不良反应[11]。有研究发现何首乌粗提物对缺乏雌激素受体的宫颈癌细胞(HeLa 细胞)中雌激素反应元件报告基因没有转录调节作用;而在过表达 ERα 或 ERβ 的 HeLa 细胞中,何首乌提取物可诱导雌激素反应元件报告基因转录激活,说明何首乌具有植物雌激素作用的物质成分[10]。

体内实验发现,当给予 SD 大鼠 THSG 灌胃处理,THSG 可促进骨髓基质干细胞 ALP 活性及骨钙素分泌,上调 Col1a1 和 Runx2 mRNA 的表达[12],促进大鼠骨髓间充质干细胞(BMSCs)的增殖和向成骨细胞的分化,增加骨髓间充质干细胞中骨钙蛋白含量,减少骨骼中结节面积,可以增加大鼠的骨量、骨密度、骨矿盐含量和骨强度等,提高骨细胞的抗氧化酶活性,所以 THSG 含量高有利于预防和治疗骨质疏松。体外实验表明,THSG 能抑制骨吸收因子及炎症因子 IL-6 的表达,增加骨前体细胞 MC3T3-E1 成骨分化相关基因 *ALP*、*Ocn* 和 *Col*-1 的表达量,促进成骨细胞分化;其还可降低骨吸收因子 RANKL 和 IL-6 的表达,间接作用于破骨细胞,影响破骨细胞功能,改善骨密度及骨组织微结构,从而起到治疗和预防骨质疏松的作用。研究发现 THSG 可以明显抑制卵巢切除去势后小鼠骨质量和长度,使小鼠骨量增加,增加 ALP 水平,预防骨质疏松[13,14]。同时,THSG 在增加体外培养原代大鼠成骨细胞中 ALP 活性时,可提高增值相关的 c-fos 和 c-jun 蛋白含量,从而增加成骨细胞的细胞增殖活性,增强成骨细胞的抗氧活性,促进骨形成[15,16]。

（二）增加骨 ALP 的活性

何首乌水提液可以短期治疗去卵巢大鼠骨丢失,增强骨 ALP 的活性,抑制骨丢失,以促骨形成为主,从而对抗去卵巢大鼠的骨质疏松[17]。血清药理学研究表明,生首乌水煎液含药血清能促进干细胞因子 mRNA（SCF mRNA）表达,诱导骨髓间充质干细胞（MSCs）分泌可溶性干细胞因子蛋白,促进骨髓间充质干细胞的增殖[18];制首乌水煎液含药血清,能有效上调成骨相关基因 OC、ALP 和 $Cbf\alpha_1$ mRNA 的表达,促进体外培养成骨细胞的增殖[19]。促进成骨细胞增殖,上调成骨细胞骨钙素、ALP、核心结合因子 α_1（$Cbf\alpha_1$）的表达等[20]。

（三）增强骨生物力学作用

何首乌提取物可以改善大鼠股骨的松质骨微结构和股骨生物力学性能,何首乌抗骨质疏松机制可能为提高肾的 1α-羟化酶活性,增加骨钙、骨磷和骨羟脯氨酸含量,增加 ALP 活性,减少骨丢失[17]。何首乌本身含有丰富的钙,亦能增加机体骨钙含量,其复方制剂和钙一样具有升高骨密度的功效与活性,在肾虚型的老年性骨质疏松疗效更佳,而煎剂可以抑制去卵巢大鼠骨质疏松[14]。泼尼松可引起大鼠股骨生物力学性能降低、骨微结构异常,不同浓度的何首乌醇提取物可预防泼尼松致大鼠骨密度的下降、改善股骨松质骨微结构、提高股骨生物力学性能[12]。

（四）促进骨细胞的形成

破骨细胞是动物机体唯一专职骨吸收的细胞,成骨细胞通过分泌护骨蛋白（osteoprotegevin, OPG）和 NF-κB 受体活化蛋配体（RANKL）调控破骨细胞活动。RANKL 与破骨祖细胞表面的 NF-κB 受体活化因子（RANK）结合后,募集和激活细胞质内肿瘤坏死因子相关因子,促进破骨祖细胞分化为破骨细胞,提高破骨细胞骨吸收活性。OPG 属于肿瘤坏死因子受体超家族,可结合 RANKL 并抑制其通过结合 RANK 发挥的促进破骨细胞增殖分化的作用,从而抑制骨吸收[5]。骨基质沉积包括成骨细胞分化增殖、基质形成和基质钙化 3 个时期,ALP 活性增高是成骨细胞分化的早期标志和骨基质形成期的特征性表现。有研究显示,不同浓度制何首乌水提液作用 MC3T3-E1 细胞 2 ~3 天后可显著上调细胞增殖率。其中,制何首乌水提液作用细胞 2 天后,高浓度可显著促进 MC3T3-E1 细胞培养上清中 ALP 活力,低浓度无明显作用,说明高浓度制何首乌水提液具有促 MC3T3-E1 细胞分化的作用;作用细胞 6 天后,各浓度均可极显著促进 MC3T3-E1 细胞培养上清中 ALP 活力,说明随着时间的延长,低浓度的制何首乌水提液也发挥出促 MC3T3-E1 细胞分化的作用,这些结果表明制何首乌水提液具有促进细胞增殖的作用。高度制何首乌水提液能够提高 MC3T3-E1 细胞 OPG／RANKL mRNA 表达比,说明高浓度的制何首乌水提液可能通过上调成骨细胞 OPG／RANKL 表达比的途径抑制破骨细胞增殖分化。同时,一定浓度的制何首乌醇提物也可抑制体外培养大鼠破骨细胞增殖及分化,通过直接作用于破骨细胞和成骨细胞分泌细胞因子间接作用于破骨细胞两个途径抑制破骨细胞增殖分化[20]。

参考文献

[1] 陈少茹,邹丽宜,吴铁.何首乌防治骨质疏松症的研究进展[J].现代医药卫生,2011,27(22):3428-3431.

[2] 张海啸,尹智炜,李芳芳,等.何首乌水提液对去卵巢大鼠骨组织的动态影响[J].中日友好医院学报,2006(4):217-221.

[3] 张金康.二苯乙烯苷防治骨质疏松的作用及相关机制研究[D].西安:中国人民解放军空军军医大学,2013.

[4] 武继伟.二苯乙烯苷对大鼠成骨细胞增殖及分化的影响[J].河北医药,2014,36(5):654-656.

[5] 夏天爽,薛黎明,张巧艳,等.补肾阳与补肾阴中药抗骨质疏松作用的研究进展[J].药学实践杂志,2019,37(2):109-114,155.

[6] 陈少茹,邹丽宜,吴铁.何首乌防治骨质疏松症的研究进展[J].现代医药卫生,2011,27(22):3428-3431.

[7] 肖林.何首乌对糖尿病的骨形态成分变化及 BMP-2,TGF-β_1,IGF-1 的表达研究[D].武汉:湖北中医药大学,2015.

[8] 张新乐,吴铁,崔燎,等.骨形态计量学观察何首乌对高脂大鼠骨骼的影响[J].中国现代医学杂志,2012,22(7):1-7.

[9] Xiao H H, Fung C Y, Mok S K, et al. Flavonoids from Herbaepimedii selectively activate estrogen receptor alpha（ERα）and stimulate ER-dependent osteoblastic functions in UMR-106 cells[J]. J Steroid Biochem Mol Biol, 2014,143:141-151.

[10] 杨利娟,黄君梅,王飞.何首乌、骨碎补和淫羊藿的植物雌激素作用研究[J].中药与临床,2012,3(3):37-40.

[11] Cvoro A, Paruthiyil S, Jones J O, et al. Selective activation of estrogen receptor-beta transcriptional pathways by an herbal extract[J]. Endocrinology, 2007,148(2):538-547.

[12] 周满如,李近,吴敬开,等.何首乌对泼尼松致大鼠股骨微结构及生物力学改变的预防作用[J].中国药理学通报,2015,31(9):1273-1279.

[13] Zhang J K, Yang L, Meng G L, et al. Protective effect of tetrahydroxystilbene glucoside against hydrogen peroxide-induced dysfunction and oxidative stress in osteoblastic MC3T3-E1 cells. Eur J Pharmacol, 2012, 689(1-3):31-37.

[14] 黄连芳,吴铁,谢华,等.何首乌煎剂对去卵巢大鼠骨质丢失的防治作用[J].中国老年学杂志,2005,6:709-710.

[15] 武继伟.二苯乙烯苷对大鼠成骨细胞增殖及分化的影响[J].河北医药,2014,36(5):654-656.

[16] 李亦晗,王跃飞,朱彦.何首乌二苯乙烯苷抗衰老研究进展[J].中国中药杂志,
　　2016,41(2):182-185.

[17] 张海啸,尹智炜,李芳芳,等.何首乌水提液对去卵巢大鼠骨组织的动态影响
　　[J].中日友好医院学报,2006(4):217-221.

[18] 张进,黄进,徐志伟.何首乌含药血清促进 MSCs 增殖的效应及机理研究[J].
　　中药新药与临床药理,2011,22(1):12-15.

[19] 楼招欢,吕圭源,俞静静.何首乌成分、药理及毒副作用相关的研究进展[J].浙
　　江中医药大学学报,2014,38(4):495-500.

[20] 范迎赛,李琴,高宗勤,等.制何首乌水提液对小鼠成骨细胞 MC3T3-E1 增
　　殖、分化及 OPG-RANKL mRNA 表达的影响[J].动物医学进展,2015,36
　　(8):67-70.

（高小康）

第八节　其他作用

一、降血糖

何首乌为常见的补益类中药,临床中被广泛应用。在何首乌治疗糖尿病的相关研究中发现,从何首乌中提取的成分大黄酚(chrysophanol)通过调控胰岛素信号通路,促进葡萄糖转运蛋白 4 的表达,从而调节葡萄糖的运输和体内血糖水平[1]。有研究表明,大黄酚还可以显著增强体内蛋白激酶 B 的表达,促进脂肪合成、糖酵解和糖原分解等途径,起到缓解糖尿病的作用[2]。同时,在Ⅰ型糖尿病患者体内氧化还原平衡的破坏程度与Ⅰ型糖尿病的发生发展密切相关[3]。链脲佐菌素诱导Ⅰ型糖尿病过程中,抗氧化体系受损可能是使β细胞凋亡的先决条件之一[4]。很多具有抗氧化功能的中药对Ⅰ型糖尿病模型大鼠胰腺有保护作用,如何首乌、黄芪[3]、葛根素[5]等。有研究证明,在高剂量何首乌药物制剂的作用下,随着时间的延长,降糖效果明显,说明何首乌药物制剂有明显降低血糖的作用[6,7]。也有报道,何首乌能够提高胰岛素的表达,从而降低链脲佐菌素诱导的Ⅰ型糖尿病模型大鼠血糖,其机制与抑制胰岛细胞凋亡有关[8]。近些年有研究证实,治疗糖尿病时,凡遇到属气阴两虚证型者,用张锡纯的滋脾饮加何首乌联合治疗,均取得了较好治疗效果[9]。

何首乌可以改善高脂高糖饮食诱导的大鼠肠道菌群变化和宿主调节胰岛素抵抗(insulin resistance,IR)症状[10,11]。何首乌可以显著逆转高脂高糖饮食诱导的 IR 大鼠的空腹血糖升高和葡萄糖糖耐量降低的现象。有研究发现,何首乌具有降脂的作用[12],同时,也有研究证明,何首乌治疗组的血糖、空腹胰岛素水平和 IR、TC 和 TG 水平都有所降低。此外,何首乌治疗显著改善了脂质滴的积累,增强了

肝脏抗氧化能力,这可能与 SOD 和 GSH-Px 的活性增强有关。在何首乌处理组中,细胞自噬相关蛋白 p-AMPK、ATG12、LC3 Ⅱ 和 Beclin 1 上调,而上游信号通路 PI3K／Akt 被激活。因此,何首乌可以通过激活 PI3K／Akt 诱导肝脏细胞自噬,从而保护肝脏免受糖尿病前期损伤[13]。

二、促进造血功能

造血功能障碍是由许多原因导致的造血功能失调,使血液再生功能下降甚至消失的一类疾病,是由于滥用药物、化学毒物、辐射等引起,最常见的类型是再生障碍性贫血,如果治疗不当可能威胁生命[14]。同时,造血功能障碍会导致四肢无力、血压下降及面色苍白等症状。何首乌具有养血益肝、滋阴补肾等功效,其补血作用在临床具有较好疗效[15]。何首乌提取物对小鼠骨髓造血干细胞及红系、粒系造血功能的影响,证明了其对多种骨髓造血细胞粒细胞-单核细胞集落生成单位、红细胞破裂型集落生成单位、红系祖细胞集落生成单位的表达均有显著促进作用[16]。同时,分离何首乌不同药效部位所得水提液,评价其对造血功能的影响发现,经提纯所得何首乌根茎部的水提液有改善动物造血功能障碍的作用,并且根茎部位所得水提液改善造血功能的作用优于何首乌茎叶部位[17]。

三、润肠通便

东汉哲学家王充在《论衡》一书中写道:"欲得长生,肠中常清;欲得不死,肠中无滓。"意思是说人们想要健康长寿,一定要保持肠道通畅[18]。目前,对于润肠通便现代医学主张用止泻药物,但现代医学使人体容易产生药物依赖性,而何首乌作为传统中药,具有药物依赖性小的优势。中医学将何首乌分为生首乌和制首乌,研究发现,生首乌有润肠通便的作用,而制首乌润肠通便作用弱,其原因可能在于制首乌中的结合蒽醌随着炮制时间的延长逐步变为无泻下作用的游离蒽醌[19]。同时,采用 Illumina 高通量测序技术和实时荧光定量聚合酶联反应(PCR)法研究发现,经生首乌治疗的肝损伤模型大鼠表现为肠球菌科和毛螺旋菌科细菌数增加、乳杆菌属细菌数减少,生首乌起到了调节肝脏损伤大鼠的肠道微生物菌群的作用,进而维持肠道微生物菌群平衡。而肠道微生物菌群的平衡,可以促进肠道蠕动,减轻肝、肾、皮肤等参与排毒器官的负担[20]。

四、心脏保护

心血管疾病(cardiovascular disease)是全球主要的死亡原因之一,其中 46% 的非传染性疾病死亡是由于心血管疾病引起的。据统计,我国约有 3.3 亿人患心血管疾病,并且这种情况还在持续发生[21]。如今,心血管疾病已经严重危害到人们的健康,患病率逐渐升高,并且呈现出越来越年轻化的趋势,足以引起人们对心血管疾病的重视[22]。

心肌缺血，是心血管病变严重并发症之一，主要是指心脏的血液灌注减少，导致心脏的供氧不足，心肌能量代谢功能紊乱，从而不能保证心脏正常工作的一种病理状态[23]。有研究证明，何首乌提取物能明显抑制心肌缺血模型引起的脂质过氧化产物丙二醛的增加，表明何首乌提取物能够对抗因心肌缺血造成的氧化性损伤[24]。随后研究发现，何首乌提取物能显著增强机体内 SOD 的活性，并能增强 GSH 活性，即通过增强机体的抗氧化能力，进而改善心肌缺血损伤[25]。何首乌也可通过改善心肌梗死面积、减轻内质网应激反应和减少心肌细胞凋亡对心脏起到保护作用[26]。

动脉粥样硬化斑块稳定性受许多因素的影响，主要因素有斑块纤维帽的结构和强度。有研究证明，何首乌总苷降低了载脂蛋白 E 基因缺陷小鼠动脉粥样硬化斑块稳定性，进而改善了基因缺陷小鼠的动脉粥样硬化[27]。

何首乌还有降低血清胆固醇的功效，能够有效避免心血管疾病的发生[28]。在心血管疾病中观察到心脏血管张力增大和钙敏感性异常的现象，何首乌中提取的大黄素可通过阻断 PKC/CPI -17 信号通路来减轻血管张力，从而改善收缩型高血压血管紧张的症状，可能为收缩型高血压调节剂的开发和高血压的治疗提供新的信息[29]。此外，目前研究试图确定在传统中药中具有心血管保护作用的何首乌影响血管内皮功能的机制，发现何首乌显著激活了人脐静脉内皮细胞中的 Akt/哺乳动物的雷帕霉素靶(mTOR)信号通路，并降低了人脐静脉内皮细胞的自噬水平，从而对心血管起到保护作用[30]。

参考文献

[1] Lee M S, Sohn C B. Anti-diabetic properties of chrysophanol and its glucoside from rhubarb rhizome[J]. BiolPharm, 2008,31(11):2154-2157.

[2] Lu L, Li K, Mao Y H, et al. Gold-chrysophanol nanoparticles suppress human prostate cancer progression through inactivating AKT expression and inducing apoptosis and ROS generation *in vitro* and *in vivo*[J]. Int J Oncol,2017,51:1089-1103.

[3] 陆灏，倪青，柳国斌.糖尿病足病中医病证结合诊疗指南[J].中医杂志,2021, 11:21-23.

[4] 陈俊,李兴,朱丽英.制何首乌对链脲佐菌素糖尿病大鼠降血糖作用及其机制探讨[J].中国临床药理学杂志,2015,10(35):195-197.

[5] 曹璐靖,詹淑玉,姬翔宇.近五年中药提取物多成分药代动力学研究进展[J].中国中药杂志,2020,10(1):131-136.

[6] Tang W, Li S, Liu Y, et al. Anti-diabetic activities of cis-and trans-2,3,5, 4'-tetrahydroxystilbene 2-O-beta-glucopyranoside from *Polygonum*

multiflorum[J]. Mol Nutr Food Res,2017,61:123 - 124.

[7] ZSong Y，Yang J，Jing W，et al. Systemic elucidation on the potential bioactive compounds and hypoglycemic mechanism of *Polygonum multiflorum* based on network pharmacology[J]. Chin Med,2020,15(1): 121 - 125.

[8] 史永恒.何首乌中二苯乙烯氧苷降血糖靶点筛选及体内外降血糖活性研究[J]. 中草药,2019,10(50):45 - 47.

[9] 牛治业.何首乌有降血糖作用[J].中国药学杂志,2004,10(45): 123 - 125.

[10] Bi Q，Gu W，Meng F，et al，Yu J.Pharmacological andmetagenomics evidence of polysaccharide from *Polygonum multiflorum* in the alleviation of insulin resistance[J]. Int J Biol Macromol,2020,164:1070 - 1079.

[11] Chen G T，Yang M，Chen B B，et al. 2,3,5,4'-Tetrahydroxystilbene-2-O-β-D-glucoside exerted protective effects on diabetic nephropathy in mice with hyperglycemia induced by streptozotocin[J]. Food Funct,2016,7 (11):4628 - 4636.

[12] Choi R Y，Lee H I，Ham J R，et al. Heshouwu (Polygonum multiflorum Thunb) ethanol extract suppresses pre-adipocytes differentiation in 3T3 - L1 cells and adiposity in obese mice[J]. Biomed Pharmacother,2018,106: 355 - 362.

[13] Wang X，Zeng J，Wang X，et al. 2,3,5,4'-tetrahydroxystilbene-2-O-beta-D-glucoside induces autophagy of liver by activating PI3K/Akt and Erk pathway in prediabetic rats[J]. BMC Complement Med Ther,2020,20(1): 177 - 178.

[14] Noetzli L J，French S L，Machlus K R. New insights into the differentiation of megakaryocytes from hematopoietic progenitors[J]. Arterioscler Thromb Vasc Biol,2019,39(7):1288 - 1300.

[15] 黄燕,单丽,邱水生. 益肾降糖胶囊质量控制方法的研究[J].安徽医药,2021, 25(4):12 - 14.

[16] 周志文.何首乌提取物对正常小鼠造血功能的影响[J].中国药理与临床, 1991,7(5):331 - 333.

[17] 黄志海.何首乌水煎液膜分离不同药效部位对造血系统影响的研究[J].时珍国医国药,2006,10(7):425 - 427.

[18] Jia M，Zhou X X，Qin Q，et al. Tetrahydroxystilbene glucoside-induced relaxation of the superior mesenteric artery via both endothelium-dependent and endothelium-independent mechanisms[J].Microvasc Res, 2019,123:42 - 49.

[19] 陈正爱.不同蒸制时间首乌对鼠肠蠕动的影响[J].延边大学医学学报,2008,31(4):160-168.

[20] 邓红,吴纯启,赵春雪.高通量测序和实时荧光定量 PCR 分析何首乌肝损伤与肠道微生物组的关系[J].药物评价研究,2017,44(17):464-465.

[21] Kahleova H, Levin S, Barnard N D. Vegetarian dietary patterns and cardiovascular disease[J]. Prog Cardiovasc Dis,2018,61(1):54-61.

[22] Colafella K M M, Denton K M. Sex-specific differences in hypertension and associated cardiovascular disease[J]. Nat Rev Nephrol,2018,14(3):185-201.

[23] 王丹姝,燕柳艳,孙姝婵.葛根素通过 TLR4/Myd88/NF-κB 抑制 NLRP3 炎症小体抗大鼠心肌缺血再灌注损伤[J].药学学报,2021,10(1):16-17.

[24] 姜金奇,周忠光,贾博宇.首乌水提物对大鼠心肌缺血模型血清中 SOD、MDA 和 GSH 的影响[J].中医药信息,2013,30(6):28-30.

[25] Ahn S M, Kim H N, Kim Y R, et al.Emodin from Polygonum multiflorum ameliorates oxidative toxicity in HT22 cells and deficits in photothrombotic ischemia[J]. J Ethnopharmacol,2016,188:3-20.

[26] Zhang M, Yu L M, Zhao H, et al.2,3,5,4'-Tetrahydroxystilbene-2-O-beta-D-glucoside protects murine hearts against ischemia/reperfusion injury by activating Notch1/Hes1 signaling and attenuating endoplasmic reticulum stress[J]. Acta Pharmacol Sin,2017,38(3):317-330.

[27] 刘苏颖.何首乌总苷对载脂蛋白 E 基因缺陷小鼠动脉粥样硬化斑块稳定性的影响[J].河北中医药学报,2009,24(3):34-35.

[28] 孙萌,江振洲,俞沁玮.中药何首乌肝损伤与合理用药[J].临床合理用药,2021,14(2):175-176.

[29] Lim K M, Kwon J H, Kim K, et al.Emodin inhibits tonic tension through suppressing PKCdelta-mediated inhibition of myosin phosphatase in rat isolated thoracic aorta[J].Br J Pharmacol,2014,171(18):4300-4310.

[30] Dong Q, Xing W, Fu F, et al. Tetrahydroxystilbene glucoside inhibits excessive autophagy and improves microvascular endothelial dysfunction in prehypertensive spontaneously hypertensive rats[J]. Am J Chin Med,2016,44(7):1393-1412.

（桑　明）

第七章 何首乌的毒理学作用

近几年来,国内外相继出现了有关何首乌不良反应的报道,包括肝毒性、肾毒性、胚胎毒性以及肺毒性等。其中,肝毒性报道最常见。本章主要介绍何首乌毒理学作用类型、毒性物质基础、毒理学作用机制以及风险因素。

第一节 何首乌的毒理学作用及机制

一、毒理学作用类型

临床上,何首乌的不良反应主要包括肝毒性、乏力、恶心、呕吐、食欲不振、口干、口苦、皮肤瘙痒、尿黄、目黄、皮肤黄染、腹痛、腹泻、腹胀、皮疹及发热等。其中,肝毒性备受关注,有关何首乌致肝毒性的报道逐年增多。鉴于此,我国与英国、澳大利亚、日本等药监部门相继发布何首乌及其制剂肝损伤风险警示或监管措施。俞捷等[1]亦对何首乌不良反应临床报道及各国监管政策进行了综述。

(一)肝脏毒性

何首乌及部分相关制剂导致的肝脏毒性与大部分药物性肝损伤相似。何首乌肝脏毒性临床分型以肝细胞损伤型多见(占 90%以上),而胆汁淤积型和混合型相对较少;病理学分型以急性肝炎型和淤胆性肝炎型为主,慢性肝炎型较为少见。绝大多数患者损伤程度以轻、中度为主,且预后良好;80%以上患者停药后可自愈或经治疗后可恢复,部分患者可能发展为慢性肝损伤,个别患者可发生肝衰竭,甚至死亡。另外,何首乌及相关制剂致肝损伤在慢性肝病基础(尤其是酒精性肝病)人群中预后较差,更易进展为慢性肝损伤。何首乌肝损伤患者服用剂量和潜伏期的跨度较广。其中,服用剂量最少每天1~3 g,最多每天超过100 g;潜伏期最短1~3天,最长超过半年,中位时间约 20 天。但是,何首乌肝脏不良反应研究问题有待进一步研究,重点问题包括但不限于用药剂量、时间与肝损伤相关性、毒性成分分析以及肝损伤发生机制等[1]。

（二）肾脏毒性

一项研究表明，生首乌和制首乌导致 SD 大鼠出现肾小管上皮细胞水肿颗粒样变性、肾小球体积增大、毛细血管腔开放欠佳、伴系膜细胞及基质增生等病变特征[2]。何首乌毒性成分大黄素也被报道存在肾脏毒性。体外试验表明，大黄素对人肾小管上皮细胞（HK-2 细胞）增殖有时间依赖性和剂量依赖性的抑制作用，大黄素还能上调 Caspase-3 诱导细胞凋亡[3]。此外，大黄蒽醌单体也表现出肝肾毒性，多数蒽醌类成分与生化指标改变呈正相关趋势，其中芦荟大黄素对肝肾的损害作用最强[4]。

（三）胚胎毒性

有研究考察了蒽醌类成分大黄素对小鼠胚胎在囊胚期、胚胎附着和体外生长、通过胚胎移植进行的体内植入时的细胞毒性作用。结果表明，大黄素预处理后，细胞凋亡增加、囊胚着床成功率显著下降，体内实验也表明大黄素能够抑制细胞增殖，抑制早期胚胎发育，具有胚胎毒性[5]。对大黄素毒性机制深入研究发现，大黄素能降低卵母细胞成熟率和受精率、抑制胚胎发育、降低胎儿体重，而 Caspase-3 特异性抑制剂预处理有效地减轻大黄素诱发的胚胎毒性，提示大黄素通过 Caspase-3 依赖的凋亡过程致胚胎损伤[6]。

（四）肺脏毒性

何首乌对肺脏也具有毒性作用。40 g/kg 何首乌醇提物连续给药 28 天后，大鼠肺脏产生一定程度肿大，肺脏指数显著高于对照组。组织病理学结果也显示，何首乌给药后大鼠肺组织出现不同程度损伤，有炎性细胞浸润、纤维组织增生等病变特征[2]。另有报道表明，食用何首乌后可能出现继发性肺结核的病例[7]。

二、物质基础

何首乌化学成分复杂，其主要化学成分包括蒽醌类、二苯乙烯类、黄酮类、卵磷脂、鞣质和微量元素等。有关何首乌毒性物质基础尚无定论。目前，毒性成分研究主要集中于蒽醌类、二苯乙烯苷及鞣质。

（一）蒽醌类

蒽醌是蓼科植物共有的特征成分。目前，从生何首乌分离得到多种蒽醌类化合物，主要由游离蒽醌和结合蒽醌组成。其中，游离蒽醌类化合物主要包括大黄素、芦荟大黄素、大黄酚及大黄酸等；结合蒽醌类化合物主要包括大黄素-8-O-β-D-葡萄糖苷、大黄素甲醚-8-O-β-D-葡萄糖苷等[8,9]。何首乌总蒽醌 20 g/kg 对大鼠连续灌胃 3 周，可使大鼠发生严重肝损伤，组织病理切片显示肝细胞出现坏死，且坏死区域伴有炎性细胞浸润[10]，说明蒽醌类是何首乌致肝损伤原因之一。另有体内外研究结果表明，芦荟大黄素、芦荟大黄素-8-O-β-D-葡萄糖苷、大黄素-8-O-β-D-葡萄糖苷、大黄素甲醚-8-O-β-D-葡萄糖苷、大黄素、大黄素甲醚等蒽醌类成分及衍生物等均可导致肝损伤，其中大黄素可能是引起肝损伤的主要毒性物质，其毒性作用呈现一定的浓度和时间依赖性。

体外研究表明,大黄素对L02细胞有明显的毒性作用,随着大黄素浓度增高,作用时间延长,其对L02细胞损伤程度增大[11,12]。给予大鼠不同剂量(2、4、8、16 mg/kg)大黄素不同时间(4、8、12周)后,第4周各组比较无明显区别,第8周和第12周8 mg/kg和16 mg/kg剂量组肝脾系数显著上升,病理组织学检查发现其肝细胞变性明显并伴有点状坏死,汇管区有炎性细胞浸润,高剂量组更明显且第12周比第8周显著[13]。Ma等研究发现,连续给予大鼠20 g/kg何首乌提取物21天后,大黄素在体内蓄积,其AUC和C_{max}显著增加[14],提示何首乌的肝损伤可能与大黄素体内蓄积相关。

然而,关于大黄素等蒽醌类物质的肝毒性还存在一些争议。大黄素进入体内后将迅速被葡萄糖醛酸转移酶代谢,生物利用度很低,只有高浓度大黄素才可能导致肝损伤[15]。根据体外试验结果推算,健康成年人至少单次口服339 g何首乌才能造成肝损伤。患者服用何首乌的剂量大部分为常规剂量,药典规定生首乌的用量为3~6 g,制首乌的用量为6~12 g,远不能达到产生肝毒性所需的体内暴露量。大黄素和大黄素甲醚-8-O-β-D-葡萄糖苷则分别需要单次服用4 898 g和581 g何首乌药材才能造成毒性[16]。因此,蒽醌类物质致肝损伤有待进一步研究。

(二)二苯乙烯苷类

二苯乙烯苷类是一类具有多种生理活性的天然成分。何首乌中二苯乙烯苷类中的化合物THSG的含量高,是何首乌的质量控制成分。生首乌中的含量高于制首乌,多项研究表明制首乌的肝毒性相比于生首乌显著降低[17,18]。另有学者在L02细胞模型上比较了经过不同炮制方法、炮制时间的何首乌提取物细胞毒性作用,发现相比于生首乌,高压清蒸、高压黑豆汁蒸、常压清蒸这3种炮制方法都能够不同程度地降低何首乌的细胞毒作用。经过不同方法炮制后,没食子酸、THSG、大黄素8-O-β-葡萄糖苷、大黄素含量均明显降低,其中THSG的含量变化趋势与何首乌的毒性变化趋势基本一致[19]。因此,何首乌致肝毒性很可能与THSG密切相关。

THSG存在反式与顺式二苯乙烯苷两种形式。其实,反式二苯乙烯苷在辐射和碱性条件下不稳定,易转化为顺式二苯乙烯苷。有研究表明,顺式二苯乙烯苷的肝毒性比反式更高,采用类器官3D培养模型发现顺式二苯乙烯苷的毒性约为反式二苯乙烯苷的4.1倍[20]。SD大鼠灌胃联合给予脂多糖(LPS)以及50 mg/kg顺式或反式二苯乙烯苷后,顺式二苯乙烯苷与LPS合用可引起严重肝损伤,AST、ALT和炎性细胞因子水平显著升高、肝细胞凋亡增加、巨噬细胞浸润、细胞增殖减少,而反式二苯乙烯苷和LPS联用不能造成显著肝损伤[21]。

(三)鞣质类

鞣质类在何首乌中含量可高达15%,其含量随炮制时间增加而减少。既往研究常认为何首乌中的鞣质无药理学活性,忽略其药理学作用和毒性作用。事实上,

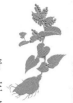

鞣质毒性的研究已有 50 余年历史,第二次世界大战期间已怀疑其有肝毒性。随着鞣质的药理学作用日益明确,其毒性研究也开始逐渐受到重视,成为何首乌肝毒性成分研究的重要组成部分。小鼠灌胃给予 2.29 g/kg 鞣质可以显著升高血清 ALT、AST、AKP、TP 和 AIB 水平,病理切片结果也显示鞣质可显著损伤肝细胞[22]。另有研究发现,大鼠连续灌胃给予低、中、高剂量鞣质 90 天,低剂量鞣质对肝脏没有损害,中剂量短期内对肝脏有所损害,大剂量鞣质可显著损害肝脏,鞣质致大鼠肝损伤呈现明显剂量依赖性,但其对肝脏的损害在停药后均可恢复[23]。研究人员利用 CCK-8 细胞毒性筛选,综合分析 UPLC-PAD 含量测定以及肝脏相关生化指标结果发现,没食子酸可能是何首乌致肝损伤的主要成分之一,其机制可能是通过抑制肽基脯氨酰顺反异构酶的转录和翻译,引起功能蛋白的错误折叠和加工造成内质网应激,进而导致肝细胞凋亡[24]。

三、毒性机制

(一)胆汁淤积

对何首乌及其制剂所致药物性肝损伤的临床分析表明,患者多见黄疸及血清胆红素(TBIL)等相关指标升高,提示何首乌致肝损伤可能与胆汁淤积有关[25,26]。胆汁淤积型肝损伤由原发或继发性胆汁分泌功能损伤或者胆汁流动梗阻所致,在肝脏及血液中胆汁酸、胆红素等蓄积升高,从而引发肝硬化和肝衰竭。胆汁酸与胆红素是药物 II 相代谢酶 UGT1A1 的底物。当 UGT1A1 受到抑制时,胆红素与葡萄糖醛酸的结合受到抑制,使直接胆红素转化为间接胆红素的量减少,游离胆红素升高。胆红素是临床上判定黄疸的重要依据,也是肝功能的指标和肝损害的重要生物标志物。一项从分子水平探讨大黄素的肝毒性及机制的研究发现,大黄素较高剂量连续给药能够下调肝脏 UGT1A1 表达,导致胆红素及胆汁酸代谢障碍,是引起肝毒性的原因之一。同时,大黄素和大黄酚分别对胆管外排转运体胆汁酸输出泵(Bsep)和多药耐药相关蛋白 2(MRP2)具有抑制作用,大黄素、大黄酚、大黄素甲醚均可对基底侧外排转运体多药耐药相关蛋白 3(MRP3)、多药耐药相关蛋白 4(MRP4)和 OSTα/β 具有抑制作用,这 3 种蒽醌类物质合用将增加胆汁酸在肝细胞内的累积,增加胆汁淤积风险[27]。

另有研究考察了何首乌提取物和何首乌中的 10 种蒽醌类成分对大鼠肝微粒体中 UGT1A1 的抑制作用,结果显示何首乌提取物、大黄素-8-O-β-D-葡萄糖苷等成分均能对 UGT1A1 产生抑制作用[28]。

核受体 FXR 是胆汁酸合成、代谢和转运的关键调控因子。当胆汁淤积发生时,肝脏中蓄积的胆汁酸将负反馈激活相关核受体,进而通过抑制基底外侧胆汁酸摄取、减少胆汁酸合成、诱导胆汁酸代谢、促进胆汁酸外排等方式降低肝细胞中胆汁酸蓄积,从而维持体内胆汁酸平衡稳态并缓解胆汁淤积症状。小鼠灌胃给予何首乌提取物 7 天后,将影响胆汁酸的合成、改变肠道胆汁酸的组成,其肝损伤可能与肠内 FXR-Fgf15 信号的激活和肝脏中 CYP7A1 的表达抑制相关[29]。

(二)细胞凋亡

细胞凋亡也称程序性细胞死亡,是为了维持机体内环境的稳定,细胞内预存的由相关基因控制的死亡程序被某种因素诱发,进而引起细胞死亡的过程,在人体的胚胎发育、神经系统的功能完善、免疫功能的调节等方面均发挥至关重要的作用[30]。细胞凋亡过程主要包括内源性线粒体途径及外源性死亡受体途径[31]。

大量研究表明,何首乌中主要毒性成分大黄素具有诱导细胞凋亡作用,并最终导致肝损伤,其凋亡机制为内源性线粒体途径和外源性死亡受体途径的共同作用。一方面,大黄素能够调控 NF-κB 和 p53 信号通路,影响 Bax/Bcl-2 和 ROS 在细胞内比例和含量,导致线粒体功能受损,释放细胞色素 C,激活 Caspase 凋亡执行蛋白,诱导细胞凋亡。蛋白质组学研究通过分析差异表达蛋白,阐明大黄素能够抑制线粒体呼吸链酶活性从而影响氧化磷酸化途径、上调 Caspase-3、增加 ROS 并导致 ATP 合成紊乱,最终导致线粒体损伤和肝细胞凋亡[32]。体外试验表明,大黄素对 HepG2 细胞具有浓度依赖性的增殖抑制作用,能够升高细胞内 ROS 水平、降低线粒体膜电位,并激活 Caspases-8、Caspases-9、Caspases-3 和 PARP 蛋白,通过线粒体通路诱导肝细胞凋亡[33]。另一方面,大黄素可以诱导死亡配体 Fas-L 和肿瘤坏死因子相关凋亡诱导配体 TRAIL 与细胞表面的死亡受体如 Fas、DR4、DR5 等结合,进而激活细胞凋亡。另有研究发现,大黄素能够通过死亡受体途径诱导肝癌细胞凋亡并抑制其增殖,主要通过下调抗凋亡蛋白、增加凋亡蛋白表达,并通过诱导肝癌细胞中 DR 表达增强 TRAIL 诱导的肝癌细胞凋亡[34]。此外,大黄素可提高 Bax/Bcl-2 比值,破坏线粒体膜电位,促进细胞色素 C 流入胞质,提示内源性线粒体途径在大黄素诱导细胞凋亡中发挥重要作用。大黄素还能够激活 Fas、Fas-L、Caspase-8 和截断型 Bid 蛋白(truncated form of Bid,tBid),通过死亡受体途径诱导 HepG2 细胞凋亡[35]。

(三)药物代谢

外源性物质与何首乌合用可能发生代谢酶介导的药物相互作用,使药物活性/毒性成分体内暴露改变从而导致毒性或疗效降低。据文献报道,大鼠联合给予何首乌水提物与 CYP1A2 或 CYP2E1 抑制剂,ALT、AST 水平较何首乌水提物单独给药组显著升高,诱发中度肝损伤[36]。大鼠口服给予何首乌提取物后出现肝损伤症状,ALT、AST 升高,可能与抑制 CYP3A4、CYP2C19 和 CYP2E1 蛋白表达有关[37]。另有研究表明,何首乌中主要成分如大黄素和 THSG 则能够一定程度上抑制 CYP1A2 和 CYP2E1 等蛋白表达[38,39]。因此,大黄素或 THSG 的肝毒性可能与抑制 CYP450 的表达或活性有关。

何首乌致肝损伤可能还与 CYP450 基因多态性有关。患者人群 CYP450 基因缺陷比例较高且 CYP450 底物特异性较差,从而影响多种药物代谢[40]。例如,何首乌所致的肝损伤患者与 CYP1A2 的基因多态性有关,何首乌肝损伤患者中

CYP1A2 * 1C 频率达 46.5%，而健康对照组中仅为 27.9%[41]。

（四）炎症反应

炎症指具备血管系统的活体组织对各损伤因子的刺激所产生的一种以防御反应为主的基本病理过程，也是多种疾病发生的标志性特征。炎症反应被认为是肝损伤病理生理机制之一。研究表明，何首乌或无毒剂量的 LPS 单独给药均不能造成大鼠肝损伤，而相同剂量的何首乌联合 LPS 给药后，ALT、AST 显著升高，肝脏切片可见组织病理学改变和大量炎症细胞浸润及进一步降低何首乌剂量再与 LPS 联合给药仍能显著升高 ALT、AST[42]。另有研究表明，顺式二苯乙烯苷与 LPS 合用也会引起严重肝损伤，AST、ALT 和肝组织炎性细胞因子水平显著升高、肝细胞凋亡增加、巨噬细胞浸润、细胞增殖减少[21]。蒽醌类成分大黄素能够剂量依赖地诱导 L02 细胞炎症损伤，上调 IL-6 和 p-NF-κB 表达水平，从而诱发炎症性肝损伤[43]。LPS 与大黄素联合作用能够使大鼠血浆 ALT 和 AST 水平显著升高，血浆促炎细胞因子如 TNF-α、IL-1β、IL-6 上调，而大黄素或 LPS 单独给药并不能引起肝脏损伤[44]。但是，也有资料显示大黄素在诸多炎症模型下具有明显的抗炎作用。中医认为"有故无殒，亦无殒也"，即有毒的药物在病理状态下可能反而会起到治疗作用而不表现出明显毒性，相反地，在正常肝组织和肝细胞则可能引起炎症的发生。

（五）免疫介导

目前，免疫特异质肝损伤主要是与机体的免疫炎症状态相关[45]，可分为天然免疫和获得性免疫介导的特异质肝损伤。前者主要与机体天然免疫引起的应激状态有关，而后者主要是由于药物或其代谢产物与机体蛋白形成抗原复合物以及人类白细胞抗原基因多态性等所诱导的获得性免疫损伤导致[46]。肖小河教授课题组结合免疫因素在药物特异质肝损伤中的重要作用，提出了机体免疫可能是导致何首乌特异质肝损伤的重要诱因。通过低剂量 LPS 诱导的药物免疫特异质肝损伤模型评价何首乌诱导的肝损伤，研究表明，临床 2 倍剂量何首乌即可在 LPS 模型中导致肝脏损伤[47]。同时研究发现，顺式二苯乙烯苷是何首乌导致免疫特异质肝损伤的主要物质基础，主要是通过抑制 PPAR-γ 通路活性进而促进 LPS 介导的免疫炎症损伤，介导肝损伤的发生。何首乌中的其他成分也可能协同增强了顺式二苯乙烯苷诱导的肝损伤。另有研究发现，HLA-B * 35：01 为何首乌诱发特异质肝损伤的易感基因，HLA-B * 35：01 携带组中转氨酶升高发生率高达 37.5%，明显高于对照组（4.7%）[48]。此外，免疫激活和耐受之间的平衡状态决定了何首乌特异性肝毒性临床结果：具有易感人类白细胞抗原等位基因的免疫耐受个体表现出轻微或无损伤，而部分个体由于免疫激活而出现明显和严重的肝损伤[49]。因此，个体易感性可能是何首乌致肝损伤的关键风险因素。何首乌肝损伤与机体因素特别是免疫相关遗传差异有关，为科学合理制定何首乌及其相关制剂肝损伤风险综合防控对策提供理论依据。

第二节　何首乌毒性的风险因素

一、固有毒性

何首乌中存在蒽醌类、二苯乙烯苷类、鞣质类等毒性成分,即使在正常剂量下服用也可能导致部分人肝毒性或其他毒性作用。

二、炮制不当

炮制工艺可改变中药材有效成分,对原有的药理作用和毒性作用产生重要的影响。何首乌的炮制工艺历史悠久、种类繁多,常用的炮制方法有黑豆汁制、清蒸、高压炮制、发酵制法等。何首乌炮制工艺和处理不当,会影响使用过程中的毒副作用,增加何首乌肝损伤等毒理作用的风险[50]。一项研究采用反相高效液相色看法(RP-HPLC)比较不同炮制时间的何首乌中 5 种成分的含量变化,结果显示没食子酸炮制后含量明显增加,但随着炮制时间延长其含量变化不大;THSG 随着炮制时间的延长其含量呈下降趋势;游离蒽醌类物质大黄素与大黄素甲醚炮制后含量升高[51]。另一研究表明,高压蒸制何首乌中 THSG、大黄甲醚及大黄素含量较常压蒸制何首乌含量高,而且高压蒸制何首乌其细胞抗衰老活性也高于常压蒸制的何首乌[52]。

炮制工艺、炮制时间都会影响何首乌毒性成分变化,从而影响何首乌的毒性作用。通过小鼠体内实验比较生首乌和制首乌丙酮提取物的毒性,结果显示制首乌丙酮提取物毒性显著低于生首乌丙酮提取物,可能与制首乌中 THSG 含量降低有关[17]。另一研究表明,何首乌随着炮制时间的延长其各种化学成分含量增加,但THSG 含量下降。对正常小鼠而言,生首乌及其炮制不同时间的制首乌对肝脏均有一定的毒性,并随炮制时间的延长毒性作用逐渐减弱[18]。

除了传统中成药和中药汤剂外,非传统使用方式如泡酒、打粉、代茶饮、煲粥、不炮制或炮制不规范等使用方式可能增加何首乌肝损伤风险。有文献报道,何首乌临床应用采用非传统用药方式(如泡酒),使何首乌中的毒性物质(顺式二苯乙烯苷)转化率升高,增加何首乌毒性作用的风险[53]。因此,何首乌炮制工艺和时间差异很可能是其发生毒性作用的重要风险因素之一。

三、剂量过大

由于古文献记载何首乌具有"种嗣延年"功效,近年来其抗衰老、乌发等功效被民众盲目推崇。含何首乌补益类中药被认为是保健良品,社会上存在服用何首乌作为养生习惯的情况,导致滥用现象日益突出。但是,民众对其导致肝损伤等毒性

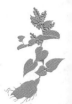

作用的风险却知之甚少。多项有关何首乌肝损伤的临床研究表明,大多数患者对何首乌功效夸大,毒性认识不足,在无基础疾病和用药指征的情况下,仅因为预防保健、养生等原因,擅自购买且大剂量长时间服用何首乌及相关制剂。何首乌相关中成药大多为非处方药,多为滋补类药物,在无医嘱和缺乏药师指导且说明书中不良反应尚不明确的情况下,盲目服用,随意加减、超剂量、长期使用生首乌、制首乌,大大增加肝损伤等毒性作用的风险[53,54]。

据《中国药典》(2020版)规定,生首乌的用量为每3～6 g,制首乌的用量为每天6～12 g。大部分药物的毒性与其用药剂量、用药时间密切相关。剂量越大、用药时间越长,毒性表现越明显。以10 g/kg、20 g/kg和40 g/kg何首乌给药28天后,中剂量组和高剂量组的各项生化指标均发生显著改变,低剂量组无显著性差异,何首乌所致肝毒性具有剂量依赖性[55]。小鼠单次灌胃不同剂量的何首乌水提物和醇提物,结果显示5.5～30.75 g/kg水提组分、8.5～24.5 g/kg醇提组分对肝组织产生明显损伤,ALT、AST升高显著,且呈现一定的剂量依赖性[56]。因此,大剂量服用何首乌可能会增加肝脏损伤等毒性作用的风险。

四、联合用药

何首乌联合用药不当现象亦十分普遍,其中既有中西药合并用药,也有中药与中药合并用药(如传统汤剂与中成药、中成药与中成药)。临床重复用药导致何首乌剂量叠加,增加肝损伤等毒性作用风险,故不应同时服用含有何首乌的不同制剂或汤剂。此外,何首乌与其他有可能导致肝损伤的药物联合使用,也可能增加何首乌肝损伤风险[53]。

参考文献

[1] 俞捷,谢洁,赵荣华,等.何首乌肝脏不良反应研究进展[J].中草药,2010,41(7):1206-1210.

[2] 李奇,赵奎君,赵艳玲,等.大剂量何首乌醇提物致大鼠多脏器损伤研究[J].环球中医药,2013,6(1):1-7.

[3] Wang C, Wu X, Chen M, et al. Emodin induces apoptosis through caspase 3-dependent pathway in HK-2 cells[J]. Toxicology, 2007, 231(2-3):120-128.

[4] 王伽伯,马永刚,张萍,等.炮制对大黄化学成分和肝肾毒性的影响及其典型相关分析[J].药学学报,2009,44(8):885-890.

[5] Chang M H, Huang F J, Chan W H. Emodin induces embryonic toxicity in mouse blastocysts through apoptosis[J]. Toxicology, 2012, 299(1):25-32.

[6] Chang M H, Chang S C, Chan W H. Injurious effects of emodin on maturation of mouse oocytes, fertilization and fetal development via

apoptosis[J]. Int J Mol Sci，2012，13(11)：13911 - 13925.

[7] Cho H C，Min H J，Ha C Y，et al. Reactivation of pulmonary tuberculosis in a patient with *Polygonum multiflorum* thunb-induced hepatitis[J]. Gut and Liver，2009，3(1)：52 - 56.

[8] Lin L，Ni B，Lin H，et al. Traditional usages，botany，phytochemistry，pharmacology and toxicology of *Polygonum multiflorum* thunb.：a review [J]. J Ethnopharmacol，2015，159：158 - 83.

[9] 王浩，杨健，周良云，等.何首乌化学成分与药理作用研究进展[J].中国实验方剂学杂志，2019，25(13)：192 - 205.

[10] Jiang L L，Zhao D S，Fan Y X，et al. Detection of emodin derived glutathione adduct in normal rats administered with large dosage of *Polygoni multiflori* radix[J]. Front Pharmacol，2017，8：446.

[11] 汪美汐，王宇光，徐焕华，等.何首乌中大黄素对 L02 肝细胞 CYP 亚酶表达及细胞毒性的影响[J].中国药理学通报，2016，32(11)：1543 - 1548.

[12] Li C L，Ma J，Zheng L，et al. Determination of emodin in L-02 cells and cell culture media with liquid chromatography-mass spectrometry：application to a cellular toxicokinetic study[J]. J Pharma Biomed Anal，2012，71：71 - 78.

[13] 张斌，丁慎华，钱雪梅，等.大剂量大黄素致大鼠肝损伤及其机制的初步研究[J].中国现代医学杂志，2015，25(35)：18 - 21.

[14] Ma J，Zheng L，He Y S，et al. Hepatotoxic assessment of *Polygoni Multiflori* Radix extract and toxicokinetic study of stilbene glucoside and anthraquinones in rats[J]. J Ethnopharmacol，2015，162：61 - 68.

[15] Liu W，Tang L，Ye L，et al. Species and gender differences affect the metabolism of emodin via glucuronidation[J]. AAPS J，2010，12(3)：424 - 436.

[16] 杨敏，刘婷，冯伟红，等.何首乌肝毒性物质基础探索研究[J].中国中药杂志，2016，41(7)：1289 - 1296.

[17] Wu X Q，Chen X Z，Huang Q C，et al. Toxicity of raw and processed roots of *Polygonum multiflorum*[J]. Fitoterapia，2012，83(3)：469 - 475.

[18] Li R L，Gao F，Yan S T，et al. Effects of different processed products of *Polygonum multiflorum* on the liver[J]. Evid Based Complemen Alternat Med，2020，2020：5235271.

[19] 马致洁，李晓菲，吕旸，等.基于肝细胞毒价检测的何首乌炮制工艺比较研究[J].中国中药杂志，2015，40(12)：2325 - 2329.

[20] 李婷婷，李瑞红，刘振兴，等.基于类器官 3D 培养的何首乌易感物质肝毒性

评价[J].药学学报，2017，52(7)：1048－1054.

[21] Meng Y K，Li C Y，Li R Y，et al. Cis-stilbene glucoside in *Polygonum multiflorum* induces immunological idiosyncratic hepatotoxicity in LPS-treated rats by suppressing PPAR-gamma[J]. Acta Pharmacologica Sinica，2017，38(10)：1340－1352.

[22] 周欣，罗文佳，王丽平，等.基于"有故无陨"探讨何首乌不同成分毒性机制研究[J].辽宁中医药大学学报，2019，21(1)：51－54.

[23] 胡锡琴，李娅琳，王磊.何首乌中鞣质对大鼠肝脏生化指标的影响[J].药物评价研究，2010，33(1)：63－65.

[24] 吴宇.药物性肝损伤体外筛选模型和何首乌致肝损伤的初步研究[D].北京：北京协和医学院，2016.

[25] 王海珍，李秀惠.33例何首乌及其相关制剂致药物性肝损伤临床分析[J].中西医结合肝病杂志，2018，28(1)：25－27.

[26] 赖潇潇，吴俊标，陈设，等.基于回顾性研究的何首乌风险因素分析与安全应用建议[J].中国中药杂志，2018，43(15)：3205－3210.

[27] Kang L，Si L，Rao J，et al. *Polygoni Multiflori* Radix derived anthraquinones alter bile acid disposition in sandwich-cultured rat hepatocytes[J]. Toxicol in Vitro，2017，40：313－323.

[28] Wang Q，Wang Y，Li Y，et al. Identification and characterization of the structure-activity relationships involved in UGT1A1 inhibition by anthraquinone and dianthrone constituents of *Polygonum multiflorum*[J]. Sci Rep，2017，7(1)：17952.

[29] Wei J，Chen J，Fu L，et al. *Polygonum multiflorum* Thunb. suppress bile acid synthesis by activating Fxr-Fgf15 signaling in the intestine[J]. J Ethnopharmacol，2019，235：472－480.

[30] 刘大锐，李报春，李怀东.细胞凋亡核心基因 Caspase 家族的研究进展[J].中国医药导刊，2020，22(11)：800－805.

[31] 来庆娟，熊壮，徐晓浩，等.大黄素基于凋亡途径对肝细胞肝癌的作用研究[J].中华中医药学刊，2020：1－7.

[32] Yang X，Zhang Y，Liu Y，et al. Emodin induces liver injury by inhibiting the key enzymes of FADH/NADPH transport in rat liver[J]. Toxicol Res，2018，7(5)：888－896.

[33] 刘德明，周春燕，吴嘉思，等.大黄素通过线粒体通路诱导 HepG2 细胞凋亡[J].中国实验方剂学杂志，2018，24(3)：104－108.

[34] Subramaniam A，Loo S Y，Rajendran P，et al. An anthraquinone derivative，emodin sensitizes hepatocellular carcinoma cells to TRAIL

induced apoptosis through the induction of death receptors and downregulation of cell survival proteins[J]. Apoptosis，2013，18（10）：1175 - 1187.

［35］ Cui Y，Lu P，Song G，et al. Involvement of PI3K/Akt，ERK and p38 signaling pathways in emodin-mediated extrinsic and intrinsic human hepatoblastoma cell apoptosis[J]. Food Chem Toxicol，2016，92：26 - 37.

［36］ Li D K，Chen J，Ge Z Z，et al. Hepatotoxicity in rats induced by aqueous extract of polygoni multiflori radix，root of Polygonum multiflorum related to the activity inhibition of CYP1A2 or CYP2E1[J]. Evid Based Complement Alternat Med，2017，2017：9456785.

［37］ Zhang M，Lin L F，Lin H M，et al. Interpretation the hepatotoxicity based on pharmacokinetics investigated through oral administrated different extraction parts of polygonum multiflorum on rats[J]. Front Pharmacol，2018，9：505.

［38］ 王子建，李浩，李登科，等. 何首乌水提物及其主要成分对人肝细胞 L02 中 CYP1A2、CYP2C9 和 CYP2E1 mRNA 表达的影响[J]. 中草药，2017，48（23）：4912 - 4920.

［39］ Wang Y Y，Yang J，Liu H，et al. Effects of tetrahydroxystilbene glucoside on mouse liver cytochrome P450 enzyme expressions[J]. Xenobiotica，2015，45（4）：279 - 285.

［40］ Liu Y，Wang W，Sun M，et al. Polygonum multiflorum-induced liver injury：clinical characteristics，risk factors，material basis，action mechanism and current challenges[J]. Front Pharmacol，2019，10：1467.

［41］ Ma K F，Zhang X G，Jia H Y. CYP1A2 polymorphism in Chinese patients with acute liver injury induced by Polygonum multiflorum[J]. Genet Mol Res，2014，13（3）：5637 - 5643.

［42］ 李春雨，李晓菲，涂灿，等. 基于内毒素模型的何首乌特异质肝损伤评价[J]. 药学学报，2015，50（1）：28 - 33.

［43］ 张银环，杨晓伟，代一航，等. 大黄素对肝细胞脂质堆积和炎症的影响[J]. 中国中药杂志，2019，44（13）：2820 - 2826.

［44］ Tu C，Gao D，Li X F，et al. Inflammatory stress potentiates emodin-induced liver injury in rats[J]. Front Pharmacol，2015，6：233.

［45］ Zhang X，Liu F，Chen X，et al. Involvement of the immune system in idiosyncratic drug reactions[J]. Drug Metab Pharmacokinet，2011，26（1）：47 - 59.

［46］ 柏兆方，孟雅坤，贺兰芝，等. 传统无毒中药诱导的免疫特异质型肝损伤及

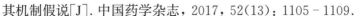

其机制假说[J]. 中国药学杂志，2017，52(13)：1105-1109.

[47] Dong Q，Li N，Li Q，et al. Screening for biomarkers of liver injury induced by *Polygonum multiflorum*：a targeted metabolomic study[J]. Front Pharmacol，2015，6：217.

[48] Li C，Rao T，Chen X，et al. HLA-B * 35：01 allele is a potential biomarker for predicting *Polygonum multiflorum*-induced liver injury in humans[J]. Hepatology，2019，70(1)：346-357.

[49] Rao T，Liu Y T，Zeng X C，et al. The hepatotoxicity of *Polygonum multiflorum*：the emerging role of the immune-mediated liver injury[J]. Acta Pharmacol Sin，2021，42(1)：27-35.

[50] 丁船，王琪瑞，孙思雅，等. 炮制工艺对何首乌品质影响的研究现状与思考[J]. 临床医学研究与实践，2020，5(9)：193-196.

[51] 张挺，吕圭源，陈素红，等. 炮制前后何首乌蒽醌类含量的比较研究[J]. 浙江中医药大学学报，2009，33(6)：872-873.

[52] 刘素标. 不同炮制工艺对何首乌功效和活性的影响[J]. 临床合理用药杂志，2017，10(19)：100-101.

[53] 涂灿，葛斐林，郭玉明，等. 何首乌相关肝损伤临床特征及用药合理性分析[J]. 中国药物警戒，2019，16(5)：270-276.

[54] 付琪备，刘天晨，雷宇，等. 140例何首乌及其制剂所致药物性肝损伤的流行病学和临床特征[J]. 中西医结合肝病杂志，2020，30(1)：6-9.

[55] Gong X，Liu M，Gong L，et al. Study on hepatotoxity of different dosages of *Polygoni multiflori* radix praeparata in rats by metabolomics based on UPLC-Q-TOF-MS[J]. J Pharm Biomed Anal，2019，175：112760.

[56] 黄伟，张亚囡，孙蓉. 何首乌不同组分单次给药对小鼠肝毒性"量-时-毒"关系研究[J]. 中国药物警戒，2011，8(4)：193-197.

（李　丹　黄建耿）

第八章 何首乌的药动学研究

何首乌中化学成分比较复杂,主要有蒽醌类、二苯乙烯苷类、黄酮类、磷脂类、苯丙素类及鞣质类等。目前研究较多、与药理学关系密切的主要是蒽醌类和二苯乙烯类。它们在抗氧化、抗肿瘤、抗缺血性脑损伤、神经保护、抗肝损伤、增强学习记忆等方面有一定的作用[1]。因此,本章主要介绍蒽醌类和二苯乙烯类的体内药动学研究进展。

第一节 蒽醌类成分的药动学研究

实际上除何首乌外,蒽醌类成分在其他多种植物中广为分布。如蓼科(*Polygonaceae*)、豆科(*Leguminosae*)、茜草科(*Rubiaceae*)[2]、鼠李科(*Rhamnaceae*)、玄参科(*Scrophulariaceae*)、百合科(*Liliaceae*)、马鞭草科(*Verbenaceae*)以及缬草科(*Valerianaceae*)[3]。常见的含蒽醌的植物如何首乌(*Polygonum multiflorum* Thunb.)、掌叶大黄(*Rheum palmatum* L.)、唐古特大黄(*Rheum tanguticum* Maxim, ex Balf.)、大黄(*Rheum officinale* Baill.)、钝叶决明(*Cassia obtusifolia* L.)、决明(小决明,*Cassia tora* L.)、狭叶决明(*Cassia angustifolia* Vahl)、尖叶决明(*Cassia acutifolia* Delile)、马鞭草(*Verbena officinalis* L.)、库拉索芦荟(*Aloe barbadmsis* Miller.)、好望角芦荟(*Aloe ferox* Miller)、茜草(*Rubia cordifolia* L.),以及黄木巴戟天(*Morinda angustifolia* Roxb.[2])。蒽醌类成分在低等植物次生代谢产物中亦有发现,如地衣(lichens)[4]。蒽醌类成分根据母核结构可分为单环蒽醌类和双环蒽醌类,根据与糖分子结合状态又可分为苷元和苷类。

总体而言,蒽醌类在胃吸收少于肠道,苷元的吸收快于其对应的苷。蒽醌类的体内药时曲线常常会波动及出现两个吸收峰,这是由于肝肠循环、分布后再吸收以及生物转化的存在。蒽醌类广泛分布于血流丰富的组织、器官中,如血液、肠道、胃、肝、肺、肾及脂肪等。代谢途径包括(蒽醌苷)水解、葡萄糖醛酸化、硫酸化、甲基化/去甲基化、羟化/脱羟化、氧化/还原(氢化)、乙酰化和酯化,这些转化与肠道微生物和肝脏代谢酶密切相关,其中以水解、葡萄糖醛酸化和硫酸化为主。值得注意的是,蒽醌类在体内可以相互转化。此外,由于中药的临床应用多为复方制剂。因此,药物的相互作用对于何首乌蒽醌类成分的药动学乃至药效影响不可忽视。即使是何首乌本身,也存在活性成分如 THSG 和蒽醌类成分相互作用问题。蒽醌类的主要排泄方式为尿液,其他排泄途径有粪便和胆汁。

一、吸收

(一)吸收部位和速率

蒽醌类的吸收与其理化性质有关,尤其是蒽醌母环结构及脂溶性。蒽醌类的吸收部位主要是肠道[5~7]。有报道说大黄素在胃中吸收快于肠道[8],这可能是与蒽醌类化合物在肠道滞留时间较长有关。

而在肠道中,雄性 SD 大鼠小肠和结肠对蒽醌的吸收率分别占所有吸收量的 66.99%和 23.54%[5]。蒽醌类很容易从肠绒毛上皮细胞以被动转运吸收[9],其吸收速率和吸收量可以用吸收速率常数 K_a 和表观吸收系数 P_{app} 表示。K_a 值越大,达峰时间 T_{max} 越短,吸收越快;而 P_{app} 值越大表示血药浓度-时间曲线下面积(AUC)越大。蒽醌类在肠道吸收中,P_{app} 值在十二指肠最大,空肠中有所下降,到回肠最小[6,7,10],但在结肠中又有所回升。这可能是由于蒽醌类多为弱酸性,而从胃、十二指肠到空肠、回肠酸性逐渐下降,碱性逐渐增强,蒽醌类呈离子态增大导致脂溶性下降,吸收减少。而结肠碱性减弱,使蒽醌类呈离子化程度减弱而使脂溶性又增加,且滞留时间延长,从而吸收有所回升(见表 8-1)。

蒽醌类在体内吸收值波动较大,这与给药剂量、煎煮方法等因素有关。动物体重越高,C_{max} 和 AUC 值就越大。大鼠和犬的药动学参数如下表(见表 8-2)。

(二)影响吸收的因素

1. 生理因素

(1)实验动物种类。大黄酸在比格犬中的生物利用度比大鼠高[32]。如前所述,动物体重越高,C_{max} 和 AUC 值就越大。

(2)性别。大黄素[33]和芦荟大黄素[34]在雄性大鼠体内的 AUC 值高于雌性。大黄酸在女性人体内的 AUC 值高于男性,且 T_{max} 也比男性短[35]。提示大黄酸在雌性中吸收快[34],这可能与雌性和雄性之间的体脂比差异有关。

(3)肝肠循环和重吸收。多数蒽醌类成分血浓度会出现高低波动现象,如芦荟大黄素、大黄酚、大黄素、大黄素甲醚、大黄素甲醚-8-O-β-D-葡萄糖苷、大黄酚-8-O-β-D-葡萄糖苷及大黄酸,这是由于肝肠循环,糖苷还有肠道内持续水解的原因[16,19]。此外,蒽醌类还可在分布于器官之后的重吸收入血,故此,大黄素、大黄酚、大黄酸及芦荟大黄素等还会有第 2 个吸收峰[16,19,36~38]。

(4)食物。与禁食组的大鼠相比,喂食组大鼠的大黄素和大黄酸的 C_{max} 和 AUC 值增加[39]。

表 8－1 部分蒽醌类在大鼠肠内吸收的 K_a 和 P_{app} 值[6,7,10-16]

	十二指肠		空肠	
	K_a ($\times10^{-4}/s$)	P_{app} ($\times10^{-5}\,cm/s$)	K_a ($\times10^{-4}/s$)	P_{app} ($\times10^{-5}\,cm/s$)
AE	5.43~16.07	7.65~10.68	4.88~13.03	6.29~9.83
CH	19.02	13.77	15.15	12.88
EM	15.55	10.18	11.45	7.98
PH	10.08	5.53	6.38	3.83
RH	6.96~10.68	6.15~8.91	5.70~11.13	7.95~8.22
	回肠		结肠	
	K_a ($\times10^{-4}/s$)	P_{app} ($\times10^{-5}\,cm/s$)	K_a ($\times10^{-4}/s$)	P_{app} ($\times10^{-5}\,cm/s$)
AE	2.23~8.63	3.45~5.90	3.88~12.17	5.12~7.9
CH	10.80	10.27	18.17	15.22
EM	8.38	5.65	12.45	8.05
PH	6.22	4.00	16.12	12.42
RH	4.79~6.27	4.17~6.59	5.18~6.55	3.85~8.92

注:表中大鼠数量雌雄均等。AE:芦荟大黄素;CH:大黄酚;EM:大黄素;PH:大黄素甲醚;RH:大黄酸。

表 8 - 2　蒽醌类成分在大鼠和犬体内的药动学参数[11,17~31]

药动学参数	C_{max}（μg/mL）		T_{max}（h）		$AUC_{0-\infty}$ mg/（L·h）	
	大鼠	犬	大鼠	犬	大鼠	犬
芦荟大黄素	0.004~124.40	0.03~0.45	0.20~11.33	0.75~1.55	0.008~4.67	0.42~1.61
茜素	0.25	—	0.98	—	1.64	—
橙黄决明素	0.17~1135.80	—	0.08~0.53	—	0.99~5.90	—
大黄酚	0.001~3142.80	0.04~0.30	0.25~9.28	1.00~2.00	0.01~37.05	0.54~0.83
大黄酚-8-O-β-D-葡萄糖苷	0.03	—	2.00	—	0.158	—
甲基钝叶决明素	0.05~894.1	—	0.08~3.64	—	0.27~3.58	—
羟基大黄素	0.149	—	0.19	—	0.134	—
大黄素	0.001~348.4	0.27~0.48	0.10~8.94	0.75~1.42	0.004~39.6	1.38~4.05
大黄素-8-O-β-D-葡萄糖苷	0.02~0.10	—	0.28~0.29	—	0.014~0.084	—
茜草酸	0.03~0.74	—	1.61~1.93	—	0.14~3.99	—
美决明子素	0.10~1535.5	—	0.13~3.94	—	0.24~18.17	—
钝菇菌素	0.12~802.0	—	0.33~1.13	—	0.36~7.07	—
大黄素甲醚	0.03~0.49	0.03	0.17~10.4	2.00	0.07~3.29	0.48
大黄素甲醚-8-O-β-D-葡萄糖苷	0.019~0.021	—	0.26~0.75	—	0.084	—
紫茜素	0.07~0.21	—	1.61~1.64	—	0.24~1.55	—
甲醚	0.001	—	4.38	—	0.017	—
单甲醚	0.028~0.056	—	0.17~0.23	—	0.22~0.26	—
大黄素	0.001~134.0	1.44~3.39	0.08~12.00	0.71~1.50	0.002~63.14	4.24~35.15
异茜草素	0.06	—	1.3	—	0.34	—
1-去甲基决明素	0.11	—	0.5	—	0.54	—

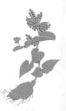

第八章　何首乌的药学研究

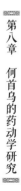

2. 病理因素

微循环障碍可导致大黄酸、大黄酚、大黄素、芦荟大黄素和大黄素甲醚在大鼠体内的 AUC 值增加[18]。而急性胰腺炎可能会使大黄酚在犬体内的 C_{max} 和 T_{max} 值增加[11]。

3. 药物相互作用

药物相互作用往往会影响单一药物的药效乃至毒性。而中药本身成分复杂，多味药组成的复方其药物相互作用尤为复杂。因此，研究中药及其复方药动学中的药物相互作用非常重要，其中包括单体蒽醌和其他化合物单体之间、含蒽醌类成分单味药之间、含蒽醌成分的复方药味之间的相互作用。有报道称反式 THSG 可促进大黄素体内吸收，可发挥对大黄素的增效作用[40]。

二、分布

(一)分布组织和器官

蒽醌类广泛分布于机体组织器官之中，尤其是血液丰富的组织器官，如肠道、胃、血浆、肺、肝、心脏、肾。胃肠道的分布便于蒽醌类成分治疗消化道疾病。此外，蒽醌类成分在脂肪中也有所分布，这可能是由于它们具有较好的脂溶性。脑部鲜有分布的报道，这可能是因为蒽醌类成分不易通过血脑屏障[41~45]，但 Zhu 等人报道大黄酚的脂质体形式可进入脑组织[46]。蒽醌类成分在不同组织器官分布情况参见表 8-3。

表 8-3 蒽醌类成分在不同组织器官分布情况表

成分	物种	给药途径	给药剂量	分布组织及器官	参考文献
芦荟大黄素	KM 小鼠	i.g.	52.2 mg/kg，26.1 mg/kg，13.05 mg/kg	肠道、心、肺、肝、肾、脑、胃、脾、肌肉、脂肪、血浆	[48]
大黄酚	新西兰白兔	i.v.	15 mg/kg	心、肺、肝、肾、脑	[43]
大黄酚	SD 大鼠	i.g.	15 mg/kg	心、肾、脾、肝、肺、脑	[44]
大黄酚	KM 小鼠	i.v.	10 mg/kg	血液、心、肾、脾、肝、肺、脑	[46]
大黄素	KM 小鼠	i.v.	0.1ml	血液、肺、肾、胃、甲状腺、肝、骨、小肠、皮肤、心、脾、肌肉、脑	[45]

注：i.g. 灌胃；i.v.：静脉给药。

（二）影响分布的因素

1. 生理因素

大鼠口服给药芦荟大黄素后，在雌性卵巢中的浓度高于雄性睾丸[49]。大黄素在大鼠肝脏中的浓度雌性高于雄性[50]。实验动物体内分布结果提示，在相应部位疾病给药时，应考虑性别差异问题。

2. 病理因素

蒽醌类成分的分布与其作用靶点、药效/毒理学等关系密切。在特定组织分布多可能有利于该组织疾病的疗效。如在便秘小鼠模型中，芦荟大黄素、大黄酸及大黄酸-8-O-β-D-葡萄糖苷等蒽醌类成分在肝、结肠直肠分布增加，这将有利于蒽醌类成分的导泻作用[51]。

三、代谢

蒽醌类成分在体内的生物转化是一个重要过程，它决定了蒽醌类变成活性下降的、活性增强的以及毒性的代谢产物，最终被清除至体外。生物转化主要部位在肝脏。但是，对于口服给药途径居多的中药而言，肠道菌群对蒽醌类成分的作用越来越受到关注。

（一）水解

蒽醌类糖苷可在肠道菌群或肝脏代谢酶的作用下水解生成对应的苷元，其中各类糖苷酶发挥水解作用。

（二）葡萄糖醛酸化

在肠道和肝脏内葡萄糖醛酸化是蒽醌类成分Ⅱ相代谢的主要途径之一。而尿苷二磷酸葡萄糖醛酸转移酶（uridine 5'-diphosphate glucuronosy ltransferase，UGTs）在葡萄糖醛酸化中发挥关键作用[52,53]，如 UGT1A1、UGT1A8、UGT1A9、UGT1A10 是最重要的可代谢大黄素的几种酶。UGT1A1 在肝、肠中均有分布，UGT1A9 只在肝中表达，而 UGT1A10、UGT1A8 只在肠中表达，且 UGT1A10 对大黄素的代谢最快[54]。大黄素生物利用度低可能与被肠道 UGTs 快速代谢为葡萄糖醛酸结合产物有关。后者作为多药耐药相关蛋白的底物，可被直接外排而影响吸收。

（三）磺酸化

磺酸化（硫酸化）是蒽醌类成分Ⅱ相代谢的又一主要途径。有磺基转移酶（sulfotransferase）代谢。与葡萄糖醛酸化一样，磺酸化也是蒽醌类成分主要解毒途径。此外，磺基化蒽醌也被用来作为清除自由基相关疾病的一种策略，如 2,2-偶氮二异丁基脒二盐酸盐（AAPH）所致的溶血[55]。而芦荟大黄素、大黄酚、大黄素、大黄素甲醚和大黄酸磺酸化[23,56~58]也使上述蒽醌类成分生物利用度下降[59]。

（四）甲基化/去甲基化

甲基化是蒽醌类成分又一代谢途径，这种代谢在肠道和肝脏均可发生[60]。如通过甲基化，芦荟大黄素生成 O-甲基-芦荟大黄素[60]、大黄酚生成 O-甲基-大黄酚[61]、8-O-甲基大黄素[62]、O-甲基-大黄酸[60,61]、O-甲基-大黄酸蒽酮[61]。O-甲基转移酶参与了甲基化过程[61, 63]，而去甲基化则是逆反应，如大黄酚经过去甲基化等过程可最终生成二羟基大黄酚；大黄素甲醚则生成大黄素异构体[64]。而大黄素甲醚的快速去甲基化也是大黄素甲醚生物利用度低的原因[60]。

(五)羟基化/去羟基化

大黄素羟基化会生成羟化大黄素和二羟基大黄素；大黄酚同样可以生成羟基大黄酚和二羟基大黄酚[64]。羟化过程也是苷元转化为糖苷的途径之一，例如，芦荟大黄素通过羟化、葡萄糖醛酸化、氢化和氧化等一系列过程生成芦荟大黄素-8-O-葡萄糖苷-1-O-葡萄糖醛酸或芦荟大黄素-1-O-葡萄糖苷-8-O-葡萄糖醛酸、二羟芦荟大黄素-ω-O-葡萄糖醛酸[56]。肝脏细胞色素 P450 酶，包括 CYP1A2、CYP2C19、CYP2B6 以及 CYP3A4，在蒽醌类成分的羟基化中发挥重要作用[65]。反之，大黄素[64]和大黄酸蒽酮[61]可去羟基化分别生成大黄酚和去羟基大黄酸蒽酮。

(六)氧化/还原(氢化)

大黄酚和芦荟大黄素可被氧化成大黄酸；大黄素则可被还原成 1,3,8-三羟基-6-甲基-10-氧化蒽酚和 1,3,8-三羟基-6-甲基-9-氧化蒽酚[64]。大黄素甲醚可被氧化成羟化大黄素甲醚以及大黄素酸等[60]。

(七)乙酰化

大黄酚、大黄素、大黄素甲醚以及大黄酸可分别被乙酰化为乙酰基-1,8-二羟基-蒽醌、乙酰基-1,3,8-三羟基-6-甲基-9-氧化蒽酚和 1,8-二羟基-2-(乙酸)甲基-3-甲氧基蒽醌[61,64,66]。

(八)酯化

如大黄酸可被肠道菌群酯化为大黄酸甲酯[67]。

蒽醌类成分代谢途径和代谢产物参见表 8-4。

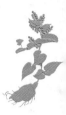

表 8 - 4 蒽醌类成分代谢途径和代谢产物[23,56-58,60~62,64,66,68~71]

蒽醌类成分	动物	剂量	给药方式	代谢途径	代谢产物
芦荟大黄素	SD 大鼠	NA	肝微粒体	monohydroxylation, hydrogenation, methylation, oxidation in side chain	aloe emodin, rhein, 1,8-dihydroxy-3-hydroxymethyl-10-oxanthranol, 1,2,8-trihydroxy-3-hydroxymethylanthraquinon, 1,4,8-trihydroxy-3-hydroxymethylanthraquinon, 1,8,9,10-tetrahydroxy-3-(methoxyl)methyl-9,10-dihydroanthracene, 1,8-dihydroxy-3-(methoxyl)methylanthraquinone, 1,8-dihydroxy-3-hydroxymethyl-4-methylanthraquinone, 1,8-dihydroxy-3-hydroxymethyl-2-methylanthraquinone
芦荟大黄素	SD 大鼠	0.035 mg/mL	肝微粒体	hydroxylation, reduction, oxidation	dihydroxy-aloe-emodin, hydroxy-aloe-emodin, hydroxy-rhein, hydroxyl-1, 8-dihydroxy-3-hydroxymethyl-9-oxanthranol/ hydroxyl-1, 8-dihydroxy-3-hydroxymethyl-10-oxanthranol, aloe-emodin, rhein isomer
芦荟大黄素	SD 大鼠	NA	肠道细菌	hydrolysis, hydroxylation, acetylation, demethylation	3-acetoxy－1,8-dihydroxy-6-hydroxymethyl-10-oxanthranol, 2-formyl-1,8-dihydroxy-3-hydroxymethyl-6-methoxyanthraquinone
芦荟大黄素	体外	0.0156 mg/mL	Human 肠道细菌	reduction, methylation	O-methyl-aloe-emodin, 1,8-dihydroxy-3-hydroxymethyl-9-oxanthranol or 1,8-dihydroxy-3-hydro-xymethyl-10-oxanthranol and aloe-emodin isomer

第八章　何首乌的药动学研究

（续表）

蒽醌类成分	动物	剂量	给药方式	代谢途径	代谢产物
芦荟大黄素1/8-O-葡萄糖苷	体外	0.5 mL	肠道细菌	hydrolysis, reduction, substitution reaction	aloe-emodin and reduction and acetoxyl derivatives
芦荟大黄素-8-O-β-D-葡萄糖苷	SD 大鼠	0.0240 mg/mL	肝微粒体	hydrolysis, hydroxylation, reduction, oxidation	aloe-emodin-8- O-β-D -glucopyranoside, aloe-emodin isomer, hydroxy-aloe-emodin, aloe-emodin, rhein
大黄酚	SD 大鼠	0.0755 mg/mL	肝微粒体	hydroxylation, acetylation, demethylation, hydroxylation, reduction, oxidation	chrysophanol, dihydroxy-chrysophanol, dihydroxyl-1,8-dihydroxy-3-methyl-9-oxanthranol/dihydroxyl-1,8-dihydroxy-3-methyl-10-oxanthranol, hydroxy-chrysophanol, rhein
大黄酚	SD 大鼠	NA	肝微粒体	monohydroxylation, dihydroxylation	chrysophanol, 1,4,8-trihydroxy-3-hydroxymethylanthraquinone, 2-hydroxychrysophanol, 4-hydroxychrysophanol
大黄酚	SD 大鼠	NA	肠道细菌	hydrolysis, hydroxylation, acetylation, demethylation	3-acetoxy-1,8-dihydroxy-6-methyl-10-oxanthanol, 1,8-dihydroxy-2-(acetoxy) methyl-6-methylanthraquinone, 1,8-dihydroxy-2-(1-hydroxyethoxy) methyl-6-methylanthraquinone

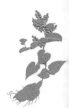

蒽醌类成分	动物	剂量	给药方式	代谢途径	代谢产物
大黄酚	体外	0.0755 mg/mL	人肠道细菌	reduction、hydrolysis、acetylation、oxidation、demethylation、methylation、hydroxylation、dehydroxylation	chrysophanol isomer, O-methyl-hydroxy-chrysophanol, aloe-emodin, O-methyl-chrysophanol, 1,8-dihydroxy-3-methyl-9-oxanthranol or 1,8-dihydroxy-3-methyl-10-oxanthranol, emodin, acetyl-1,8-di-hydroxy-anthraquinone, danthron, rhein
大黄酚-1/8-O-葡萄糖苷	体外	0.5 mL	肠道细菌	hydrolysis、reduction、substitution reaction	chrysophanol and then reduction and acetoxyl derivatives
大黄素	Wistar大鼠	50 mg/kg	i.g.	methylation、hydroxylation、oxidation	physcion, chrysophanol, aloe emodin, danthron, rhein
大黄素	SD大鼠	2.26 mg/kg	i.g.	Oxidation、acidification、methylation、glucuronidation、sulfation	emodin methylate, ω-hydroxy-emodin, 6-carboxyl emodin, physcion, emodin, sulfonyl emodin, emodin-di-glucuronide, emodin-glucuronide, emodin-glucuronide oxidate, emodin-sulfate oxidate
大黄素	SD大鼠	10 mL/kg, 2 g/mL	i.g.	glucuronidation、sulfation、oxidation	emodin glucuronide sulfate, emodin 1、8-O-diglucuronide, emodin 1、3-O-diglucuronide, emodin 3、8-O-diglucuronide, 4-hydroxyemodin, 5-hydroxyemodin, emodin acid-3-O-glucuronide, emodin acid-3-O-sulfate, physcion-glucuronides

（续表）

蒽醌类成分	动物	剂量	给药方式	代谢途径	代谢产物
大黄素	SD 大鼠	0.0156 mg/mL	肝微粒体	transhydroxylation, hydroxylation, reduction, dehydroxylation, oxidation	hydroxy-emodin, 1,3,8-trihydroxy-6-methyl-9-oxanthranol/1,3,8-trihydroxy-6-methyl-10-oxanthranol, dihydroxy-emodin, hydroxy-emodin, aloe-emodin isomer, hydroxy-rhein, hydroxyl-aloe-emodin, aloe-emodin, emodin
大黄素	SD 大鼠	NA	肝微粒体	hydroxylation	ω-hydroxyemodin, 2-hydroxyemodin, 4-hydroxyemodin, emodin acid, 3-carbomethoxy-6-methoxy-1,8-dihydroxyanthraquinone, physcion
大黄素	SD 大鼠	NA	肝微粒体/肠道细菌	monohydroxylation, methylation, oxidation in side chain	emodin, physcion, 1,3,8-trihydroxy-6-(acetoxy) methyl-10-oxanthranol, ω-hydroxyemodin, 2-hydroxyemodin, 4-hydroxyemodin, emodin acid, 3-carbomethoxy-6-methoxy-1,8-dihydroxyanthraquinone, 1,8-dihydroxy-3-hydroxymethyl-10-oxanthranol
大黄素	体外	0.1950 mg/mL	人肠道细菌	acetylation, hydroxylation, methylation, trans hydroxylation, reduction	aloe-emodin, isomer of emodin, 8-O-methyl-emodin, 1-O-methyl-emodin, 3-O-methyl-emodin, 2-hydroxy-emodin, 4-hydroxy-emodin, ω-hydroxy-emodin, acetyl-1,3,8-trihydroxy-6-methyl-9-oxan-thranol or acetyl-1,3,8-trihydroxy-6-methyl-10-oxanthranol, acetyl-hydroxy-emodin
大黄素-1/8-O-葡萄糖苷	体外	0.5 mL	肠道细菌	Hydrolysis, reduction, substitution reaction	emodin and then reduction and acetoxyl derivatives

蒽醌类成分	动物	剂量	给药方式	代谢途径	代谢产物
大黄素-8-O-β-D-葡萄糖苷	SD 大鼠	0.01 mg/mL	肝微粒体	transhydroxylation, hydrolysis, oxidation, hydroxylation	dihydroxyl-1,3,8-trihydroxy-6-methyl-9-oxanthranol/dihydroxyl-1,3,8-trihydroxy-6-methyl-10-oxanthranol, hydroxy-emodin-O-glucopyranoside, hydroxy-emodin-O-glucopyranoside, emodin-8-O-β-glucopyranoside, emodin
大黄素甲醚	SD 大鼠	NA	i.g.	glucuronidation, sulfation	physcion oxidate, physcion-sulfate, physcion-glucuronide
大黄素甲醚	SD 大鼠	10 mL/kg rhubarb decoction	i.g.	glucuronidation, sulfation	physcion-1-O-glucoside-8-O-glucuronide or physcion-8-O-glucoside-1-O-glucuronide, physcion-1,8-O-diglucuronides
大黄素甲醚	SD 大鼠	NA	肝微粒体	monohydroxylation, oxidation in side chain, demethylation	emodin, 1,8-dihydroxy-3-methoxyanthraquinone, 1,8-dihydroxy-3-hydroxymethyl-6-methoxyanthraquinone, hydroxyphyscion, emodin acid, ω-hydroxyemodin, 4-hydroxyemodin, 3-carbomethoxy-6-methoxy-1,8-dihydroxyanthraquinone
大黄素甲醚	SD 大鼠	0.16 mg/mL	肝微粒体	demethylation, hydroxylation, reduction	dihydroxy-1,8-dihydroxy-3-methoxy-6-methyl-9-oxanthranol/1,8-dihydroxy-3-methoxy-6-methyl-10-oxanthranol, emodin Isomer, hydroxy-emodin, emodin, physcion
大黄素甲醚	SD 大鼠	NA	肠道细菌	hydrolysis, hydroxylation, acetylation, demethylation	2-formyl-1,8-dihydroxy-3-hydroxymethyl-6-methoxyanthraquinone, 1,8-dihydroxy-2-(acetoxy)methyl-3-methoxyanthraquinone, 3-acetoxy-1,8-dihydroxy-6-(acetyl)methylanthraquinone

（续表）

蒽醌类成分	动物	剂量	给药方式	代谢途径	代谢产物
大黄素甲醚	体外	0.1610 mg/mL	人肠道细菌	demethylation, dehydroxylation, transhydroxylation	chrysophanol isomer, physcion isomer, aloe-emodin, emodin
大黄素甲醚-O-葡萄糖苷	体外	0.5 mL	肠道细菌	hydrolysis, reduction, substitution reaction	physcion and then reduction and acetoxyl derivatives
大黄酸	SD 大鼠	8 g/kg Zhi-Zi-Da-Huang decoction	i.g.	glucuronidation, sulfation	rhein-1-O-sulfate, rhein-8-O-sulfate, rhein-8-O-glucuronide, rhein-1-O-glucuronide
大黄酸	SD 大鼠	10 mL/kg rhubarb decoction	i.g.	glucuronidation, sulfation	rhein, rhein-1-O-glucoside
大黄酸	SD 大鼠	NA	肝微粒体	hydrogenation, methylation	1,8-dihydroxy-3-carboxy-9-oxanthranol, 1,8-dihydroxy-3-carboxy-10-oxanthranol, 2-methylrhein
大黄酸	SD 大鼠	0.1950 mg/mL	肝微粒体	hydroxylation, reduction	rhein, rhein isomer, dihydroxyl-1,8-dihydroxy-3-carboxyl-9-oxanthranol/dihydroxyl-1,8-dihydroxy-3-carboxyl-10-oxanthranol

蒽醌类成分	动物	剂量	给药方式	代谢途径	代谢产物
大黄酸	SD 大鼠	NA	肠道细菌	hydrolysis, hydroxylation, acetylation, demethylation	2-acetoxy -6-carboxy -1,8-dihydroxyanthraquinone, 3-acetoxy-1,8-dihydroxy-6-hydroxymethyl-10-oxanthranol
大黄酸	体外	0.0350 mg/mL	人肠道细菌	methylation, hydroxylation, reduction	rhein, O-methyl-rhein, 1,8-dihydroxy-3-carboxyl-9-oxanthranol, 1,8-dihydroxy-3-carboxyl-10-oxanthranol, hydroxy-rhein, chrysophanol isomer
大黄酸-8-O-葡萄糖苷	SD 大鼠	0.025 mg/mL	肝微粒体	hydrolysis, hydroxylation, reduction	rhein-8-O-glucopyranoside, dihydroxy-3-carboxyl-9-oxanthranol-O-glucopyranoside/1,8-dihydroxy-3-carboxyl-10-oxanthranol-O-glucopyranoside, rhein, emodin isomer
番泻苷 A	人	0.0250 mg/mL	肠道细菌	hydrolysis, methylation, hydroxylation, dehydroxylation, reduction	sennoside A, sennidine A-8-O-monoglucoside, rhein anthrone, dehydroxy-rheinanthrone, O-methyl-hydroxy-rheinanthrone, rhein
番泻苷 B	人	0.0393 mg/mL	肠道细菌	hydrolysis, methylation, hydroxylation, dehydroxylation, reduction	sennoside A, dehydroxy-rheinanthrone, O-methyl-rheinanthrone, sennidine B-8-O-monoglucoside, sennidine A-8-O-monoglucoside, aloe-emodin, O-methyl-hydroxy-rheinanthrone, O-methyl-rheinanthrone, rhein

（续表）

蒽醌类成分	动物	剂量	给药方式	代谢途径	代谢产物
番泻苷 C	人	0.0398 mg/mL	肠道细菌	hydrolysis, oxidation, methylation, dehydroxylation, reduction	sennoside C, sennidine C-8-monoglucoside, sennidine C-8'-monoglucoside, rheinanthrone-8-O-monoglucoside, dehydroxy-rheinanthrone, rhein, aloe-emodin, O-methyl- rheinanthrone
番泻苷 D	人	0.0263 mg/mL	肠道细菌	hydrolysis, oxidation, methylation, dehydroxylation, reduction	chrysophanol isomer, sennidine D-8-O-monoglucoside or sennidine D-8'-O-monoglucoside, O-methyl-rheinanthrone, aloe-emodin, rhein

注：NA 无数据；TLC 薄层色谱；i.g. 灌胃；I.V. 静脉注射。

（九）影响代谢的因素

1. 生理因素

尽管有报道大黄素在人类男性和女性中葡萄糖醛酸化速率相同,但在雄性大鼠、豚鼠和犬中则葡萄糖醛酸化速率大于雌性。也有大黄素个别浓度(如2.5 μmol/L)葡萄糖醛酸化速率在雌性中大于雄性的例外[72],有待深入研究。此外,在代谢产物方面,大黄素代谢产生大黄酚和二羟基蒽醌仅限于雄性大鼠[62]。也有报道称大黄酸在雌性大鼠中生物利用度高于雄性,可能与两性中UGTs活性区别有关[73]。

2. 病理因素

大鼠在溃疡性结肠炎时对蒽醌及其苷类成分的水解、葡萄糖醛酸化能力下降,这与溃疡性结肠炎降低了肠道菌群的β-葡萄糖苷酶(β-glucosidase)和β-葡萄糖醛酸酶(β-glucuronidase)的活性有关[37]。在酒精性肝损伤时,蒽醌类成分代谢增加,这可能是由于酒精属细胞色素P450的诱导剂,可加速P450对蒽醌类成分的代谢[74]。

3. 药物相互作用

胡椒碱(piperine)可通过抑制UGTs而抑制大黄素的葡萄糖醛酸化,从而显著增加大黄素在大鼠体内的C_{max}和AUC值[75]。而何首乌本身的活性成分之间也存在相互作用,如THSG可下调UGT1A10、UGT1A8和UGT12B7,从而抑制大黄素的代谢,增加其肝毒性[76]。但也有报道称反式THSG可通过上调细胞色素P450的活性(尤其是CYP1A2同工酶)而加快大黄素体内代谢,与增加对大黄素的吸收同时作用,可发挥对大黄素的增效减毒作用[40]。这些结果提示,何首乌中的活性成分相互作用较复杂,有待于深入研究。

四、排泄

（一）排泄途径和形式

总体而言,蒽醌类成分主要以原型或代谢产物形式通过肾、直肠和胆道排泄。

蒽醌类成分通过胆汁排泄时可通过肝肠循环而被重吸收利用[16]。尿液排泄是主要途径,如大黄素通过尿液排泄的量是粪便的1.5倍[77],且远大于胆汁排泄途径。有些代谢产物排泄速率较快,如大黄素被代谢成大黄酸后,在血浆中保留时间很短,很容易被代谢排出体外[62]。大黄酸从尿和粪便中排出的葡萄糖醛酸化产物和磺酸化产物是主要的排泄方式,只有20%的大黄酸会以原型排泄[78]。

（二）影响排泄的因素

1. 生理因素

(1)物种。大黄素甲醚在人体尿液中可被检测,但在大鼠尿液中则无法检测到,而大黄素则相反。除剂量和检测设备因素外,这种物种之间的差异可能还与表观分布容积有关[79]。

(2)性别。二羟基蒽醌和大黄酸在雄性大鼠体内排泄比雌性快[62]。大黄素的葡萄糖醛酸代谢物在雄性大鼠中的排泄速率慢于雌性大鼠[33]。

（3）食物。进食可延长大黄素和大黄酸的消除半衰期（$t_{1/2}$），可能是因为食物刺激胆汁分泌而加剧肝肠循环。此外，进食抑制代谢相关酶的活性，导致半衰期延长[39]。

2. 病理因素

微循环障碍时，蒽醌类成分（如芦荟大黄素、大黄酚、大黄素、大黄素甲醚及大黄酸）的平均滞留时间延长[18,80]。对于脑缺血性疾病，芦荟大黄素、大黄素和大黄酸的消除与正常大鼠相比显著下降[12]。在急性胰腺炎时，大黄酚和大黄酸的 $t_{1/2}$ 值延长，血浆清除率下降[11]。以 CCl₄ 诱导的大鼠肝损伤模型中，芦荟大黄素、大黄酚、大黄素和大黄酸的 $t_{1/2}$ 值增加，提示消除减慢[30]。但也有报道称，在 D-氨基半乳糖诱导的急性肝损伤大鼠模型中，大黄酸的平均滞留时间变短，消除加快[73]。上述相反的结果可能是由于动物模型以及实验操作差异。

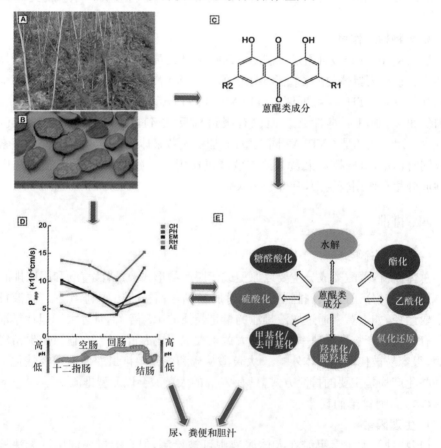

图 8-1　何首乌蒽醌类成分体内药动学示意图

A.何首乌原植物；B.何首乌块根切片；C.单核蒽醌类成分结构式；D.部分蒽醌类成分体内吸收示意图；E.蒽醌类成分代谢途径。CH：大黄酚；PH：大黄素甲醚；EM：大黄素；RH：大黄酸；AE：芦荟大黄素。P_{app}：表观吸收系数；pH：肠道 pH 值。

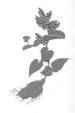

第二节　二苯乙烯类成分的药动学研究

何首乌中二苯乙烯类成分作为多羟基芪类化合物,在抗动脉粥样硬化、抑制细胞凋亡、神经保护等方面发挥活性。从已有的二苯乙烯类成分看,以 THSG 和以 3,5,4'-三羟基二苯乙烯(白藜芦醇)为母核的成分活性和药动学研究较多[1]。这里提及的化合物均包括其苷元和苷。

一、二苯乙烯苷类

二苯乙烯苷有很多生物学活性,包括抗衰老、抗炎、神经保护、抗血管生成、抗糖尿病[81]、抗神经退行性病变、肝保护[82]、降脂[83]以及辅助抗癌[84,85]等。值得注意的是,由于何首乌中的 THSG 存在顺反异构体,其中反式多于顺式。而顺反异构体 THSG 其药动学参数亦有差异[86],如顺式 THSG 抗糖尿病的活性大于反式 THSG[87]。因此,其体内药动学的研究,尤其是对作用的潜在影响方面尤为重要。

（一）二苯乙烯苷的吸收

1. 吸收部位及速率

与蒽醌类成分相反的是,THSG 主要吸收部位是胃,在小肠几乎不吸收。THSG 主要以原型的形式吸收入血。THSG 血浆白蛋白结合率约为 60%[88]。在 20～60min 内可达峰(T_{max})。其"双吸收峰"现象与蒽醌类成分相似之处——THSG 可以在胆汁排泄后,又经过转化、经肠道重新入血,故可形成双吸收峰[89-91]。在顺反异构体中,顺式 THSG 小鼠灌胃给药的药动学参数 AUC、$t_{1/2}$、C_{max}、t_{max} 均大于反式 THSG[86]。

2. 影响吸收的因素

(1)病理状态。与正常状态大鼠相比,高脂血症大鼠体内 THSG 的 C_{max}、T_{max}、$t_{1/2}$、AUC 值均显著增加[89]。

(2)药物相互作用。麦冬多糖可增加 THSG 的水溶性,而使 THSG 的 T_{max}、C_{max} 和 AUC 增加,从而提高 THSG 的生物利用度[82]。

（二）二苯乙烯苷的分布

1. 分布组织和器官

THSG 的药动学研究表明,单剂量灌胃后,在大鼠体内各组织器官分布主要为心、肝、肾、肺、脾、胃、肠及脑[89],其中脑部最低[86]。在组织中很少会长时间存储[82]。在顺反异构体中,顺式 THSG 以肝、肾、肠和膀胱较高,而反式 THSG 则在肝、肾、肺和肠中分布为多,但相同剂量下,反式 THSG 在各组织中的含量远远高于顺式异构体,提示两者在药效和毒性作用上应注意考虑用量差异问题[86]。

2. 影响分布的因素

与正常状态大鼠相比, 四丁酚醛(tyloxapol)高脂血症模型大鼠体内 THSG 在肾脏分布减少,其他组织器官无显著变化。而在食靡性高脂血症模型大鼠体内,THSG 在心脏中分布减少,在肝、脾和肾中分布增加[89]。

(三)二苯乙烯苷的代谢

二苯乙烯苷可代谢为葡萄糖醛酸产物,其苯环上的酚羟基均可被葡萄糖醛酸化[92]。值得注意的是,如前文所述,THSG 在肝脏中经过 II 相代谢后,会产生多种葡萄糖醛酸结合产物,后者会经胆汁排泄,又经十二指肠在肠道菌群和酶的作用下转化为原型,再被重吸收入血,并成为引起吸收双峰的原因[89]。

(四)二苯乙烯苷的排泄

目前,有关 THSG 排泄的研究不多,目前证实 THSG 多以粪便、尿液形式排出体外。与正常状态大鼠相比,食靡性高脂血症模型大鼠体内 THSG 的 $t_{1/2}$ 值增加,消除减慢[89]。

二、白藜芦醇类

白藜芦醇的生物活性包括抗氧化、抗糖尿病[93],以及抗癌[94]、抗衰老、抗炎、减肥、心保护及神经保护[95]等。白藜芦醇和 THSG 一样,也有顺反异构体。反式异构体为光敏感性,容易转化为顺式异构体[96]。

(一)白藜芦醇的吸收

临床研究表明,结直肠癌肝转移患者服用白藜芦醇后,C_{max} 值为 1 942 ng/mL;T_{max} 为 0.5~2 h[97]。

白藜芦醇用甘草酸-人血浆白蛋白结合物纳米粒包装成纳米颗粒后,生物利用度显著提高。尾静脉注射大鼠的 C_{max} 由 (618 ± 42.54)ng/mL 上升至 (933 ± 76.64)ng/mL;T_{max} 由 (0.25 ± 0.01)h 缩短至 (0.17 ± 0.01)h[98]。白藜芦醇制备成自乳化给药系统可提高血药浓度,缩短达峰时间[99];反式白藜芦醇制备成胶束可大大增加脑内药物浓度[96]。此外,进餐也会影响白藜芦醇的吸收,如标准早餐和高脂早餐可使其达峰时间分别推迟到 3~5 h[100,101]。进食尤其是同时进食葡萄,可改善白藜芦醇的吸收[102,103]。

(二)白藜芦醇的分布

白藜芦醇在大鼠体内的表观分布容积约为 68 L/kg[98];白藜芦醇在健康志愿者中的表观分布容积范围为 9 198~66 991 L[104]。反式白藜芦醇-3-O-葡萄糖苷在灌胃给药 0.33 h 后胃中浓度达到最高,而后是十二指肠和空肠;其他分布组织和器官包括回肠、结肠、肾及肝等。心、脑、肌肉和脂肪组织未检测到白藜芦醇[105]。在四期结直肠癌并肝转移的患者中,微粉化白藜芦醇(SRT501)在肝中分布高[106]。这个结果可能有利于白藜芦醇的抗癌活性。

(三)白藜芦醇的代谢

肠上皮细胞和肝细胞是白藜芦醇代谢的主要细胞[95]。白藜芦醇可代谢为葡萄糖醛酸产物白藜芦醇-3-O-葡萄糖醛酸、磺酸化产物白藜芦醇-3-O-硫酸盐[107]、白藜芦醇-4'-O-葡萄糖醛酸[108]、白藜芦醇二硫酸盐、二羟基白藜芦醇[95]。白藜芦醇在猪体内的代谢产物包括双葡萄糖醛酸、硫酸白藜芦醇葡萄糖醛酸、白藜芦醇葡萄糖醛酸异构体、白藜芦醇-3-O-葡萄糖醛酸及白藜芦醇硫酸盐等[110];反式白藜芦醇-3-O-葡萄糖苷在体内可代谢成为反式白藜芦醇-3-O-葡萄糖醛酸和反式白藜芦醇[105]。值得注意的是,白藜芦醇的生物转化可能是浓度依赖性的,当低浓度给药(5～50 mg/L)时,血浆中葡萄糖醛酸化产物为主;当浓度高于 250 mg/L 时,则单磺基化产物为主;但当给药 11～21 h 即时取血时,测得主要产物是硫酸白藜芦醇葡萄糖醛酸[95]。

(四)白藜芦醇的排泄

白藜芦醇(反式)在大鼠体内的清除速率为(10.19±6.92)[L/(h·kg)],$t_{1/2}$ 为(0.19±0.04)h[96];而在健康志愿者体内的半衰期 $t_{1/2}$ 范围则为 4～10 h[108]。反式白藜芦醇-3-O-葡萄糖苷以原型、葡萄糖醛酸结合物、苷元形式从尿、粪便和胆汁排泄[105]。

参考文献

[1] 王浩,杨健,周良云,等.何首乌化学成分与药理作用研究进展[J].中国实验方剂学杂志,2019,25(13):192-205.

[2] Chen R R,Liu J,Chen Z,et al. Anthraquinones extract from morinda angustifolia roxb. root alleviates hepatic injury induced by carbon tetrachloride through inhibition of hepatic oxidative stress[J]. Evid Based Complement Alternat Med,2020,2020:9861571.

[3] 赵峰,王素娟,吴秀丽,等.红大戟中的蒽醌类化学成分[J].中国中药杂志,2011,36(21):2980-2986.

[4] Solárová Z,Liskova A,Samec M,et al. Anticancer potential of lichens' secondary metabolites[J]. Biomolecules,2020,10(1):87.

[5] 刘喜纲,崔英慧,陈大为,等.大黄总蒽醌大鼠在体胃肠吸收[J].中国医院药学杂志,2011,31(03):188-191.

[6] 王进荣,王平,杨永茂,等.单向灌流法评价芦荟大黄素大鼠体内肠吸收的研究[J].中国中药杂志,2011,36(17):2393-2398.

[7] 王平,孟宪丽,王进荣,等.5种大黄游离蒽醌大鼠在体肠吸收的单向灌流法研究[J].时珍国医国药,2011,22(04):790-792.

[8] Kong W,Xia X,Wang J,et al. Solid-phase extraction and ultra high-performance liquid chromatography tandem mass spectrometry analysis of the gastrointestinal absorption of emodin in different digestive segments of rats[J]. J Sep Sci,2011,34(3):260-267.

[9] 李翠丽,马江,李会军.蒽醌类化合物的吸收和代谢研究进展[J].药物生物技

术，2012，19(6)：557 - 560.

[10] 邱一行，王平，王进荣，等. 大黄酸在大鼠体内的肠吸收研究[J]. 中药药理与临床，2011，27(5)：31 - 34.

[11] Yang Y M，Wang P，Zhang Y. A comparative study on the absorption kinetics parameters of rhubarb free anthraquinones between normal dogs and dogs with severe acute pancreatitis[J]. Zhongguo ZhongXiYi JieHe ZaZhi，2012，32(4)：494 - 498.

[12] Feng S X，Li J S，Qu L B，et al. Comparative pharmacokinetics of five rhubarb anthraquinones in normal and thrombotic focal cerebral ischemia-induced rats[J]. Phytother Res，2013，27(10)：1489 - 1494.

[13] Zhang Y X，Li J S，Peng W W，et al. Comparative pharmacokinetics of aloe-emodin，rhein and emodin determined by liquid chromatography-mass spectrometry after oral administration of a rhubarb peony decoction and rhubarb extract to rats[J]. Die Pharmazie，2013，68(5)：333 - 339.

[14] Feng S X，Li J S，Wang S M，et al. Simultaneous determination and pharmacokinetics of five rhubarb anthraquinones in dog plasma by HPLC after orally administration the rhubarb extract[J]. Pak J Pharm Sci，2014，27(4)：847 - 854.

[15] 姜丽，余兰彬，张启云，等. 基于 UPLC-MS/MS 大承气汤多种活性成分大鼠体内药动学研究[J]. 中草药，2015，46(19)：2908 - 2915.

[16] Yang B，Xie L，Peng S，et al. Nine components pharmacokinetic study of rat plasma after oral administration raw and prepared Semen Cassiae in normal and acute liver injury rats[J]. J Sep Sci，2019，42(14)：2341 - 2350.

[17] Zhang W D，Wang P Y，Wang Y，et al. Simultaneous determination of aurantio-obtusin，chrysoobtusin，obtusin and 1-desmethylobtusin in rat plasma by UHPLC-MS/MS [J]. Biomed Chromatogr，2014，28 (3)：369 - 374.

[18] Zhu H，Liu X，Zhu T T，et al. UHPLC-MS/MS method for the simultaneous quantitation of five anthraquinones and gallic acid in rat plasma after oral administration of prepared rhubarb decoction and its application to a pharmacokinetic study in normal and acute blood stasis rats[J]. J Sep Sci，2017，40(11)：2382 - 2389.

[19] Ullah H M A，Kim J，Rehman N U，et al. A simple and sensitive liquid chromatography with tandem mass spectrometric method for the simultaneous determination of anthraquinone glycosides and their aglycones in rat plasma：application to a pharmacokinetic study of rumex

acetosa extract[J]. Pharmaceutics，2018，10(3)：100.

[20] Cheng W，Li Y，Yang W，et al. Simultaneous Determination of 13 constituents of radix polygoni multiflori in rat plasma and its application in a pharmacokinetic study[J]. Int J Anal Chem，2020，2020：4508374.

[21] 宋增锋，彭娟，马辰. LC-MS/MS 测定大鼠大黄素血药浓度及脑组织含量 [J]. 药物分析杂志，2009，29(6)：926－930.

[22] Zhu H，Bi K，Han F，et al. Simultaneous determination of two iridoid glycosides，two anthraquinones and four flavonoid glycosides of Zhi-Zi-Da-Huang decoction in rat plasma by UFLC-MS/MS：application to a comparative pharmacokinetic study in normal and cholestatic liver injury rats[J]. J Chromatogr B Analyt Technol Biomed Life Sci，2014，960：116－125.

[23] Zhang M，Lin L，Lin H，et al. Interpretation the hepatotoxicity based on pharmacokinetics investigated through oral administrated different extraction parts of polygonum multiflorum on rats[J]. Front Pharmacol，2018，9：505.

[24] Gao M，Wang Z，Yang J，et al. Simultaneous determination and pharmacokinetics study of four quinones in rat plasma by ultra high performance liquid chromatography with electrospray ionization tandem mass spectrometry after the oral administration of Qianzhi capsules[J]. J Sep Sci，2018，41(10)：2161－2168.

[25] Gao M，Yang J，Wang Z，et al. Simultaneous determination of purpurin，munjistin and mollugin in rat plasma by ultra high performance liquid chromatography-tandem mass spectrometry：application to a pharmacokinetic study after oral administration of rubia cordifolia L. extract[J]. Molecules (Basel，Switzerland)，2016，21(6)：717.

[26] Yang C，Wang S，Guo X，et al. Simultaneous determination of seven anthraquinones in rat plasma by ultra high performance liquid chromatography-tandem mass spectrometry and pharmacokinetic study after oral administration of semen cassiae extract[J]. J Ethnopharmacol，2015，169：305－313.

[27] Guo R，Wu H，Yu X，et al. Simultaneous determination of seven anthraquinone aglycones of crude and processed semen cassiae extracts in rat plasma by UPLC-MS/MS and Its application to a comparative pharmacokinetic study[J]. Molecules（Basel，Switzerland），2017，22(11)：1803.

第八章　何首乌的药动学研究

[28] 黄金秋，严雪梅，冯芳. HPLC-荧光法测定大鼠血浆中 4 种蒽醌类成分及其药代动力学研究[J]. 中国中药杂志，2014，39(19)：3850 - 3854.

[29] 冯素香，张蕾，郝蕊，等. 固相萃取-高效液相色谱法测定大鼠血浆中大黄素甲醚及其药动学研究[J]. 暨南大学学报(自然科学与医学版)，2017，38(2)：109 - 113,130.

[30] Li P，Lu Q，Jiang W，et al. Pharmacokinetics and pharmacodynamics of rhubarb anthraquinones extract in normal and disease rats[J]. Biomed Pharmacother，2017，91：425 - 435.

[31] Han D E，Shi Y，Tian P，et al. Development of an ultra-performance liquid chromatography-electrospray ionization-orbitrap mass spectrometry method for determination of xanthopurpurin in rat plasma and its application to pharmacokinetic study[J]. Biomed Chromatogr，2020，34 (7)：e4838.

[32] 张锦雯，孙建国，王广基，等. 大黄酸在大鼠和比格犬体内的吸收动力学研究[J]. 中国临床药理学与治疗学，2010，15(5)：511 - 518.

[33] Liu W，Zheng Z，Liu X，et al. Sensitive and robust UPLC-MS/MS method to determine the gender-dependent pharmacokinetics in rats of emodin and its glucuronide[J]. J Pharm Biomed Anal，2011，54(5)：1157 - 1162.

[34] 杨永茂，王平，缪舒益，等. 门静脉吸收动力学模型与大黄蒽醌在正常大鼠体内吸收动力学研究[J]. 中药与临床，2010，1(3)：39 - 42,61.

[35] 朱伟，阮新民，陈可冀. 性别差异对大黄酸在人体内药动学过程的影响[J]. 中国临床药理学与治疗学，2006(2)：223 - 226.

[36] Zhang J，Fu Y，Li L，et al. Pharmacokinetic comparisons of major bioactive components after oral administration of raw and steamed rhubarb by UPLC-MS/MS[J]. J Pharm Biomed Anal，2019. 171：43 - 51.

[37] Wu W J，Yan R，Li T，et al. Pharmacokinetic alterations of rhubarb anthraquinones in experimental colitis induced by dextran sulfate sodium in the rat[J]. J Ethnopharmacol，2017，198：600 - 607.

[38] Wang L，Sang M，Liu E，et al. Rapid profiling and pharmacokinetic studies of major compounds in crude extract from Polygonum multiflorum by UHPLC-Q-TOF-MS and UPLC-MS/MS[J]. J Pharm Biomed Anal，2017，140：45 - 61.

[39] Gong H，Tang W，Wang H，et al. Effects of food and gender on the pharmacokinetics of rhein and emodin in rats after oral dosing with Da-Cheng-Qi decoction[J]. Phytother Res，2011，25(1)：74 - 80.

[40] Xing Y，Wang L，Wang C，et al. Pharmacokinetic studies unveiled the

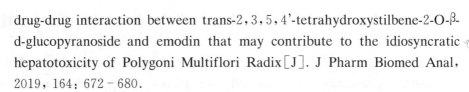

drug-drug interaction between trans-2，3，5，4'-tetrahydroxystilbene-2-O-β-d-glucopyranoside and emodin that may contribute to the idiosyncratic hepatotoxicity of Polygoni Multiflori Radix[J]. J Pharm Biomed Anal，2019，164：672－680.

[41] Ding M，Ma S，Liu D. Simultaneous determination of hydroxyanthraquinones in rhubarb and experimental animal bodies by high-performance liquid chromatography[J]. Anal Sci，2003，19(8)：1163－1165.

[42] Shia C S，Tsai S Y，Lin J C，et al. Steady-state pharmacokinetics and tissue distribution of anthraquinones of Rhei Rhizoma in rats[J]. J Ethnopharmacol，2011，137(3)：1388－1394.

[43] 谭晓虹，田嘉铭，信秀玲，等. 大黄酚的分离纯化及其在兔体内药动学及组织分布[J]. 中国新药与临床杂志，2013，32(7)：555－560.

[44] Chen Q，He H，Luo S，et al. A novel GC-MS method for determination of chrysophanol in rat plasma and tissues：Application to the pharmacokinetics，tissue distribution and plasma protein binding studies[J]. J Chromatogr B Analyt Technol Biomed Life Sci，2014，973C：76－83.

[45] 杜丹，吴小艾，范成中，等. ^{131}I 标记大黄素在动物体内的药物动力学和组织分布[J]. 应用基础与工程科学学报，2014，22(01)：53－57.

[46] 朱成琳，张丹参，宋金艳，等. 三种大黄酚制剂在小鼠体内的组织分布研究[J]. 中国药学杂志，2012，47(11)：898－902.

[47] 王佩阳，郑万春，刘学芳，等. 大黄蒽醌苷元在小鼠体内的吸收和组织分布研究[J]. 中药药理与临床，2020，36(3)：85－94.

[48] 李淑芳，冯素香. 芦荟大黄素在小鼠体内的药代动力学及组织分布特征研究[J]. 中药药理与临床，2018，34(6)：34－38.

[49] Lang W. Pharmacokinetic-metabolic studies with 14C-aloe emodin after oral administration to male and female rats[J]. Pharmacology，1993，47(Suppl 1)：110－119.

[50] Chen M，Wei S，Luo C，et al. Simultaneous determination of wogonin，oroxylin，schisandrin，paeoniflorin and emodin in rat serum by HPLC-MS/MS and application to pharmacokinetic studies[J]. Biomed Chromatogr，2017，31(10)：e3966.

[51] Chen Y Y，Cao Y J，Tang Y P，et al. Comparative pharmacodynamic，pharmacokinetic and tissue distribution of Dahuang-Gancao decoction in normal and experimental constipation mice[J]. Chin J Nat Med，2019，17(11)：871－880.

[52] 蒙钟经,丁选胜. 何首乌的入血成分、药动学及肝毒性代谢组学研究进展[J]. 药学进展,2019,43(5):379 - 383.

[53] Wu W, Hu N, Zhang Q, et al. In vitro glucuronidation of five rhubarb anthraquinones by intestinal and liver microsomes from humans and rats [J]. Chem Biol Interact,2014,219:18 - 27.

[54] 刘薇. 大黄素肝肠代谢特征及性别差异研究[D]. 广州:南方医科大学,2010.

[55] Shia C S, Hou Y C, Tsai S Y, et al. Differences in pharmacokinetics and ex vivo antioxidant activity following intravenous and oral administrations of emodin to rats[J]. J Pharm Sci,2010,99(4):2185 - 2195.

[56] Song R, Xu L, Xu F, et al. In vivo metabolism study of rhubarb decoction in rat using high-performance liquid chromatography with UV photodiode-array and mass-spectrometric detection: a strategy for systematic analysis of metabolites from traditional Chinese medicines in biological samples[J]. J Chromatogr A,2010,1217(45):7144 - 7152.

[57] Zhu H, Bi K, Han F, et al. Identification of the absorbed components and metabolites of Zhi-Zi-Da-Huang decoction in rat plasma by ultra-high performance liquid chromatography coupled with quadrupole-time-of-flight mass spectrometry[J]. J Pharm Biomed Anal,2015,111:277 - 287.

[58] Huang J, Zhang J P, Bai J Q, et al. Chemical profiles and metabolite study of raw and processed Polygoni Multiflori Radix in rats by UPLC-LTQ-Orbitrap MS(n) spectrometry[J]. Chin J Nat Med,2018,16(5):375 - 400.

[59] Teng Z H, Zhou S Y, Yang R T, et al. Quantitation assay for absorption and first-pass metabolism of emodin in isolated rat small intestine using liquid chromatography-tandem mass spectrometry[J]. Biol Pharm Bull,2007,30(9):1628 - 1633.

[60] Song R, Lin H, Zhang Z, et al. Profiling the metabolic differences of anthraquinone derivatives using liquid chromatography/tandem mass spectrometry with data-dependent acquisition[J]. Rapid Commun Mass Spectrom,2009,23(4):537 - 547.

[61] Huang Z, Xu Y, Wang Q, et al. Metabolism and mutual biotransformations of anthraquinones and anthrones in rhubarb by human intestinal flora using UPLC-Q-TOF/MS[J]. J Chromatogr B Analyt Technol Biomed Life Sci,2019,1104:59 - 66.

[62] 田杰,陈璇,白小红,基于中空纤维液相微萃取的大鼠体内大黄素及其代谢物分析. 色谱,2012,30(5):507 - 514.

[63] Koyama J, Takeuchi A, Morita I, et al. Characterization of emodin metabolites in Raji cells by LC-APCI-MS/MS[J]. Bioorg Med chem, 2009, 17(21): 7493 - 7499.

[64] Xu Y, Wang Q, Yin Z, et al. On-line incubation and real-time detection by ultra-performance liquid chromatography-quadrupole time-of-flight mass spectrometry for rapidly analyzing metabolites of anthraquinones in rat liver microsomes[J]. J Chromatogr A, 2018, 1571: 94 - 106.

[65] He L N, Yang A H, Cui T Y, et al. Reactive metabolite activation by CYP2C19 - mediated rhein hepatotoxicity[J]. Xenobiotica, 2015, 45(4): 361 - 372.

[66] Song R, Xu L, Xu F, et al. Metabolic analysis of rhubarb extract by rat intestinal bacteria using liquid chromatography-tandem mass spectrometry [J]. Biomed Chromatogr, 2011, 25(3): 417 - 426.

[67] Fan M, Peng C, Peng Y, et al. Analysis of metabolites of anthraquinones by human fecal bacteria using UPLC-Q-TOF-HRMS/MS [J]. Chromatographia, 2016, 79(23 - 24): 1593 - 1604.

[68] Song R, Tian Y, Zhang Z. Comparison of transformation of four processed rhubarb aqueous extracts in intestinal bacteria in vitro [J]. ZhongGuo ZhongYao ZaZhi, 2012, 37(12): 1755 - 1760.

[69] 刘玥昕, 吴骁, 关蓉, 等. 大黄及牛黄解毒片大鼠给药后血浆中大黄活性成分的药代动力学比较研究[J]. 中国药科大学学报, 2018, 49(4): 449 - 455.

[70] Liu X Y, Li L, Li X-Q, et al. Identification of active compound combination contributing to anti-inflammatory activity of Xiao-Cheng-Qi Decoction via human intestinal bacterial metabolism[J]. Chin J Nat Med, 2018, 16(7): 513 - 524.

[71] Song R, Xu F, Zhang Z, et al. Structural elucidation of in vitro metabolites of emodin by liquid chromatography-tandem mass spectrometry[J]. Biomed Chromatogr, 2008, 22(11): 1230 - 1236.

[72] Liu W, Tang L, Ye L, et al. Species and gender differences affect the metabolism of emodin via glucuronidation[J]. AAPS J, 2010, 12(3): 424 - 436.

[73] 张艳, 徐佑东, 胡樱凡, 等. 大黄水煎液中大黄酸在急性肝损伤大鼠体内的药动学研究[J]. 华西药学杂志, 2015, 30(5): 571 - 574.

[74] 邵明晶, 冯芳. 蒽醌在正常及酒精肝损伤大鼠的药动学比较[J]. 广州华工, 2015, 43(6): 53 - 56.

[75] Di X, Wang X, Di X, et al. Effect of piperine on the bioavailability and

pharmacokinetics of emodin in rats[J]. J Pharm Biomed Anal，2015，115：144－149.

[76] Yu Q，Jiang L L，Luo N，et al. Enhanced absorption and inhibited metabolism of emodin by 2，3，5，4'-tetrahydroxystilbene-2-O-β-D-glucopyranoside：possible mechanisms for *Polygoni Multiflori* Radix-induced liver injury[J]. Chin J Nat Med，2017，15(6)：451－457.

[77] 孙阳，粟强，陈琼华.大黄素及其代谢产物在小鼠体内排泄的定量分析[J]. 南京药学院学报，1986，17(2)：132－135.

[78] 万萍，孙建国，郝刚，等.大黄酸的 HPLC-荧光检测及其在人体药代动力学中的应用[J].中国药科大学学报，2013，44(1)：73－76.

[79] 李续娥，马伟，郭宝江，等.口服决明子后血清及尿液中的蒽醌类分析[J]. 中国中药杂志，2003，28(9)：59－61.

[80] Dai X Y，Yan Y L，Wu Q F，et al. Comparative pharmacokinetics of rhein and chrysophanol after oral administration of Quyu Qingre granules in normal and acute blood stasis rabbits[J]. J Ethnopharmacol，2014，153(2)：338－343.

[81] Wang X，Zeng J，Wang X，et al. 2,3,5,4'-tetrahydroxystilbene-2-O-β-D-glucoside induces autophagy of liver by activating PI3K/Akt and Erk pathway in prediabetic rats[J]. BMC Complement Med Ther，2020，20(1)：177.

[82] Sun L L，Wang M，Zhang H J，et al. The influence of polysaccharides from *Ophiopogon japonicus* on 2，3，5，4'-tetrahydroxy-stilbene-2-O-β-d-glucoside about biopharmaceutical properties in vitro and pharmacokinetics in vivo[J]. Int J Biol Macromolecul，2018，119：677－682.

[83] Li H，Wang X，Liu Y，et al. Hepatoprotection and hepatotoxicity of Heshouwu, a Chinese medicinal herb：Context of the paradoxical effect [J]. Food Chem Toxicol，2017，108(Pt B)：407－418.

[84] 张翼，洪雪琪，段坦炎，等.何首乌有效成分对大鼠骨癌痛的镇痛效果[J]. 中国癌症防治杂志，2019，11(02)：138－142.

[85] 雷锐,刘艳.二苯乙烯苷调控 MAPKs 信号通路诱导大肠癌 SW116 细胞凋亡 [J].实用药物与临床，2019，22(10)：1019－1023.

[86] Dong L H，Guo P P，Yan W Y，et al. Comparative study on pharmacokinetics and tissue distribution of cis- and trans-2，3，5，4'-Tetrahydroxystilbene-2-O-β-D-glucosides in mice［J］. Zhong Yao Cai，2014，37(9)：1627－1632.

[87] Tang W，Li S，Liu Y，et al. Anti-diabetic activities of cis- and trans-2,3,

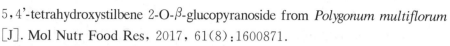

5,4'-tetrahydroxystilbene 2-O-β-glucopyranoside from *Polygonum multiflorum* [J]. Mol Nutr Food Res, 2017, 61(8):1600871.

[88] Wang C, Wang Q, Yuan Z, et al. Drug-protein-binding determination of stilbene glucoside using cloud-point extraction and comparison with ultrafiltration and equilibrium dialysis[J]. Drug Dev Ind Pharm, 2010, 36 (3):307-314.

[89] 王春英,谷建敏,刘伟娜,等. 二苯乙烯苷在高血脂模型大鼠体内的药动学研究与组织分布[J]. 药物分析杂志, 2009, 29(7):1073-1078.

[90] Lv G, Gu H, Chen S, et al. Pharmacokinetic profile of 2,3,5,4'-tetrahydroxystilbene-2-O-β-D-glucoside in mice after oral administration of *Polygonum multiflorum* extract[J]. Drug Dev Ind Pharm, 2012, 38(2):248-255.

[91] Lv G, Lou Z, Chen S, et al. Pharmacokinetics and tissue distribution of 2, 3,5,4'-tetrahydroxystilbene-2-O-β-D-glucoside from traditional Chinese medicine *Polygonum multiflorum* following oral administration to rats[J]. J Ethnopharmacol, 2011, 137(1):449-456.

[92] Zhang H, Duan S, Wang L, et al. Identification of the absorbed components and their metabolites of Tianma-Gouteng granule in rat plasma and bile using ultra-high-performance liquid chromatography combined with quadrupole time-of-flight mass spectrometry[J]. Biomed Chromatogr, 2019, 33(4):e4480.

[93] Surendran S, Sapkal R, Paul D, et al. Effect of resveratrol on dipeptidyl peptidase-4 inhibitors pharmacokinetics: An *in vitro* and *in vivo* approach [J]. Chem Biol Interact, 2020, 315:108909.

[94] Patra S, Pradhan B, Nayak R, et al. Chemotherapeutic efficacy of curcumin and resveratrol against cancer: Chemoprevention, chemoprotection, drug synergism and clinical pharmacokinetics[J]. Semin Cancer Biol, 2020, 73:310-320.

[95] Huang X T, Li X, Xie M L, et al. Resveratrol: review on its discovery, anti-leukemia effects and pharmacokinetics[J]. Chem Biol Interact, 2019, 306:29-38.

[96] Katekar R, Thombre G, Riyazuddin M, et al. Pharmacokinetics and brain targeting of trans-resveratrol loaded mixed micelles in rats following intravenous administration [J]. Pharm Dev Technol, 2020, 25 (3):300-307.

[97] Paller C J, Rudek M A, Zhou X C, et al. A phase I study of muscadine

grape skin extract in men with biochemically recurrent prostate cancer: Safety, tolerability, and dose determination[J]. The Prostate, 2015, 75 (14): 1518 - 1525.

[98] Wu M, Zhong C, Deng Y, et al. Resveratrol loaded glycyrrhizic acid-conjugated human serum albumin nanoparticles for tail vein injection II: pharmacokinetics, tissue distribution and bioavailability [J]. Drug delivery, 2020, 27(1): 81 - 90.

[99] Vasconcelos T, Araújo F, Lopes C, et al. Multicomponent self nano emulsifying delivery systems of resveratrol with enhanced pharmacokinetics profile[J]. Eur J Pharmacol, 2019, 137: 105011.

[100] Walle T, Hsieh F, DeLegge M H, et al. High absorption but very low bioavailability of oral resveratrol in humans[J]. Drug Metab Dispos, 2004, 32(12): 1377 - 1382.

[101] Delmas D, Aires V, Colin D J, et al. Importance of lipid microdomains, rafts, in absorption, delivery, and biological effects of resveratrol[J]. Ann N Y Acad Sci, 2013, 1290: 90 - 97.

[102] Biasutto L, Marotta E, Mattarei A, et al. Absorption and metabolism of resveratrol carboxyesters and methanesulfonate by explanted rat intestinal segments[J]. Cell Physiol Biochem, 2009, 24(5 - 6): 557 - 566.

[103] Basavaraj S, Betageri G V. Improved oral delivery of resveratrol using proliposomal formulation: investigation of various factors contributing to prolonged absorption of unmetabolized resveratrol[J]. Expert Opin Drug Deliv, 2014, 11(4): 493 - 503.

[104] Boocock D J, Faust G E, Patel K R, et al. Phase I dose escalation pharmacokinetic study in healthy volunteers of resveratrol, a potential cancer chemopreventive agent[J]. Cancer Epidemiol Biomarkers Prev, 2007, 16(6): 1246 - 1252.

[105] Su M, Dong C, Wan J, et al. Pharmacokinetics, tissue distribution and excretion study of trans-resveratrol-3-O-glucoside and its two metabolites in rats[J]. Phytomedicine, 2019, 58: 152882.

[106] Howells L M, Berry D P, Elliott P J, et al. Phase I randomized, double-blind pilot study of micronized resveratrol (SRT501) in patients with hepatic metastases—safety, pharmacokinetics, and pharmacodynamics [J]. Cancer Prev Res (Phila), 2011, 4(9): 1419 - 1425.

[107] Patel K R, Brown V A, Jones D J, et al. Clinical pharmacology of resveratrol and its metabolites in colorectal cancer patients[J]. Cancer

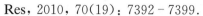

Res，2010，70(19)：7392 - 7399.

[108] Brown V A，Patel K R，Viskaduraki M，et al. Repeat dose study of the cancer chemopreventive agent resveratrol in healthy volunteers：safety，pharmacokinetics，and effect on the insulin-like growth factor axis[J]. Cancer Res，2010，70(22)：9003 - 9011.

[109] Bertelli A A，Baccalini R，Battaglia E，et al. Resveratrol inhibits TNF alpha-induced endothelial cell activation[J]. Therapie，2001，56(5)：613 - 616.

[110] Azorín-Ortuño M，Yañéz-Gascón M J，Pallarés F J，et al. Pharmacokinetic study of trans-resveratrol in adult pigs[J]. J Agric Food Chem，2010，58(20)：11165 - 11171.

（蔡晓军　汪选斌）

第九章　何首乌的产业化现状与前景

第一节　我国中药行业发展现状

何首乌为岭南道地药材,随着国家对中药的逐渐重视,何首乌在医药、化妆品、保健品等领域的应用越来越广泛,并伴随着我国中药产业的发展而具有良好的市场发展前景。

一、我国出台的中药相关政策

近年来,国家大力支持中医药事业的发展,陆续出台多项相关政策促进中药行业的振兴(见表9-1)。

表9-1　国家出台中药相关政策(2015—2021 年)

序号	年份	政策名称	出处(部门)	政策意义/相关内容
1	2015 年4 月	《中药材保护和发展规划(2015—2020 年)》	工业和信息化部、国家中医药管理局等部门	保护和发展中药材,对于深化医药卫生体制改革、提高人民健康水平,对于发展战略性新兴产业、增加农民收入、促进生态文明建设,具有十分重要的意义
2	2015 年5 月	《中医药健康服务发展规划(2015—2020 年)》	国务院办公厅	充分发挥中医药特色优势,加快发展中医药健康服务,是全面发展中医药事业的必然要求,是促进健康服务业发展的重要任务,对于深化医药卫生体制改革、提升全民健康素质、转变经济发展方式具有重要意义

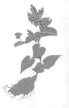

序号	年份	政策名称	出处（部门）	政策意义/相关内容
3	2016年2月	《中医药发展战略规划纲要（2016—2030年）》	国务院	明确未来15年我国中医药发展方向和工作重点，促进中医药事业健康发展
4	2016年3月	《关于促进医药产业健康发展的指导意见》	国务院办公厅	推动提升我国医药产业核心竞争力，促进医药产业持续健康发展
5	2016年12月	《中华人民共和国中医药法》	全国人民代表大会常务委员会	继承和弘扬中医药，保障和促进中医药事业发展，保护人民健康
6	2017年1月	《"十三五"深化医药卫生体制改革规划》	国务院	全面深化医药卫生体制改革，推进健康中国建设
7	2017年4月	《关于全面推开公立医院综合改革工作的通知》	国家卫生计生委、财政部、中央编办、国家发展改革委、人力资源社会保障部、国家中医药局、国务院医改办	提高公立医院的公益性，减少过度医疗、减少医疗资源的浪费
8	2017年8月	《中药材产业扶贫行动计划（2017—2020年）》	国家中医药管理局、国务院扶贫办、工业和信息化部、农业部、中国农业发展银行	发挥中药材产业扶贫优势，促进贫困地区增收脱贫
9	2017年10月	《关于深化审评审批制度改革鼓励药品医疗器械创新的意见》	中共中央办公厅、国务院办公厅	支持中药传承和创新。建立完善符合中药特点的注册管理制度和技术评价体系，处理好保持中药传统优势与现代药品研发要求的关系。经典名方类中药，按照简化标准审评审批
10	2017年12月	《关于推进中医药健康服务与互联网融合发展的指导意见》	中医药局	到2020年，中医药健康服务与互联网融合发展迈上新台阶，线上线下结合更加紧密，产业链逐步形成，实现人人基本享有中医药服务

何首乌的传统与现代研究

序号	年份	政策名称	出处（部门）	政策意义/相关内容
11	2018年9月	《关于修改部分行政法规的决定》	国务院	对《中药品种保护条例》进行修改，明确由国务院药品监督管理部门负责全国中药品种保护的监督管理工作，对申请办理中药品种保护的程序、中药保护品种的仿制规定也作出了调整，以更好促进中药品种保护工作
12	2018年12月	《全国道地药材生产基地建设规划（2018—2025年)》	农业农村部、国家药品监督管理局、国家中医药管理局	推进道地药材基地建设，加快发展现代中药产业
13	2019年6月	《关于协同推进肉菜中药材等重要产品信息化追溯体系建设的意见》	商务部办公厅、工业和信息化部办公厅、农业农村部办公厅、海关总署办公厅、市场监管总局办公厅、中医药局办公室、药监局综合司	提升食品安全和消费安全保障水平，推动追溯试点示范转化为制度性成果
14	2019年7月	《关于在医疗联合体建设中切实加强中医药工作的通知》	国家中医药管理局、国家卫生健康委会	在医疗联合体建设中切实加强中医药工作，充分发挥好中医药在治未病、疾病治疗和疾病康复中的重要作用
15	2019年10月	《关于促进中医药传承创新发展的意见》	中国共产党中央委员会，国务院	健全中医药服务体系、发挥中医药在维护和促进人民健康中的独特作用、大力推动中药质量提升和产业高质量发展、加强中医药人才队伍建设、促进中医药传承与开放创新发展、改革完善中医药管理体制机制

序号	年份	政策名称	出处（部门）	政策意义/相关内容
16	2019 年 12 月	《中华人民共和国基本医疗卫生与健康促进法》	全国人民代表大会常务委员会	国家大力发展中医药事业，坚持中西医并重、传承与创新相结合，发挥中医药在医疗卫生与健康事业中的独特作用。国家加强中药的保护与发展，充分体现中药的特色和优势，发挥其在预防、保健、医疗、康复中的作用
17	2021 年 2 月	《关于加快中医药特色发展若干政策措施的通知》	国务院办公厅	夯实中医药人才基础、提高中药产业发展活力、增强中医药发展动力、完善中西医结合制度、实施中医药发展重大工程、提高中医药发展效益、营造中医药发展良好环境。
18	2021 年 5 月	《关于全面加强药品监管能力建设的实施意见》	国务院办公厅	全面加强药品监管能力建设，更好保护和促进人民群众身体健康

二、中药市场规模发展现状

在我国政策的支持下，中药产业呈井喷式发展。根据国家统计局数据显示：2015 年，中国中药的市场规模 3918 亿元，占中国医药市场的 32.1%；2011—2015 年，中国中药市场规模的复合增长率为 16.8%，远高于 GDP 的增速；2016—2020 年，中国中药行业仍快速发展，到 2020 年市场规模达 5 806 亿元（见图 9－1），复合增长率为 8.2%。

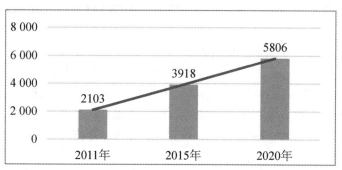

图 9－1　2011—2020 年中国中药行业市场规模（单位：亿元）

（一）中药材行业发展情况

我国中医药产业链布局完整，中药材的种植为中医药发展提供坚实的基础。总体来看，我国中药材种植分布呈现不均衡性，从东北至西南由少增多，但常用药材的蕴藏量仍以北方最多。2014 年，我国中药材种植面积超过 4 000 万亩（见图 9-2）；2017 年达到 5 045 万亩；2020 年我国中药材种植面积将超过 6 620 万亩（含林地种植面积），种植品种供应量或将进一步激增。

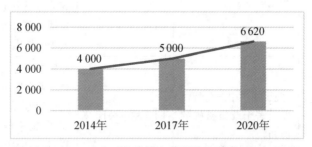

图 9-2　2014—2020 年我国中药材种植面积（单位：万亩）

同时，随着我国中医药市场不断发展，随着需求不断增长，中药材市场也扩大。2018 年，我国中药材市场成交额达到 1 518.4 亿元；2019 年约为 1 725.2 亿元；2020年，中国中药材市场成交额将近 1 919 亿元。

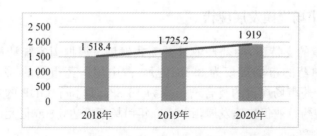

图 9-3　2018—2020 年我国中药材市场成交额走势（单位：亿元）

（二）中成药市场行业发展情况

2015 年，中国中成药产量达 327.7 万吨（见图 9-4），累计增长 4.9%；2016 年，中国中成药行业产量达 361.1 万吨，累计增长 6.2%；2017 年，为近年来中国中成药产量最大的一年，达 364.6 万吨；2018 年，中国中成药行业产量达 261.9 万吨，累计下降 7.7%；2019 年，中国中成药累计产量达到 246.4 万吨（见图 9-5）。

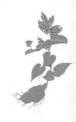

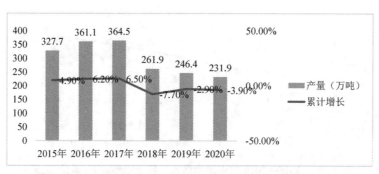

图9‑4 2015年—2020年中国中成药产量及增长情况统计图

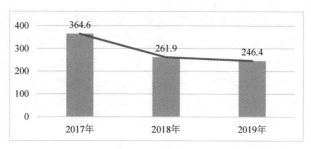

图9‑5 2017—2019年中国中成药产量情况(单位:万吨)

而2020年12月中国中成药产量为26.1万吨,同比增长10.6%;2020年1~12月中国中成药累计产量为231.9万吨,累计下降3.9%(见图9‑6)。

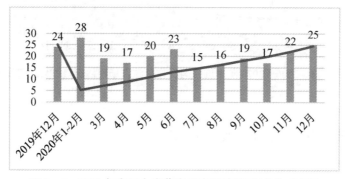

图9‑6 2020年中国中成药当月产量统计图(单位:万吨)

(三)中药饮片市场行业发展情况

中药饮片是中药行业的重要组成部分,近几年来中药饮片行业保持强劲的增长势头。2019年,我国中药饮片加工市场销售收入超过2 700亿元(见图9‑7),预计2021年,我国中药饮片加工行业市场规模可达3 376.3亿元。

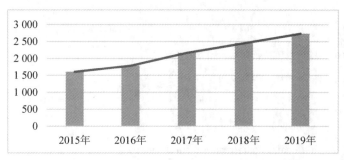

图 9 - 7　2015—2019 年中国中药饮片行业销售收入（单位：亿元）

（四）中药配方颗粒市场行业发展情况

随着中药配方颗粒政策逐步放开，越来越多企业开始布局这一领域，中药配方颗粒市场将不断增长。2006—2017 年，全国中药配方颗粒市场销售额由 2.28 亿元上升到 125 亿元，CAGR 为 43.9%，远高于同期中药饮片 26.7% 的复合增速。中药配方颗粒市场销售占饮片市场销售额比重由 1% 逐渐增加到 6% 以上；2018 年，全国中药配方颗粒市场销售额达到 119 亿元左右；2020 年，中国中药配方颗粒市场销售额将近 155 亿元。

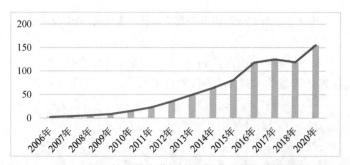

图 9 - 8　2006—2020 年中国中药配方颗粒市场销售走势（单位：亿元）

第二节　何首乌行业发展概况

一、政策支持何首乌发展

2018 年，农业农村部、国家药品监督管理局、国家中医药管理局印发的《全国道地药材生产基地建设规划（2018—2025 年）》中，将何首乌列为华南道地药材产区优势道地药材，并将提升何首乌生产技术水平定为主攻方向之一；2016 年，广东省第十二届人民代表大会常务委员会公布的《广东省岭南中药材保护条例》中，将何首乌列为广东省第一批保护的岭南中药材种类（共 8 种）之一。

二、何首乌发展规模

(一)何首乌价格行情

近年来,何首乌的市场价格逐年上涨。在20世纪80年代,我国何首乌年产量约为1 000吨,国内产销基本平衡,价格为4~5元/千克[1]。随着对何首乌的大肆采挖,野生何首乌资源被严重破坏,导致市场缺口不断扩大,何首乌价格逐年上升,其中2009年初至2011年上半年(见图9-9),何首乌药材价格涨幅最快,由12元/千克上涨至20元/千克。然近年来家种何首乌的出现,抑制了何首乌价格进一步上扬的势头[2]。

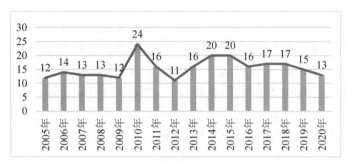

图9-9 家种何首乌近15年的年平均行情价格变化(单位:元/千克)

同时,不同产地的何首乌价格也出现了较大的差距。其中,广东省德庆县作为何首乌的道地产区之一,何首乌资源较为紧缺,导致德庆何首乌药材价格达30~35元/千克;广东省高州市何首乌种植时长多为一年生春季收获,多定位为食用保健何首乌[3],故价格较为便宜,为13~15元/千克;云南、四川、贵州的何首乌产量大,近年来价格走势稳定,为18~25元/千克。

(二)何首乌市场规模

何首乌的人工栽培始见于明代,广东是家种何首乌的主要产区,其中德庆地区发展的历史最为悠久,质量最为上乘。近十多年随着生产的推广,广东省所属的高州市、新兴县、阳春市、湛江市、徐闻县等地,以及贵州省、海南省等地的何首乌家种发展也较为迅速,产量保持稳定的增长态势,正常年份家种何首乌的产量在1.3万吨上下,其中高州市为家种何首乌规模最大的产区,占比60%~70%。贵州家种何首乌产区作为高州产区的"后花园",其生产的何首乌货源多运往高州进行销售。阳春、新兴、湛江、徐闻等产区何首乌产量约2 400吨。

而德庆产区,虽然其为老牌传统产区,但是近年很少货源流入市场,主要是自产自销为主,当地何首乌深加工已经走在其他产区的前列,产品有首乌膏、粒、汁、糖、茶、酒等保健品、食品,近年德庆地区一些企业也在努力打造道地品牌,寻求的是与其他产区不一样的发展道路。

同时,何首乌的制药厂商中以天津、重庆、广东、四川、浙江及湖南共42家药厂用量为大,全年需求量超过4 000吨。全国17个药材市场以四川、安徽、河北、湖南、浙江及广东销量为大,全年总需求量为6 000吨左右。全国食品保健、化工、化妆品加工企业,年需求量在2 000吨左右。何首乌年需求量约万吨,已达到供求平衡。目前,我国何首乌市场规模为2.8亿元人民币。

第三节 何首乌生产现状

一、何首乌相关中成药

作为补益类中药,何首乌有生熟之分。其中,生何首乌具有解毒、消痈、润肠通便的功效;制何首乌具有补肝肾、益精血、乌须发、强筋骨及化浊降脂的功效[4]。近年来,随着对何首乌成分功效的逐渐认识,含何首乌的中成药发展迅速。

现对《中国药典》2020年版收载的65个含何首乌中成药制剂情况进行统计分析(见表9-2)。

表9-2 《中国药典》2020年版收载的含何首乌中成药的制剂统计

剂型	中成药	数量
丸剂	人参再造丸、平肝舒络丸、白蚀丸、再造丸、血脂宁丸、更年安丸、抗栓再造丸、龟鹿补肾丸、补肾养血丸、坤宝丸、养血荣筋丸、首乌丸、通脉养心丸、斑秃丸、壮腰健身丸	15
胶囊剂	人参首乌胶囊、三宝胶囊、心元胶囊、心脑康胶囊、安神胶囊、芪参胶囊、更年安胶囊、利脑心胶囊、参乌健脑胶囊、养血生发胶囊、脂脉康胶囊、脑脉泰胶囊、培元通脑胶囊、康尔心胶囊、醒脑再造胶囊、再造生血胶囊、芪参通秘软胶囊、冠脉宁胶囊	18
颗粒剂	乙肝宁颗粒、乙肝养阴活血颗粒、七宝美髯颗粒、生血宝颗粒、产复康颗粒、降脂灵颗粒、津力达颗粒、通乐颗粒	8
合剂	生血宝合剂、肾宝合剂	2
口服液	心通口服液、安神补脑液、软脉灵口服液、活力苏口服液、益气养血口服液、通脉养心口服液、西汉养生口服液(滋肾健脑液)	7
糖浆剂	儿康宁糖浆、乐儿康糖浆、肾宝糖浆	3
搽剂	骨友灵搽剂	1
片剂	天麻首乌片、心安宁片、心脑康片、正心降脂片、再造生血片、血脂灵片、更年安片、降脂灵片、保心片、益脑宁片、滋补生发片	11

二、何首乌种植基地

何首乌主要分布于广东、贵州、湖北、四川、云南、广西、湖南及河南[5],其中贵州施秉、湖北恩施、广东高州是目前何首乌三大种植产区[6](见表9-3)。

表9-3 何首乌种植基地情况

类型	所在地区
野生主产区	广西(田林、西林、乐业)
	河南(嵩县、卢氏)
	贵州(开阳、龄西、纳雍)
	云南(元阳、广南、沪水、福贡)
	广东(肇庆、清远、罗定、乐昌、韶关)
	重庆(云阳、黔江)
	四川(万源、盐源、乐山、宜宾)
	湖北(郧县、建始、恩施)
	湖南(龙山、慈利、永顺)
	江苏(南京、江宁、江浦)
种植主产区	广东(肇庆、茂名、清远、高州、新兴、云浮、罗定、韶关、乐昌、化州)
	湖南(永州、会同、黔阳)
	贵州(施秉、安顺、都匀、遵义、铜仁、兴义、黎平、毕节)
	四川(米易)
	湖北(恩施)
	河南(商丘、驻马店)
	广西(贺州、河池)

1. 广东省

广东省肇庆市德庆县为何首乌的主产区。1977年,德庆县种植的何首乌达453.3公顷(6799.5亩),产量达1 560吨,可满足当时全国一年半的需求[7]。德庆何首乌于2018年被国家农业农村部列入国家农产品地理标志登记保护。然而,近年来,由于德庆柑橘、砂糖橘等水果效益远高于何首乌药材效益,故德庆何首乌种植面积大幅下降。目前,德庆何首乌主要集中在新圩镇、高良镇和莫村镇,栽培面积约37公顷。肇庆市广宁县横山镇和高要区乐城镇也有何首乌栽培,面积约40公顷。何首乌栽培期一般2～3年,亩产量约1 500 kg[8]。

而茂名市高州市何首乌种植发展势头强劲。2016年,高州市石鼓镇种植面积达15万多亩;2018年,种植面积约2 333.33公顷,高州市何首乌种植面积基本维持在2 200公顷左右,满足市场上何首乌的主要销量。

2018年,广东省云浮市罗定市华石镇(见图9-10)和新兴县天堂镇已栽培何首乌约17公顷,因属盆地地形,土壤容易积水,导致何首乌烂根。因此,该地何首乌仅栽培1年,块根达不到《国药典》的药用标准,主要用于生产洗发水。同时,广东省云浮市罗定市华石镇寨脚村计划建设何首乌种植示范基地,面积达2 000亩。云浮市云城区前锋镇、郁南县大方镇和东坝镇栽培何首乌约6.2公顷。

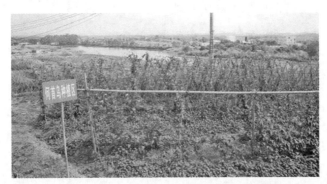

图9-10　广东省云浮市罗定市华石镇寨脚村何首乌种植示范基地

2. 贵州省

贵州省是种植何首乌的另一大省。贵州省黔西南布依族苗族自治州兴义市鲁布格镇采用"公司+合作社+农户"的模式在全镇范围内推广何首乌种植。目前,鲁布格镇何首乌种植面积已达到2 000亩。贵州省黔东南苗族侗族自治州黎平县双江镇将何首乌产业培育成为主导产业,以"种植专业合作社+"发展模式,在全镇推广种植何首乌达6 500亩。

贵州黔东南苗族侗族自治州施秉县牛大场镇山口村建有何首乌GAP基地,种植规模达10万亩。2018年,贵州昌昊中药发展有限公司在施秉县牛大场镇山口村建立何首乌中药材科技帮扶种植示范基地,每年可生产何首乌药材1万公斤。

贵州省毕节市金沙县长坝乡花滩村(见图9-11)土壤质量好,地力肥、地下水位高、灌溉条件好,非常适宜连片种植何首乌,并且种出的何首乌产量高、品质好。

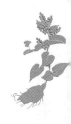

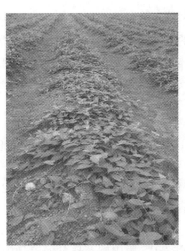

图 9-11　贵州省金沙县长坝乡花滩村何首乌种植情况

3. 湖北省

湖北省恩施土家族苗族自治州是何首乌的产地之一,当地有家种和野生两种资源,2015 年前以野生供应为主。利川市建南镇箭竹溪何首乌专业合作社对何首乌"野生转家生"栽培试验获得成功后,建成何首乌基地 800 亩,并新建厂房 1.2 万平方米,购置烘干机、切片机等何首乌加工系列设备。

4. 四川省

四川省米易县作为攀枝花市最大的何首乌种植生产基地,以"公司＋基地＋农户"的经营方式种植何首乌,通常 2～3 年采挖,种植基地实行轮流种植,轮流采挖,循环供应的方式,在海拔 1 300～2 200 米处种植何首乌。米易何首乌于 2012 年被国家质检总局批准为地理标志保护产品。

5. 河南省

河南省商丘市夏邑县将何首乌中药材产业发展作为推进当地产业扶贫的一项重要内容,积极开展何首乌药材种植,其中夏邑县马头镇北刘楼村种植何首乌基地 1 200 多亩。此外,驻马店市汝南县板店乡刘营村种植何首乌 50 多亩。

第四节　何首乌市场发展前景

中国中医药行业整体上升的大背景下,何首乌作为华南道地药材产区优势道地药材,市场的需求量逐年增长,其野生资源无法满足市场需求,且目前种植面积相对较小。在近几年政府的大力扶持推广下,何首乌种植面积将不断增加,年产量也将有所上升,减少对野生资源的依赖,也让何首乌的产业发展不受资源限制。近年来,何首乌的用途迅速拓宽,已经成为食品、保健品、化妆品等行业的重要生产原料。在医药领域中,何首乌有关的中成药、饮片等相关医药市场规模不断增长;在食品保健领域中,何首乌不同形式的产品不断涌现在市场中,部分深加工产品已深入市场,何首乌需求量已约占总市场的1/5,成为何首乌需求量的重要部分。在现在趋势下,何首乌未来整体市场将不断增长,经济效益相对可观,何首乌的各种使用形式将会不断涌现,在食品、保健品等领域的需求占比也会提高。

参考文献

[1] 黄和平,王键,黄璐琦,等.何首乌资源现状及保护对策[J].海峡药学,2013,25(1):40-42.

[2] 咸海.何首乌行情走势简析[J].全国药材信息,2012,28:11.

[3] 周鹏飞.广东省茂名市高州市何首乌市场的精准定位——基于高州市何首乌种植业现状与文献分析[J].南方农机,2019,50(22):75.

[4] 殷海霞,王宝春,平欲晖.2015版中国药典含何首乌中成药的统计分析[J].中外企业家,2016,(29):260-261.

[5] 李欣,孟磊,魏胜利,等.不同产地何首乌药材质量及差异研究[J].中国现代中药,2020,22(3):384-390.

[6] 孟磊."精准药材"定向培育研究[D].北京:北京中医药大学,2018.

[7] 唐春梓,刘海华,艾伦强,等.何首乌栽培资源调查[J].宁夏农林科技,2013,54(1):14-15.

[8] 张春荣,程轩轩,周良云,等.广东省野生与栽培何首乌资源调查[J].中国现代中药,2018,20(6):648-651.

(马恩耀)

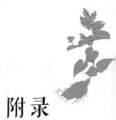

2020 版《中国药典》中含何首乌的中成药制剂

1. 坤宝丸

【处方】女贞子(酒炙)30 g、覆盆子 20 g、菟丝子 20 g、枸杞子 20 g、制何首乌 20 g、龟甲 15 g、地骨皮 30 g、南沙参 30 g、麦冬 20 g、酸枣仁(炒)10 g、地黄 30 g、白芍 60 g、赤芍 30 g、当归 20 g、鸡血藤 60 g、珍珠母 60 g、石斛 30 g、菊花 30 g、墨旱莲 40 g、桑叶 20 g、白薇 30 g、知母 30 g、黄芩 30 g。

【性状】本品为深棕色的水蜜丸;味甘、微苦。

【功能与主治】滋补肝肾,养血安神。用于肝肾阴虚所致绝经前后诸证,症见烘热汗出、心烦易怒、少寐健忘、头晕耳鸣、口渴咽干、四肢瘦楚;更年期综合征见上述证候者。

2. 首乌丸

【处方】制何首乌 360 g、熟地黄 20 g、牛膝(酒制)40 g、桑葚 182 g、女贞子(酒炙)40 g、墨旱莲 235 g、桑叶(制)40 g、黑芝麻 16 g、菟丝子(酒蒸)80 g、金樱子 259 g、补骨脂(盐炒)40 g、豨莶草(制)80 g、金银花(制)20 g。

【性状】本品为黑色的浓缩水蜜丸;味甜、微苦。

【功能与主治】补肝肾,强筋骨,乌须发。用于肝肾两虚,头晕目花,耳鸣,腰痠肢麻,须发早白,亦用于高脂血症。

3. 天麻首乌片

【处方】天麻 33.75 g、白芷 26.25 g、制何首乌 56.25 g、熟地黄 56.25 g、丹参 56.25 g、川芎 22.5 g、当归 75 g、炒蒺藜 37.5 g、桑叶 37.5 g、墨旱莲 75 g、酒女贞子 75 g、白芍 75 g、黄精(蒸)75 g、甘草 11.25 g。

【性状】本品为糖衣片或薄膜衣片,除去包衣后显棕褐色;气香,味微苦。

【功能与主治】滋阴补肾,养血息风。用于肝肾阴虚所致的头晕目眩、头痛耳鸣、口苦咽干、腰膝痠软、脱发、白发;脑动脉粥样硬化、早期高血压、血管神经性头痛、脂溢性脱发见上述证候者。

4. 七宝美髯颗粒

【处方】制何首乌 128 g、当归 32 g、补骨脂(黑芝麻炒)16 g、枸杞子(酒蒸)32 g、菟丝子(炒)32 g、茯苓 32 g、牛膝(酒蒸)32 g。

【性状】本品为黄棕色的颗粒;味甜、微苦、涩。

【功能与主治】滋补肝肾。用于肝肾不足,须发早白,遗精早泄,头眩耳鸣,腰酸背痛。

5. 更年安片

【处方】地黄 40 g、泽泻 40 g、麦冬 40 g、熟地黄 40 g、玄参 40 g、茯苓 80 g、仙茅 80 g、磁石 80 g、牡丹皮 26.67 g、珍珠母 80 g、五味子 40 g、首乌藤 80 g、制何首乌 40 g、浮小麦 80 g、钩藤 80 g。

【性状】本品为糖衣片或薄膜衣片,除去包衣后显黑灰色;味甘。

【功能与主治】滋阴清热,除烦安神。用于肾阴虚所致的绝经前后诸证,症见烦热出汗、眩晕耳鸣、手足心热、烦躁不安;更年期综合征见上述证候者。

6. 参乌健脑胶囊

【处方】人参 20 g、制何首乌 166.7 g、党参 66.7 g、黄芪 133.3 g、熟地黄 66.7 g、山药 133.3 g、丹参 133.3 g、枸杞子 50 g、白芍 133.3 g、远志 83.3 g、茯神 100 g、石菖蒲 100 g、黄芩 66.7 g、葛根 50 g、粉葛 50 g、酸枣仁 33.3 g、麦冬 83.3 g、龙骨(粉)66.7 g、香附 133.3 g、菊花 100 g、卵磷脂 6.7 g、维生素 E 0.33 g。

【性状】本品为硬胶囊,内容物为棕色至棕褐色的颗粒和粉末;味微苦。

【功能与主治】补肾填精,益气养血,强身健脑。用于肾精不足,肝气血亏所引起的精神疲惫、失眠多梦、头晕目眩、体乏无力、记忆力减退。

7. 肾宝合剂

【处方】蛇床子 28 g、川芎 28.3 g、菟丝子 66 g、补骨脂 28.5 g、茯苓 30 g、红参 20 g、小茴香 14.4 g、五味子 36 g、金樱子 94.6 g、白术 14.2 g、当归 46.8 g、覆盆子 32.9 g、制何首乌 74.4 g、车前子 16.5 g、熟地黄 94 g、枸杞子 66 g、山药 46.3 g、淫羊藿 94.6 g、葫芦巴 94 g、黄芪 51.4 g、肉苁蓉 47.3 g、炙甘草 14.2 g。

【性状】本品为棕红色至棕褐色的液体;味甜、微苦。

【功能与主治】温补肾阳,固精益气。用于肾阳亏虚、精气不足所致的阳痿遗精、腰腿酸痛、精神不振、夜尿频多、畏寒怕冷、月经过多,白带清稀。

8. 安神补脑液

【处方】鹿茸 3 g、制何首乌 62.5 g、淫羊藿 50 g、干姜 12.5 g、甘草 6.25 g、大枣 12.5 g、维生素 B₁ 0.5 g。

【性状】本品为黄色至棕黄色的液体,久置有少量沉淀;气芳香,味甜、辛。

【功能与主治】生精补髓,益气养血、强脑安神。用于肾精不足、气血两亏所致的头晕、乏力、健忘、失眠;神经衰弱症见上述证候者。

9. 龟鹿补肾丸

【处方】盐菟丝子 51 g、淫羊藿(蒸)43 g、续断(盐蒸)43 g、锁阳(蒸)51 g、狗脊(盐蒸)64 g、酸枣仁(炒)43 g、制何首乌 64 g、炙甘草 21 g、陈皮(蒸)21 g、鹿角胶(炒)9 g、熟地黄 64 g、龟甲胶(炒)13 g、金樱子(蒸)51 g、炙黄芪 43 g、山药(炒)43 g、覆盆子(蒸)85 g。

【性状】本品为棕黑色至黑色的水蜜丸或大蜜丸;味微甘、微甜。

【功能与主治】补肾壮阳,益气血,壮筋骨。用于肾阳虚所致的身体虚弱、精神疲乏、腰腿瘦软、头晕目眩、精冷、性欲减退、小便夜多、健忘、失眠。

10. 滋补生发片

【处方】当归 60 g、地黄 45 g、川芎 30 g、桑葚 45 g、黄芪 60 g、黑芝麻 90 g、桑叶 30 g、制何首乌 90 g、菟丝子 45 g、枸杞子 45 g、侧柏叶 45 g、熟地黄 75 g、女贞子 60 g、墨旱莲 60 g、鸡血藤 45 g。

【性状】本品为糖衣片或薄膜衣片,除去包衣后显棕色至黑褐色;气微,味苦。

【功能与主治】滋补肝肾,益气养荣,活络生发。用于脱发症。

11. 壮腰健身丸

【处方】酒女贞子 24 g、黄精 24 g、熟地黄 36 g、金樱子 24 g、狗脊 24 g、制何首乌 15 g、千斤拔 30 g。

【性状】本品为棕黑色的小蜜丸或大蜜丸;气微香,味微甜。

【功能与主治】壮腰健肾。用于腰酸腿软,头晕耳鸣,眼花心悸,阳痿遗精。

12. 补肾养血丸

【处方】何首乌 80 g、当归 20 g、黑豆 40 g、牛膝(盐制)20 g、茯苓 20 g、菟丝子 20 g、盐补骨脂 10 g、枸杞子 20 g。

【性状】本品为棕褐色的大蜜丸或黑色的水蜜丸;气微香,味甜、微苦涩。

【功能与主治】补肝肾,益精血。用于身体虚弱,血气不足,遗精,须发早白。

13. 人参首乌胶囊

【处方】红参 400 g、制何首乌 600 g。

【性状】本品为硬胶囊,内容物为黄棕色至棕褐色的粉末;味微苦。

【功能与主治】益气养血。用于气血两虚所致的须发早白、健忘失眠、食欲不振、体疲乏力;神经衰弱见上述证候者。

14. 益脑宁片

【处方】炙黄芪 100 g、党参 100 g、麦芽 100 g、制何首乌 100 g、灵芝 100 g、女贞子 70 g、墨旱莲 70 g、槲寄生 70 g、天麻 30 g、钩藤 40 g、丹参 70 g、赤芍 40 g、地龙 30 g、山楂 100 g、琥珀 10 g。

【性状】本品为糖衣片或薄膜衣片,除去包衣后显黄褐色至棕褐色;味甘、微涩。

【功能与主治】益气补肾,活血通脉。用于气虚血瘀、肝肾不足所致的中风、胸痹,症见半身不遂、口舌歪斜、言语謇涩、肢体麻木或胸痛、胸闷、憋气;中风后遗症、冠心病心绞痛及高血压病见上述证候者。

15. 乙肝宁颗粒

【处方】黄芪 606 g、白花蛇舌草 408 g、茵陈 606 g、金钱草 408 g、党参 490 g、蒲公英 408 g、制何首乌 490 g、牡丹皮 408 g、丹参 490 g、茯苓 408 g、白芍 408 g、白

术 408 g、川楝子 408 g。

【性状】本品为黄棕色至棕褐色的颗粒;味甜、微苦,或味甘、微苦(含乳糖)。

【功能与主治】补气健脾,活血化瘀,清热解毒。用于慢性肝炎属脾气虚弱、血瘀阻络、湿热毒蕴证,症见胁痛、腹胀、乏力、尿黄;对急性肝炎属上述证候者亦有一定疗效。

16. 儿康宁糖浆

【处方】党参 60 g、黄芪 20 g、白术 60 g、茯苓 40 g、山药 60 g、薏苡仁 60 g、麦冬 60 g、制何首乌 60 g、大枣 20 g、焦山楂 20 g、麦芽(炒)20 g、桑枝 40 g。

【性状】本品为棕黄色至棕褐色的黏稠液体;气芳香,味甜。

【功能与主治】益气健脾,消食开胃。用于脾肾气虚所致的厌食,症见食欲不振、消化不良、面黄身瘦、大便稀溏。

17. 三宝胶囊

【处方】人参 20 g、鹿茸 20 g、当归 40 g、山药 60 g、醋龟甲 20 g、砂仁(炒)10 g、山茱萸 20 g、灵芝 20 g、熟地黄 60 g、丹参 100 g、五味子 20 g、菟丝子(炒)30 g、肉苁蓉 30 g、何首乌 40 g、菊花 20 g、牡丹皮 20 g、赤芍 20 g、杜仲 40 g、麦冬 10 g、泽泻 20 g、玄参 20 g。

【性状】本品为硬胶囊,内容物为深棕色的粉末;气微,味微酸、甜。

【功能与主治】益肾填精,养心安神。用于肾精亏虚、心血不足所致的腰疼腿软、阳痿遗精、头晕眼花、耳鸣耳聋、心悸失眠、食欲不振。

18. 心元胶囊

【处方】制何首乌、丹参、地黄等。

【性状】本品为硬胶囊,内容物为黄棕色至棕褐色的颗粒及粉末;气微香,味微苦。

【功能与主治】滋肾养心,活血化瘀。用于胸痹心肾阴虚、心血瘀阻证,症见胸闷不适、胸部刺痛或绞痛,或胸痛彻背、固定不移、入夜更甚、心悸盗汗、心烦不寐、腰酸膝软、耳鸣头晕;冠心病稳定型劳累性心绞痛、高脂血症见上述证候者。

19. 心安宁片

【处方】葛根 213 g、山楂 244 g、制何首乌 183 g、珍珠粉 3 g。

【性状】本品为糖衣片或薄膜衣片,除去包衣后显黄棕色至棕褐色;气微,味甘。

【功能与主治】养阴宁心,化瘀通络,降血脂。用于血脂过高、心绞痛以及高血压引起的头痛、头晕、耳鸣、心悸。

20. 心脑康片

【处方】丹参 40 g、制何首乌 30 g、赤芍 30 g、枸杞子 30 g、葛根 30 g、川芎 30 g、红花 20 g、泽泻 30 g、牛膝 30 g、地龙 30 g、郁金 3 g、远志(蜜炙)30 g、九节菖蒲 30 g、炒酸枣仁 20 g、鹿心粉 30 g、甘草 20 g。

【性状】本品为薄膜衣片,除去包衣后显棕黄色;味苦。

【功能与主治】活血化瘀,通窍止痛。用于瘀血阻络所致的胸痹、眩晕,症见胸闷、心前区刺痛、眩晕、头痛;冠心病心绞痛、脑动脉粥样硬化见上述证候者。

21. 心脑康胶囊

【处方】丹参40 g、制何首乌30 g、赤芍30 g、枸杞子30 g、葛根30 g、川芎30 g、红花20 g、泽泻30 g、牛膝30 g、地龙30 g、郁金3 g、远志(蜜炙)30 g、九节菖蒲30 g、炒酸枣仁20 g、鹿心粉30 g、甘草20 g。

【性状】本品为硬胶囊,内容物为棕黄色至深棕色的颗粒和粉末;味苦。

【功能与主治】活血化瘀,通窍止痛。用于瘀血阻络所致的胸痹、眩晕,症见胸闷、心前区刺痛、眩晕、头痛;冠心病心绞痛、脑动脉粥样硬化见上述证候者。

22. 心通口服液

【处方】黄芪173 g、党参93 g、麦冬67 g、何首乌53 g、淫羊藿53 g、葛根147 g、当归53 g、丹参100 g、皂角刺53 g、海藻93 g、昆布93 g、牡蛎93 g、枳实27 g。

【性状】本品为棕红色的澄清液体;味甜、微苦。

【功能与主治】益气活血,化痰通络。用于气阴两虚、痰瘀痹阻所致的胸痹,症见心痛、胸闷、气短、欲恶、纳呆;冠心病心绞痛见上述证候者。

23. 正心降脂片

【处方】羊红膻370 g、决明子260 g、陈皮130 g、何首乌162 g、黄芪364 g、丹参260 g、葛根163 g、槐米130 g

性状】本品为糖衣片或薄膜衣片,除去包衣后显棕褐色;气微,味淡、微涩。

【功能与主治】益气活血,祛痰降油。用于气虚血瘀,痰浊蕴结所致的胸痹、心痛、头痛、眩晕。

24. 平肝舒络丸

【处方】柴胡45 g、醋青皮30 g、陈皮45 g、佛手45 g、乌药45 g、醋香附45 g、木香45 g、檀香45 g、丁香30 g、沉香150 g、广藿香45 g、砂仁45 g、豆蔻45 g、姜厚朴45 g、麸炒枳壳45 g、羌活45 g、白芷45 g、铁丝威灵仙(酒炙)45 g、细辛45 g、木瓜45 g、防风45 g、钩藤45 g、炒僵蚕45 g、胆南星(酒炙)75 g、天竺黄30 g、桑寄生45 g、何首乌(黑豆酒炙)45 g、牛膝45 g、川芎30 g、熟地黄45 g、醋龟甲45 g、醋延胡索45 g、乳香(制)45 g、没药(制)45 g、白及45 g、人参45 g、炒白术45 g、茯苓45 g、肉桂30 g、黄连45 g、冰片45 g、朱砂150 g、羚羊角粉15 g。

【性状】本品为棕红色的大蜜丸;气凉香,味苦、辛。

【功能与主治】平肝疏络,活血祛风。用于肝气郁结、经络不疏引起的胸胁胀痛、肩背串痛、手足麻木、筋脉拘挛。

25. 生血宝合剂

【处方】制何首乌344 g、女贞子430.7 g、桑葚430.7 g、墨旱莲430.7 g、白芍344 g、黄芪344 g、狗脊344 g。

【性状】本品为棕色至棕褐色的液体;气微香,味甜、微苦。

【功能与主治】滋补肝肾,益气生血,用于肝肾不足、气血两虚所致的神疲乏力、腰膝酸软、头晕耳鸣、心悸、气短、失眠、咽干、纳差食少;放、化疗所致的白细胞计数减少,缺铁性贫血见上述证候者。

26. 生血宝颗粒

【处方】制何首乌 645 g、女贞子 807.5 g、桑葚 807.5 g、墨旱莲 807.5 g、白芍 645 g、黄芪 645 g、狗脊 645 g。

【性状】本品为灰褐色的颗粒;气微香,味甜、微苦。

【功能与主治】滋补肝肾,益气生血。用于肝肾不足、气血两虚所致的神疲乏力、腰膝覆软、头晕耳鸣、心悸、气短、失眠、咽干、纳差食少;放、化疗所致的白细胞计数减少,缺铁性贫血见上述证候者。

27. 白蚀丸

【处方】紫草 71 g、灵芝 595 g、降香 71 g、盐补骨脂 357 g、丹参 71 g、红花 71 g、制何首乌 595 g、海螵蛸 48 g、牡丹皮 71 g、黄药子 71 g、苍术(泡)24 g、甘草 48 g、蒺藜 1010 g、龙胆 24 g。

【性状】本品为黑色的包衣浓缩水丸,除去包衣后显棕褐色;味苦。

【功能与主治】补益肝肾,活血祛瘀,养血祛风。用于肝肾不足、血虚风盛所致的白癜风,症见白斑色乳白、多有对称、边界清楚,病程较久,伴有头晕目眩、腰膝疫痛。

28. 乐儿康糖浆

【处方】党参 77.3、太子参 77.3 g、黄芪 77.3 g、茯苓 51.5 g、山药 77.3 g、薏苡仁 77.3 g、麦冬 77.3 g、制何首乌 77.3 g、大枣 25.8 g、焦山楂 25.8 g、炒麦芽 25.8 g、陈皮 77.3 g、桑枝 206.2 g。

【性状】本品为棕黄色至棕褐色的黏稠液体;味甜、微苦。

【功能与主治】益气健脾,和中开胃,用于脾胃气虚所致的食欲不振、面黄、身瘦;厌食症、营养不良症见上述证候者。

29. 再造丸

【处方】蕲蛇肉 20 g、全蝎 15 g、地龙 5 g、炒僵蚕 10 g、醋山甲 10 g、豹骨(油炙)10 g、人工麝香 5 g、水牛角浓缩粉 15 g、人工牛黄 2.5 g、醋龟甲 10 g、朱砂 10 g、天麻 20 g、防风 20 g、羌活 20 g、白芷 20 g、川芎 20 g、葛根 15 g、麻黄 20 g、肉桂 20 g、细辛 10 g、附子(附片)10 g、油松节 10 g、桑寄生 20 g、骨碎补(炒)10 g、威灵仙(酒炒)15 g、粉草薢 20 g、当归 10 g、赤芍 10 g、片姜黄 2.5 g、血竭 7.5 g、三七 5 g、乳香(制)10 g、没药(制)10 g、人参 20 g、黄芪 20 g、炒白术 18 g、茯苓 10 g、甘草 20 g、天竺黄 10 g、制何首乌 20 g、熟地黄 20 g、玄参 20 g、黄连 20 g、大黄 20 g、化橘红 40 g、醋青皮 10 g、沉香 10 g、檀香 5 g、广藿香 20 g、母丁香 10 g、冰片 2.5 g、乌药 10 g、豆蔻 10 g、草豆蔻

20 g、醋香附 10 g、两头尖(醋制)20 g、建曲 40 g、红曲 5 g。

【性状】本品为棕褐色的大蜜丸;气香,味微甘、苦。

【功能与主治】祛风化痰,活血通络。用于风痰阻络所致的中风,症见半身不遂,口舌歪斜、手足麻木、疼痛痉挛、言语謇涩。

30. 再造生血片

【处方】菟丝子(酒制)85 g、红参 25.5 g、鸡血藤 59.5 g、阿胶 25.5 g、当归 42.5 g、女贞子 25.5 g、黄芪 42.5 g、益母草 25.5 g、熟地黄 42.5 g、白芍 25.5 g、制何首乌 42.5 g、淫羊藿 25.5 g、黄精(酒制)34 g、鹿茸(去毛)2.55 g、党参 34 g、麦冬 25.5 g、仙鹤草 34 g、白术(炒)25.5 g、补骨脂(盐制)25.5 g、枸杞子 34 g、墨旱莲 25.5 g。

【性状】本品为糖衣片或薄膜衣片,除去包衣后显棕黄色至棕褐色;气微,味微苦、涩。

【功能与主治】补肝益肾,补气养血。用于肝肾不足,气血两虚所致的血虚虚劳,症见心悸气短、头晕目陷、倦息乏力、腰膝酸软、面色苍白、唇甲色淡或伴出血;再生障碍性贫血、缺铁性贫血见上述证候者。

31. 再造生血胶囊

【处方】菟丝子(酒制)85 g、红参(去芦)25.5 g、鸡血藤 59.5 g、阿胶 25.5 g、当归 42.5 g、女贞子 25.5 g、黄芪 42.5 g、益母草 25.5 g、熟地黄 42.5 g、白芍 25.5 g、制何首乌 42.5 g、淫羊藿 25.5 g、酒黄精 34 g、鹿茸(去毛)2.55 g、党参 34 g、麦冬 25.5 g、仙鹤草 34 g、麸炒白术 25.5 g、盐补骨脂 25.5 g、枸杞子 34 g、墨旱莲 25.5 g。

【性状】本品为硬胶囊,内容物为棕黄色至棕褐色粉末;气微,味微苦。

【功能与主治】补肝益肾,补气养血。用于肝肾不足,气血两虚所致的血虚虚劳,症见心悸气短、头晕目眩、倦息乏力、腰膝酸软、面色苍白、唇甲色淡或伴出血;再生障碍性贫血、缺铁性贫血见上述证候者。

32. 西汉养生口服液(滋肾健脑液)

【处方】覆盆子 120 g、菟丝子 120 g、枸杞子 120 g、金樱子 120 g、女贞子 120 g、黄芪 150 g、丹参 120 g、白芍 120 g、炙甘草 50 g、制何首乌 150 g、淫羊藿 240 g、肉桂 10 g。

【性状】本品为深棕红色的液体,久置有少量沉淀;气香、味甜、微苦。

【功能与主治】滋补肝肾,健脑安神。用于肝肾亏损所致的头晕头昏,健忘失眠,腰膝酸软,夜尿频作。

33. 血脂宁丸

【处方】决明子 2.5 g、山楂 50 g、荷叶 7.5 g、制何首乌 2.5 g。

【性状】本品为棕褐色的大蜜丸;味甜、酸。

【功能与主治】化浊降脂,润肠通便。用于痰浊阻滞型高脂血症,症见头昏胸闷、大便干燥。

34. 血脂灵片

【处方】泽泻 500 g、决明子 500 g、山楂 500 g、制何首乌 500 g。

【性状】本品为薄膜衣片,除去包衣后显黄棕色至棕褐色;味微苦。

【功能与主治】化浊降脂,润肠通便。用于痰浊阻滞型高脂血症,症见头昏胸闷、大便干燥。

35. 产复康颗粒

【处方】益母草 333.33 g、当归 150 g、人参 50 g、黄芪 150 g、何首乌 166.67 g、桃仁 100 g、蒲黄 100 g、熟地黄 166.67 g、醋香附 133.33 g、昆布 83.33 g、白术 83.33 g、黑木耳 83.33 g。

【性状】本品为棕色至棕褐色的颗粒;味甜、微苦,或味微苦(无蔗糖)。

【功能与主治】补气养血,祛瘀生新。用于气虚血瘀所致的产后恶露不绝,症见产后出血过多、淋漓不断、神疲乏力、腰腿疫软。

36. 安神胶囊

【处方】炒酸枣仁 40 g、川芎 47 g、知母 112 g、麦冬 92 g、制何首乌 32 g、五味子 97 g、丹参 130 g、茯苓 97 g。

【性状】本品为硬胶囊,内容物为棕黄色至棕褐色的颗粒;气清香,味淡。

【功能与主治】补血滋阴,养心安神。用于阴血不足,失眠多梦,心悸不宁,五心烦热,盗汗耳鸣。

37. 芪参胶囊

【处方】黄芪 285 g、丹参 155 g、人参 75 g、茯苓 103 g、三七 148 g、水蛭 155 g、红花 103 g、川芎 103 g、山楂 155 g、蒲黄 103 g、制何首乌 103 g、葛根 155 g、黄芩 103 g、玄参 103 g、甘草 148 g。

【性状】本品为硬胶囊,内容物为棕色至棕褐色的粉末和颗粒;气微腥,味微苦。

【功能与主治】益气活血,化瘀止痛。用于冠心病稳定型劳累型心绞痛Ⅰ、Ⅱ级,中医学辨证属气虚血瘀证者,症见胸痛,胸闷,心悸气短,神疲乏力,面色紫暗,舌淡紫,脉弦而涩。

38. 更年安丸

【处方】地黄 105 g、泽泻 105 g、麦冬 105 g、熟地黄 105 g、玄参 105 g、茯苓 210 g、仙茅 210 g、磁石 210 g、牡丹皮 69 g、珍珠母 210 g、五味子 105 g、首乌藤 210 g、制何首乌 105 g、浮小麦 210 g、钩藤 210 g。

【性状】本品为包衣浓缩水丸,除去包衣后显黑褐色;气微香,味微甜而后苦。

【功能与主治】滋阴清热,除烦安神。用于肾阴虚所致的绝经前后诸证,症见烦热出汗、眩晕耳鸣、手足心热、烦躁不安;更年期综合征见上述证候者。

39. 更年安胶囊

【处方】地黄 35 g、泽泻 35 g、麦冬 35 g、熟地黄 35 g、玄参 35 g、茯苓 70 g、仙茅

70 g、磁石 70 g、牡丹皮 23 g、珍珠母 70 g、五味子 35 g、首乌藤 70 g、制何首乌 35 g、浮小麦 70 g、钩藤 70 g。

【性状】本品为硬胶囊,内容物为黑褐色的颗粒;气微香,味微甜而后苦。

【功能与主治】滋阴清热,除烦安神。用于肾阴虚所致的绝经前后诸证,症见烦热出汗、眩晕耳鸣、手足心热、烦躁不安;更年期综合征见上述证候者。

40. 利脑心胶囊

【处方】丹参 40 g、川芎 30 g、粉葛 30 g、地龙 30 g、赤芍 30 g、红花 20 g、郁金 3 g、制何首乌 30 g、泽泻 30 g、枸杞子 30 g、炒酸枣仁 20 g、远志 30 g、九节菖蒲 30 g、牛膝 30 g、甘草 20 g。

【性状】本品为硬胶囊,内容物为棕黄色的粉末;味苦。

【功能与主治】活血祛瘀,行气化痰,通络止痛。用于气滞血瘀,痰浊阻络所致的胸痹刺痛、绞痛、固定不移、入夜更甚、心悸不宁、头晕头痛;冠心病、心肌梗死、脑动脉粥样硬化、脑血栓见上述证候者。

41. 降脂灵片

【处方】制何首乌 222 g、枸杞子 222 g、黄精 296 g、山楂 148 g、决明子 44 g。

【性状】本品为糖衣片或薄膜衣片,除去包衣后,显棕色至棕褐色;味微酸、涩。

【功能与主治】补肝益肾,养血明目。用于肝肾不足型高脂血症,症见头晕、目眩、须发早白。

42. 保心片

【处方】三七 45 g、丹参 540 g、川芎 360 g、山楂 450 g、制何首乌 157.5 g、何首乌 292.5 g。

【性状】本品为棕褐色的片;气香,味微甜、微苦。

【功能与主治】滋补肝肾,活血化瘀。用于肝肾不足、瘀血内停所致的胸痹,症见胸闷、心前区刺痛;冠心病心绞痛见上述证候者。

43. 骨友灵搽剂

【处方】红花 18 g、制川乌 18 g、制何首乌 13 g、续断 18 g、威灵仙 18 g、醋延胡索 31 g、防风 18 g、鸡血藤 18 g、蝉蜕 13 g。

【性状】本品为棕色的溶液;气特异,并有醋的气味。

【功能与主治】活血化瘀,消肿止痛。用于瘀血阻络所致的骨性关节炎、软组织损伤,症见关节肿胀、疼痛、活动受限。

44. 肾宝糖浆

【处方】蛇床子 28 g、菟丝子 66 g、茯苓 30 g、小茴香 14.4 g、金樱子 94.6 g、当归 46.8 g、制何首乌 74.4 g、熟地黄 94 g、山药 46.3 g、葫芦巴 94 g、肉苁蓉 47.3 g、川芎 28.3 g、补骨脂 28.5 g、红参 20 g、五味子 36 g、白术 14.2 g、覆盆子 32.9 g、车前子 16.5 g、枸杞子 66 g、淫羊藿 94.6 g、黄芪 51.4 g、炙甘草 14.2 g。

【性状】本品为棕褐色的黏稠液体;味甜、微苦。

【功能与主治】温补肾阳,固精益气。用于肾阳亏虚、精气不足所致的阳痿遗精、腰腿酸痛、精神不振、夜尿频多、畏寒怕冷,月经过多,白带清稀。

45. 通脉养心口服液

【处方】地黄 100 g、鸡血藤 100 g、麦冬 60 g、甘草 60 g、制何首乌 60 g、阿胶 60 g、五味子 60 g、党参 60 g、醋龟甲 40 g、大枣 40 g、桂枝 20 g。

【性状】本品为红棕色的液体;味甜、微苦。

【功能与主治】益气养阴,通脉止痛。用于冠心病气阴两虚证,症见胸痛、胸闷、心悸、气短、脉弦细。

46. 人参再造丸

【处方】人参 100 g、酒蕲蛇 100 g、广藿香 100 g、檀香 50 g、母丁香 50 g、玄参 100 g、细辛 50 g、醋香附 50 g、地龙 25 g、熟地黄 100 g、三七 25 g、乳香(醋制) 50 g、青皮 50 g、豆蔻 50 g、防风 100 g、制何首乌 100 g、川芎 100 g、片姜黄 12.5 g、黄芪 100 g、甘草 100 g、黄连 100 g、茯苓 50 g、赤芍 100 g、大黄 100 g、桑寄生 100 g、葛根 75 g、麻黄 100 g、骨碎补(炒)50 g、全蝎 75 g、豹骨(制) 50 g、炒僵蚕 50 g、附子(制)50 g、琥珀 25 g、醋龟甲 50 g、粉萆薢 100 g、白术(麸炒)50 g、沉香 50 g、天麻 100 g、肉桂 100 g、白芷 100 g、没药(醋制) 50 g、当归 50 g、草豆蔻 100 g、威灵仙 75 g、乌药 50 g、羌活 100 g、橘红 200 g、六神曲(麸炒)200 g、朱砂 20 g、血竭 15 g、人工麝香 5 g、冰片 5 g、牛黄 5 g、天竺黄 50 g、胆南星 50 g、水牛角浓缩粉 30 g。

【性状】本品为黑色的大蜜丸;味甜、微苦。

【功能与主治】益气养血,祛风化痰,活血通络。用于气虚血瘀、风痰阻络所致的中风,症见口眼歪斜、半身不遂、手足麻木、疼痛、拘挛、言语不清。

47. 养血荣筋丸

【处方】当归 45 g、鸡血藤 75 g、何首乌(黑豆酒炙)150 g、赤芍 75 g、续断 75 g、桑寄生 75 g、铁丝威灵仙(酒炙)45 g、伸筋草 75 g、透骨草 45 g、油松节 45 g、盐补骨脂 60 g、党参 75 g、炒白术 60 g、陈皮 45 g、木香 45 g、赤小豆 75 g。

【性状】本品为棕褐色至黑褐色的大蜜丸;气香,味甜。

【功能与主治】养血荣筋,祛风通络。用于陈旧性跌打损伤,症见筋骨疼痛、肢体麻木、肌肉萎缩、关节不利。

48. 通脉养心丸

【处方】地黄 100 g、鸡血藤 100 g、麦冬 60 g、甘草 60 g、制何首乌 60 g、阿胶 60 g、五味子 60 g、党参 60 g、醋龟甲 40 g、大枣 40 g、桂枝 20 g。

【性状】本品为包糖衣或包薄膜衣的浓缩水丸,除去包衣后显棕褐色;味甘、苦。

【功能与主治】益气养阴,通脉止痛。用于冠心病心绞痛及心律不齐之气阴两虚证,症见胸痛、胸闷、心悸、气短、脉结代。

49. 斑秃丸

【处方】地黄 74 g、熟地黄 74 g、制何首乌 74 g、当归 49 g、丹参 49 g、炒白芍 49 g、五味子 49 g、羌活 25 g、木瓜 25 g。

【性状】本品为棕黑色的水蜜丸或黑褐色的大蜜丸;味甜而后涩。

【功能与主治】补益肝肾,养血生发。用于肝肾不足、血虚风盛所致的油风,症见毛发成片脱落,或至全部脱落,多伴有头晕失眠、目眩耳鸣、腰膝痠软;斑秃、全秃、普秃见上述证候者。

50. 养血生发胶囊

【处方】熟地黄 203.75 g、当归 101.87 g、羌活 40.75 g、木瓜 61.12 g、川芎 40.75 g、白芍 101.87 g、菟丝子 101.87 g、天麻 20.37 g、制何首乌 203.75 g。

【性状】本品为硬胶囊,内容物为深棕色的颗粒和粉末;味辛、微苦。

【功能与主治】养血祛风,益肾填精。用于血虚风盛、肾精不足所致的脱发,症见毛发松动或呈稀疏状脱落、毛发干燥或油腻、头皮瘙痒;斑秃、全秃、脂溢性脱发与病后、产后脱发见上述证候者。

51. 脂脉康胶囊

【处方】普洱茶 100 g、刺五加 100 g、山楂 100 g、莱菔子 50 g、荷叶 50 g、葛根 50 g、菊花 50 g、黄芪 50 g、黄精 50 g、何首乌 100 g、茺蔚子 50 g、杜仲 50 g、大黄(酒制)30 g、三七 50 g、槐花 100 g、桑寄生 50 g。

【性状】本品为硬胶囊,内容物为棕色至棕褐色的粉末;味微苦、涩。

【功能与主治】消食,降脂,通血脉,益气血。用于瘀浊内阻、气血不足所致的动脉硬化症、高脂血症。

52. 脑脉泰胶囊

【处方】红参 155 g、三七 180 g、当归 120 g、丹参 165 g、鸡血藤 150 g、红花 120 g、银杏叶 180 g、山楂 150 g、菊花 120 g、石决明 120 g、制何首乌 150 g、石菖蒲 105 g、葛根 150 g。

【性状】本品为硬胶囊,内容物为棕黄色至褐色的粉末和颗粒;味微苦、涩。

【功能与主治】益气活血,熄风豁痰。用于中风气虚血瘀,风痰瘀血闭阻脉络证,症见半身不遂、口舌歪斜、言语謇涩、头晕目眩、半身麻木、气短乏力;缺血性中风恢复期及急性期轻症见上述证候者。

53. 培元通脑胶囊

【处方】制何首乌 429 g、熟地黄 286 g、天冬 286 g、醋龟甲 46 g、鹿茸 23 g、酒苁蓉 114 g、肉桂 24 g、赤芍 49 g、全蝎 48 g、烫水蛭 96 g、地龙 49 g、炒山楂 142 g、茯苓 48 g、炙甘草 29 g。

【性状】本品为硬胶囊,内容物为棕褐色的粉末;气特异,味咸、辛。

【功能与主治】益肾填精,息风通络。用于肾元亏虚,瘀血阻络证,症见半身不遂、口眼歪斜、言语謇涩、半身麻木、眩晕耳鸣、腰膝酸软、脉沉细;缺血性中风

附录 2020 版《中国药典》中含何首乌的中成药制剂

中经络恢复期见上述证候者。

54. 康尔心胶囊

【处方】三七150 g、人参80 g、麦冬80 g、丹参120 g、枸杞子150 g、何首乌120 g、山楂230 g。

【性状】本品为硬胶囊,内容物为棕黄色至棕褐色的颗粒和粉末;气微香,味微苦。

【功能与主治】益气养阴,活血止痛。用于气阴两虚、瘀血阻络所致的胸痹,症见胸闷心痛、心悸气短、腰膝酸软、耳鸣眩晕;冠心病心绞痛见上述证候者。

55. 醒脑再造胶囊

【处方】黄芪162.2 g、淫羊藿94.6 g、石菖蒲40.5 g、红参33.8 g、三七27 g、地龙27 g、当归33.8 g、红花27 g、粉防己27 g、赤芍27 g、炒桃仁27 g、石决明27 g、天麻27 g、仙鹤草27 g、炒槐花27 g、炒白术27 g、胆南星27 g、葛根27 g、玄参27 g、黄连27 g、连翘27 g、泽泻27 g、川芎27 g、枸杞子27 g、全蝎(去钩)6.8 g、制何首乌40.5 g、决明子27 g、沉香13.5 g、制白附子13.5 g、细辛13.5 g、木香13.5 g、炒僵蚕6.8 g、猪牙皂13.5 g、冰片13.5 g、珍珠(豆腐制)20.3 g、大黄13.5 g。

【性状】本品为硬胶囊,内容物为黄褐色至黑褐色的颗粒和粉末;气香,味甜、微苦凉。

【功能与主治】化痰醒脑,祛风活络。用于风痰闭阻清窍所致的神志不清、言语謇涩、口角流涎、筋骨瘘痛、手足拘挛、半身不遂;脑血栓恢复期及后遗症见上述证候者。

56. 乙肝养阴活血颗粒

【处方】地黄66.67 g、北沙参83.33 g、麦冬66.67 g、酒女贞子83.33 g、五味子55.56 g、黄芪111.11 g、当归66.67 g、制何首乌83.33 g、白芍83.33 g、阿胶珠83.33 g、泽兰83.33 g、牡蛎111.11 g、橘红55.56 g、丹参111.11 g、川楝子55.56 g、黄精(蒸)83.33 g。

【性状】本品为浅棕色至浅棕褐色的颗粒;味甜、微苦;或味微甜、微苦(无蔗糖)。

【功能与主治】滋补肝肾,活血化瘀。用于肝肾阴虚型慢性肝炎,症见面色晦暗、头晕耳鸣、五心烦热、腰腿酸软、齿鼻衄血、胁下痞块、赤缕红斑、舌质红少苔、脉沉弦、细涩。

57. 降脂灵颗粒

【处方】制何首乌369.8 g、枸杞子369.8 g、黄精493.1 g、山楂246.6 g、决明子73.3 g。

【性状】本品为棕色至棕褐色的颗粒;气香,味酸、微苦。

【功能与主治】补肝益肾,养血明目,用于肝肾不足型高脂血症,症见头晕、目眩、须发早白。

58. 津力达颗粒

【处方】人参184.5 g、黄精244.5 g、麸炒苍术122.2 g、苦参100 g、麦冬244.5 g、地

黄 184.5 g、制何首乌 149 g、山茱萸 244.5 g、茯苓 149 g、佩兰 100 g、黄连 100 g、知母 122.2 g、炙淫羊藿 100 g、丹参 160 g、粉葛 244.5 g、荔枝核 244.5 g、地骨皮 149 g。

【性状】本品为浅黄色至棕黄色的颗粒;气微香,味微苦。

【功能与主治】益气养阴,健脾运津。用于 2 型糖尿病气阴两虚证,症见:口渴多饮,消谷易饥,尿多,形体渐瘦,倦怠乏力,自汗盗汗,五心烦热,便秘等。

59. 通乐颗粒

【处方】何首乌 600 g、地黄 600 g、当归 300 g、麦冬 300 g、玄参 300 g、麸炒枳壳 150 g。

【性状】本品为浅棕色至棕褐色的颗粒;味微甜、苦。

【功能与主治】滋阴补肾,润肠通便。用于阴虚便秘,症见大便秘结、口干、咽燥、烦热,以及习惯性、功能性便秘见于上述证候者。

60. 软脉灵口服液

【处方】熟地黄 80 g、五味子 10 g、枸杞子 80 g、牛膝 40 g、茯苓 40 g、制何首乌 80 g、白芍 40 g、柏子仁 40 g、远志 20 g、炙黄芪 80 g、陈皮 10 g、淫羊藿 20 g、当归 40 g、川芎 40 g、丹参 80 g、人参 6 g。

【性状】本品为棕褐色的液体;味甘,辛。

【功能与主治】滋补肝肾,益气活血。用于肝肾阴虚、气虚血瘀所致的头晕、失眠、胸闷、胸痛、心悸、气短、乏力;早期脑动脉粥样硬化,冠心病,心肌炎,中风后遗症见上述证候者。

61. 活力苏口服液

【处方】制何首乌 1000 g、淫羊藿 300 g、黄精(制)440 g、枸杞子 300 g、黄芪 440 g、丹参 220 g。

【性状】本品为棕黄色至棕色的液体;味甜、微涩。

【功能与主治】益气补血,滋养肝肾。用于年老体弱,精神萎靡,失眠健忘,眼花耳聋,脱发或头发早白属气血不足,肝肾亏虚者。

62. 益气养血口服液

【处方】人参 8.3 g、黄芪 83.4 g、党参 75 g、麦冬 50 g、当归 33.3 g、炒白术 33.3 g、地黄 33.3 g、制何首乌 30 g、五味子 25 g、陈皮 33.3 g、地骨皮 25 g、鹿茸 1.7 g、淫羊藿 50 g。

【性状】本品为棕黄色至棕褐色的液体;味甜、微苦。

【功能与主治】益气养血。用于气血不足所致的气短心悸、面色不华、体虚乏力。

63. 抗栓再造丸

【处方】红参 100 g、黄芪 596 g、胆南星 199 g、烫穿山甲 100 g、人工牛黄 100 g、冰片 59 g、烫水蛭 199 g、人工麝香 2.1 g、丹参 596 g、三七 397 g、大黄 199 g、地龙 199 g、苏合香 40 g、全蝎 59 g、葛根 397 g、穿山龙 397 g、当归 199 g、牛膝

附录 2020 版《中国药典》中含何首乌的中成药制剂

199 g、何首乌 397 g、乌梢蛇 100 g、桃仁 199 g、宋砂 199 g、红花 199 g、土鳖虫 199 g、天麻 20 g、细辛 199 g、威灵仙 199 g、草豆蔻 100 g、甘草 199 g。

【性状】本品为朱红色的浓缩水丸;气微芳香,味辛、苦。

【功能与主治】活血化瘀,舒筋通络,息风镇痉。用于瘀血阻窍、脉络失养所致的中风,症见手足麻木、步履艰难、瘫痪、口眼歪斜、言语不清;中风恢复期及后遗症见上述证候者。

64. 芪参通秘软胶囊

【处方】黄芪 200 g、何首乌 150 g、当归 150 g、肉苁蓉 150 g、黑芝麻 150 g、核桃仁 150 g、熟大黄 300 g、决明子 150 g、枳实 150 g、炒苦杏仁 90 g、桃仁 90 g。

【性状】本品为软胶囊,内容物为棕褐色至黑褐色的油膏状物;气微香,味微苦,微有麻舌感。

【功能与主治】益气养血,润肠通便。用于功能性便秘证属虚秘者。

65. 冠脉宁胶囊

【处方】丹参 112.5 g、没药(炒)25.5 g、鸡血藤 112.5 g、血竭 25.5 g、醋延胡索 45 g、当归 45 g、郁金 45 g、制何首乌 75 g、炒桃仁 30 g、酒黄精 75 g、红花 30 g、葛根 112.5 g、乳香(炒)25.5 g、冰片 4.5 g。

【性状】本品为硬胶囊,内容物为红棕色的颗粒和粉末;气芳香,味微苦、辛。

【功能与主治】活血化瘀,行气止痛。用于胸部刺痛、固定不移、入夜更甚,心悸不宁,舌质紫暗,脉沉弦;冠心病,心绞痛,冠状动脉供血不足见上述证候者。

(马恩耀)

索 引